D1702943

Jahrbuch
Sucht 2011

DHS

Herausgegeben von der

DEUTSCHEN HAUPTSTELLE

FÜR SUCHTFRAGEN E. V.

Postfach 13 69, 59003 Hamm
Westenwall 4, 59065 Hamm
Telefon: 0 23 81 / 90 15-0
Telefax: 0 23 81 / 90 15-30
E-Mail: info@dhs.de
www.dhs.de

Redaktion:
Raphael Gaßmann
Doris Kaldewei
Christa Merfert-Diete

NEULAND Geesthacht · 2011

© 2011 Neuland Verlagsgesellschaft mbH, Geesthacht
Satz: Satzpunkt Ursula Ewert GmbH, Bayreuth
Umschlag: Brandes Design, Sittensen
Bearbeitung: Beate Ness, Geesthacht
Redaktion Adressteil: Frank Lindemann
Druck: AALEXX Buchproduktion GmbH, Großburgwedel
Printed in Germany
ISBN 978-87581-311-1
ISSN 0940-4910
www.neuland.com

Inhalt

3 Suchtkrankenhilfe in Deutschland

4 Aktuelle Themen

5 AutorInnenverzeichnis

6 Anschriften aus dem Suchtbereich

Vorwort

Zahlen, Daten, Fakten – das ist es, was die meisten Leserinnen und Leser an unserem Jahrbuch SUCHT interessiert. Viele nehmen es häufig zur Hand – immer wenn gesammeltes Fachwissen im Überblick gefragt ist. Schließlich findet sich nirgendwo sonst eine derart umfangreiche statistische Übersicht in solch komprimierter und über die Jahre vergleichbarer Form – und das stets auf aktuellem Stand. Wir wollen jedoch nicht verschweigen, dass die von uns zusammen getragenen Angaben unterschiedlicher Güte sind. Das reicht von vorbildlicher Qualität (z. B. die Behandlungsdaten der Verbände) bis hin zu Daten, die der Schätzung näher sind als einer Zählung. Ein Beispiel dafür ist die Zahl der Medikamentenabhängigen.

Dabei sind alle Expert/innen und Gesundheitspolitiker/innen (was selten vorkommt) einer Meinung: Medikamentenmissbrauch und -abhängigkeit stellen, nach den enormen Problemen durch Alkohol- und Tabakkonsum, die drittgrößte Suchtproblematik dar. In Deutschland, in Europa, weltweit und mittlerweile schon traditionell. Dafür sprechen Erfahrung, Augenschein und Logik, Verkaufsmengen und Abhängigkeitspotenziale. Allein die entscheidenden Studien fehlen, weil sich niemand zu einer unabhängigen Finanzierung bereitfindet. Und so steht es denn eher bedenklich um Prävention, Frühintervention und Therapie der Medikamentenabhängigkeit. Irgendwie, so scheint es, taugt eines der größten Suchtprobleme nur für Nebensätze in Sonntagsreden und für Krokodilstränen. „Die stille Sucht": zerstört Gesundheit, Biografien und Leben. Millionenfach. Doch sie stinkt nicht, stiehlt nicht, prügelt nicht und macht nicht einmal Krach. Schade, möchte man fast sagen, doch das hieße zynisch werden an der Wirklichkeit.

Über viele Jahre sind Sie gewöhnt, unser frisches Jahrbuch um den Jahreswechsel zu erhalten. Bis heute meinen wir, dass ihm dieser Termin auch am besten zu Gesicht steht. Allerdings erreichen uns wichtige Daten immer später, so dass die Terminschwierigkeiten der Herausgeber und des Verlages von Jahr zu Jahr entsprechend wuchsen. Erstmals 2010 haben wir dann das jährliche Rennen gegen die Zeit nicht mehr knapp gewonnen, sondern auf ganzer Linie verloren. Die traditionelle Jahrbuch-Pressekonferenz fand erst in den Osterferien statt. Und siehe da: Unser Kompendium erfuhr noch mehr Resonanz als üblich und – entscheidender – die Erde drehte sich (als sei nichts geschehen) einfach weiter. Das hat uns erleichtert und ermutigt, und so hetzen wir nicht länger dem Jahreswechsel entgegen wie der Hase dem Igel. Hinfort also erscheint das Jahrbuch, wenn der Winter geht. Oder umgekehrt. Und um Ihnen das zu sagen, wurde alles Bisherige gesagt. Und auch weiterhin garantieren wir Ihnen, dass Sie bessere und aktuellere Zahlen als bei uns nirgends bekommen. (Und wenn das einmal nicht stimmen sollte, sagen Sie Bescheid – ab dem kommenden Jahr stimmt es dann wieder.)

Abgesehen von all den gewohnten Daten und Datenanalysen präsentieren wir Ihnen jährlich wechselnde Schwerpunktbeiträge, diesmal zu den Themen Alkohol und Hirndoping. Alkoholkonsum und Alkoholpolitik sind so lange aktuell, wie Deutschland zu den weltweit führenden Problemländern zählt; solange, wie hier der scheinbar gut formulierte Jugendschutz das Papier nicht wert ist, auf dem er steht; solange, wie in der Alkoholpolitik die ausgezeichneten Erfolgsstrategien der Tabakpolitik sträflich ignoriert werden; solange, wie Reden Handeln ersetzt und sich letztendlich in der Politik die Positionen der Alkoholindustrie durchsetzen.

Hirndoping hingegen ist ein vergleichsweise junges Thema, zu dem sich einige vorgebliche Experten mit dem guten alten Erich-von-Däniken-Trick positioniert haben. Ihre Argumentation: Wenn denn mittels psychoaktiver Substanzen Leistungssteigerungen ohne Nebenwirkungen möglich sein sollten, spräche nichts gegen und viel für ein gesellschaftliches Massendoping. Wenn. Doch dieses Wenn wird nur kurz angeführt, um sodann munter über eine schöne neue Pillenwelt zu fabulieren – bis hin zur steuerlich finanzierten Verteilung psychoaktiver Substanzen an alle, quasi dem real phantasierten Dopingsozialismus. Versonnen lächeln vielleicht Pharmaaktionäre, doch der Fachmensch wundert sich. Denn dass all die Präparate, die uns angeblich helfen, immer schneller noch mehr zu leisten und besser zu funktionieren und lustiger aus der Wäsche zu schauen, keine unerwünschten Wirkungen haben sollten, scheint so wahrscheinlich wie Sommer im Winter. Weiter hinten betrachten wir die Angelegenheit also unter dem Abhängigkeitsaspekt einmal genauer – selbstverständlich mit so viel Zahlen, Daten und Fakten, wie bekannt sind.

Zuvor und hernach wünschen wir Ihnen, wie auch immer es begann, ein gutes Jahr.

Hamm, im Januar 2011   Dr. Raphael Gaßmann

1 Daten, Zahlen und Fakten

Christa Merfert-Diete

Alkohol

Alkoholverbrauch je Einwohner an reinem Alkohol

1995	2000	2005	2008*	2009*
11,1 Liter	10,5 Liter	10 Liter	9,9 Liter (0,0 %)	9,7 Liter (–2,0 %)

* Veränderung in % gegenüber dem Vorjahr

Quelle: Gärtner, 2011: eigene Berechnungen

Verbrauch je Einwohner an Bier, Wein, Schaumwein und Spirituosen (Liter) und Veränderung gegenüber dem Vorjahr

	1995	2000	2005	2008*	2009*a
Bier	135,9	125,5	115,3	111,1 (–0,6 %)	109,6 (–1,4 %)
Wein**	17,4	19,0	19,9	20,7 (+0,5 %)	20,1 (–2,9 %)
Schaumwein	6,5	4,1	3,8	3,9 (+2,6 %)	3,9 (0,0 %)
Spirituosen***	5,9	5,8	5,7	5,5 (–1,8 %)	5,4 (0,1 %)

* Veränderung in % gegenüber dem Vorjahr
** Weinkonsum je Einwohner einschl. Wermut- und Kräuterwein, Weinwirtschaftsjahr (01.09.–31.08.)
*** Angaben beinhalten ab 2002 Spirituosen-Mischgetränke umgerechnet auf einen durchschnittlichen Alkoholgehalt von 33 Vol. %
a vorläufig, Schätzung

Quelle: Berechnungen des ifo-Instituts, unveröffentlichte Datenquelle

Pro-Kopf-Anteil verschiedener alkoholischer Getränke am Gesamtkonsum von 139,0 Liter Fertigware (2009) (2008: 141,2 l = –1,6 %)

	2004	2005	2006	2008*	2009*
Bier	55,0 %	55,3 %	55,2 %	54,1 % (–0,7 %)	54,3 % (–0,7 %)
Wein	22,0 %	21,8 %	21,9 %	23,1 % (+0,5 %)	22,8 % (+0,5 %)
Schaumwein	4,0 %	4,2 %	4,1 %	4,4 % (+2,6 %)	4,4 % (+2,6 %)
Spirituosen	19,0 %	18,7 %	18,7 %	18,4 % (–1,8 %)	18,4 % (–1,8 %)

* Veränderung in % gegenüber dem Vorjahr

Quelle: Gaertner, 2011: eigene Berechnungen

Einnahmen aus alkoholbezogenen Steuern (in Mio. €)

	1995	2000	2005	2008*	2009*
Biersteuer	910	844	777	739 (−2,3 %)	730 (−1,2 %)
Schaum- wein- steuer	554	478	424	430 (+15,7 %)	446 (+3,7 %)
Brannt- wein- und Zwischen- erzeugnis- steuer**	2.495	2.185	2.179	2.156 (+8,5 %)	2.129 (−1,3 %)
Gesamt**	3.959	3.507	3.380	3.325 (+6,7 %)	3.305 (−0,6 %)

* Veränderungen in % gegenüber Vorjahr

** Seit 1994 werden Zwischenerzeugnisse (hierunter fallen z. B. auch Sherry, Portwein, Madeira) separat besteuert. In den Jahren vor 1994 wurde die Verbrauchssteuer für die entsprechenden Alkoholika als Branntweinsteuer erfasst. Die Einnahmen ab 2005 beinhalten die Alkopopsteuer.

Quelle: Bundesministerium der Finanzen, 2010

Höhe der Verbrauchssteuern je Liter reinen Alkohols in Deutschland

Branntwein/Spirituosen:	13,03 €
Schaumwein:	13,60 €
Bier*	1,97 €

* von den Bundesländern erhobene Steuer (Durchschnitt), Steueraufschlag = unter 10 Cent je Liter Bier

Quelle: Bundesverband der Deutschen Spirituosen-Industrie und -Importeure e.V., 2010

Alkopops*	55,50 €

* Verteuerung um 0,83 € einer Flasche Alkopops (275 ml) mit 5,5 Vol. %

Quelle: Gesetz zur Verbesserung des Schutzes junger Menschen vor Gefahren des Alkohol- und Tabakkonsums

Auf Wein wird keine Steuer erhoben.

Steuersätze für alkoholhaltige Getränke in den EU Staaten (Angaben in € je hl Alkohol)

Bis auf Schaumwein werden Alkoholika in Deutschland gar nicht oder niedriger als im EU-Durchschnitt besteuert.

	Spirituosen	Zwischen-erzeugnisse	Schaum-wein	Wein	Bier
EU-Mittelwert	1.585	834	545	495	640
Deutschland	1.303	850	1.360	0	197

Quelle: Europäischer Dachverband der Hersteller von Spirituosen (CEPS), Stand Juni 2010, zitiert nach (Bundesverband der Deutschen Spirituosen-Industrie und -Importeure, 2010a)

Subventionen der Bundesmonopolverwaltung für Branntwein

Seit 1976 erhielt die Bundesmonopolverwaltung Beihilfen für die Branntweinproduktion von insgesamt 4,35 Mrd. €.

Berichtsjahr 2004/2005: 105 Mio. €	2005/2006: 87 Mio. €	2006/2007: 80 Mio. €
Kalenderjahr 2008: 80 Mio. €		
Kalenderjahr 2009: 91 Mio. €		

2009 wurden 57 % des subventionierten Alkohols zu Zwecken der Spirituosen- und Lebensmittelherstellung verwendet.

Quelle: Bundesmonopolverwaltung für Branntwein, 2009, 2010

Preisentwicklung alkoholischer Getränke

Nach aktuellen Analysen für Deutschland sind innerhalb der letzten 40 Jahre alkoholische Getränke im Vergleich zur sonstigen Lebenshaltung um 30 % billiger geworden. Dabei sanken die Verbraucherpreise für Wein um 38 %, für Spirituosen um 33 % und für Bier um 26 %. Eine Anhebung der Steuern auf das europäische Durchschnittsniveau erbrächte eine Senkung des Bierkonsums um 12 %, des Weinkonsums um 10 % und des Spirituosenkonsums um 6 %. Mit Folgen: Senkung des Pro-Kopf-Verbrauchs um einen Liter Reinalkohol und des Rauschtrinkens Jugendlicher um 37 %, – und zusätzliche Steuermehreinnahmen von 2,6 Mrd. €.

Quelle: Adams, Effertz, 2010

Werbeaufwendungen für alkoholische Getränke in Deutschland* (in Mio. €)

	1995	2000	2005	2008	2009
Spirituosen	140	125	87	102	75
Bier	361	388	409	399	334
Wein	27	31	21	13	13
Sekt	46	54	47	38	49
Gesamt	575	597	564	552	471

* in den klassischen Werbegattungen (TV, Rundfunk, Plakate, Tageszeitungen, Publikums- und Fachzeitschriften)

Quelle: Nielsen Media Research GmbH, 2010

Registrierter und nicht registrierter Alkoholkonsum pro Kopf der Bevölkerung im Alter von 15 oder mehr Jahren in den EU-Staaten und ausgewählten Ländern (in Liter Reinalkohol)

	Registrierter Alkohol- konsum (2005)	Nicht registrierter Alkoholkonsum (2005)*
Tschechien	15,0	1,5
Estland	13,8	1,8
Irland	13,4	1,0
Frankreich	13,3	0,4
Österreich	12,6	0,6
Portugal	12,5	2,1
Ungarn	12,3	4,0
Slowenien	12,2	3,0
Litauen	12,0	3,0
Luxemburg	12,0	1,0
Deutschland	**11,8**	**1,0**
Vereinigtes Königreich	11,7	1,7
Dänemark	11,4	2,0

* Nicht registrierter Alkoholkonsum: z. B. durch Grenzverkehr, Schwarzbrand

Quelle: World Health Organization, 2010

Alter bei Alkoholerstkonsum: 13,2 Jahre

Quelle: Settertobulte, W; Richter, M (2009): Aktuelle Entwicklungen im Substanzkonsum Jugendlicher: Ergebnisse der „Health Behaviour in School-aged Children (HBSC)" Studie 2005/2006. In: Mann, U; Havemann-Reinecke U; Gaßmann, R: Jugendliche und Suchtmittelkonsum. Trends – Grundlagen – Maßnahmen. 2. Auflage. Freiburg: Lambertus, S. 15.

Konsumenten, Missbraucher, Abhängige

Die Prävalenz des riskanten Alkoholkonsums und der alkoholbezogenen Störungen nach DSM-IV im Epidemiologischem Suchtsurvey 2006 und Prävalenz des Alkoholkonsums und problematischen Alkoholkonsums nach AUDIT im Epidemiologischen Suchtsurvey 2009 werden gesondert dargestellt, da mit unterschiedlichen Instrumenten erhoben.

Riskanter Alkoholkonsum*

12-Monats-Prävalenz	Gesamt %	Männer %	Frauen %	N
>12/24 g Reinalkohol pro Tag	18,3	20,9	15,6	9.500.000
>20/30 g Reinalkohol pro Tag	11,4	15,0	7,5	5.900.000

* *Datenquelle:* Epidemiologischer Suchtsurvey 2006/*Basis Alter:* 18–64-Jährige/*Basis Bevölkerung:* 52.010.517 Personen (Stand: 31.12.2005, Statistisches Bundesamt)

Quelle: Pabst, 2008

Prävalenz des Alkoholkonsums nach AUDIT*

	Gesamt %	Männer %	Frauen %
Konsumprävalenz[1]			
Lebenslang abstinent	2.9	2.2	3.6
Nur letzte 12M abstinent	7.3	6.1	8.5
Nur letzte 30T abstinent	13.4	9.2	17.9
Riskanter Konsum	16.5	18.5	14.3

* *Datenquelle:* Epidemiologischer Suchtsurvey 2009/Basis Alter: 18–64-Jährige/*Basis Bevölkerung:* 51.6 Mio. (Stand: 31.12.2008, Statistisches Bundesamt)

[1] Riskanter Konsum: > 12/24 g Reinalkohol pro Tag in den letzten 30 Tagen für Frauen und Männer.

Quelle: Suchtsurvey 2009

Alkoholbezogene Störungen*,**

12-Monats-Prävalenz	Gesamt %	Männer %	Frauen %	N	N(95 %-KI***)
DSM-IV Missbrauch	3,8	6,4	1,2	2.000.000	(1.750.000–2.250.000)
DSM-IV Abhängigkeit	2,4	3,4	1,4	1.300.000	(1.100.000–1.500.000)

* *Datenquelle:* Epidemiologischer Suchtsurvey 2006/*Basis Alter:* 18–64-Jährige/*Basis Bevölkerung:* 52.010.517 Personen (Stand: 31.12.2005, Statistisches Bundesamt)
** einander ausschließend (disjunktiv)
*** KI = Konfidenzintervall

Quelle: Pabst, 2008

Prävalenz problematischen Alkoholkonsums nach AUDIT[1]

	Gesamt %	Männer %	Frauen %
12-Monats-Prävalenz	21.1	32.4	8.9

[1] Problematischer Alkoholkonsum nach Alcohol Use Disorders Identification Test (AUDIT) mit Score ≥ 8 (riskanter und schädlicher Konsum); ungewichtete Anzahl der Fälle bezogen auf die Gesamtstichprobe.

Datenquelle: Epidemiologischer Suchtsurvey 2009/*Basis Alter:* 18–64-Jährige/*Basis Bevölkerung:* 51.6 Mio. (Stand: 31.12.2008, Statistisches Bundesamt)

Quelle: Suchtsurvey 2009

Mortalität

Aktuelle Analysen zu alkoholbezogenen Gesundheitsstörungen und Todesfällen gehen von jährlich 73 714 Todesfällen durch Alkoholkonsum allein (26 %) oder durch den Konsum von Tabak und Alkohol bedingt (74 %) aus. Der Anteil an alkoholbedingten Todesfällen an allen Todesfällen im Alter zwischen 35 und 64 Jahren beträgt bei Männern 25 % und bei Frauen 13 % (insg. 21 %).

Quelle: John, Hanke, 2002

Zwischen 1980 und 2005 hat sich die Zahl der jährlich an Alkoholabhängigkeitssyndrom und alkoholische Leberzirrhose von 9.042 auf 16.329 erhöht. Diese beiden ausschließlich durch den Alkoholkonsum bedingten Erkrankungen machen jedoch nur 23 % der gesamten alkoholbedingten Todesfälle aus.

Quelle: John, Hanke, 2003

Morbidität

Eine psychische oder verhaltensbezogene Störung durch Alkohol ist mit 333.800 Behandlungsfällen die dritthäufigste Einzeldiagnose aller Hauptdiagnosen der Krankenhausstatistik des Jahres 2008.

Quelle: Statistisches Bundesamt 2009

Schätzungen zur Morbidität auf Basis der Krankenhausdiagnosestatistik des Jahres 1997 ergaben, dass 2,0 % (Frauen: 0,9 %, Männer 3,4 %) der stationären Behandlungsfälle dem Konsum von Alkohol allein und 3,5 % (Frauen: 1,4 %, Männer: 5,7 %) dem Konsum von Tabak und Alkohol zuzurechnen sind.

Quelle: Hanke, 2003

Die registrierten Behandlungsfälle von Kindern, Jugendlichen und jungen Erwachsenen (vollstationäre Krankenhauspatienten und -patientinnen 10 bis 20 Jahre wegen einer psychischen Störung durch Alkohol oder wegen der toxischen Wirkung von Alkohol) stiegen in den letzten Jahren deutlich:

2000: 9.514
2001: 11.466
2002: 12.794
2003: 14.105
2004: 16.423
2005: 19.449
2006: 19.423
2007: 23.165
2008: 25.709 (Veränderung zu 2007: 11.0 %)
2009: 26.428 (Veränderung zu 2008: 2.79 %)

Von 2000 zu 2009 ergibt sich prozentual eine Steigerungen der Alkoholintoxikation in allen Altersgruppen von 111,91 %, während die Steigerung von 2008 zu 2009 mit 4,79 % angegeben wird. Die Steigerungszahlen (2000 zu 2009) werden insbesondere für die 10–20-Jährigen (177,78 %) und 20–25-Jährigen (194,40 %) dargestellt. Aber auch die 45–50-Jährigen (133,39 %), die 50–55-Jährigen (184,47 %) sowie die über 65-Jährigen mit über 180,72 % weisen vergleichbare oder noch höhere Steigerungen in neun Jahren auf.

Quelle: Statistisches Bundesamt, 2009, 2010

Volkswirtschaftliche Kosten

2007: 26,7 Mrd. € (um 9 % höhere Schätzung gegenüber 2002: 24,4 Mrd. €*)
Die direkten Kosten (Ressourcenverbrauch) alkoholbezogener Erkrankungen werden für das Jahr 2007 auf 10,0 Mrd. € geschätzt (Erkrankungen, die auf den gemeinsamen Konsum von Alkohol und Tabak zurückzuführen sind, blieben unberücksichtigt). Diese verteilen sich zu 36 % auf ambulante und zu 27 % auf stationäre Behandlungen, zu 19 % auf Kosten durch Sachschäden/Verkehrsunfälle und zu 18 % auf weitere direkte Kosten (z. B. Rettungsdienste, Gesundheitsschutz).

Die indirekten Kosten (Ressourcenverluste) werden auf 16,7 Mrd. €
im Jahr 2007 geschätzt. Davon sind 69 % auf den Ausfall der bezahlten und unbezahlten Arbeitsleistung aufgrund vorzeitigen Versterbens,
20 % auf Frühberentung, 10 % auf Arbeits- und Erwerbsunfähigkeit
und 1 % Arbeitsleistungsausfall durch Rehabilitation zurückzuführen.

Quelle: Adams, Effertz, im Druck
*Konopka, König, 2007

So genannte intangible Kosten, wie etwa Kosten durch Verlust an
Lebensqualität, Leid und Schmerzen auf Seiten der Betroffenen,
Angehörigen und der gesamten Gesellschaft, blieben in den o. g.
Kostenrechnungen unberücksichtigt. Für die EU wurden die materiell fassbaren Kosten auf 125 Mrd. € im Jahr 2003 geschätzt. Die
immateriellen Kosten, wie Schmerzen, Leid und Verlust an Lebensjahren infolge der gesundheitlichen, sozialen und juristischen Auswirkungen des Alkoholkonsums, wurden darüber hinaus mit 270
Mrd. € bewertet.

Krankheits- und Todesfälle durch Alkoholkonsum (DALYs = disability adjusted life years = durch vorzeitiges Versterben verlorene Lebensjahre, Verlust an Lebensqualität durch das Leben mit Erkrankung und Behinderung)

Schätzungen für das Jahr 2002 besagen, dass der Alkoholkonsum in
Europa ursächlich für den Verlust von mehr als 10 Mio. Lebensjahren ist. Der alkoholbedingte Verlust an Lebensqualität durch Krankheit und Behinderung wird mit etwa 6 Mio. verlorenen Lebensjahren gleichgesetzt. Dem Alkoholkonsum in Europa sind 10,7 % aller
DALYs zuzuschreiben, die durch die Gesamtheit aller Erkrankungen und Verletzungen verursacht werden.

Quelle: Rehm, Taylor, Patra, 2006

Für das Jahr 2004 wurden für Deutschland 992.000 DALYs durch
alkoholbezogen Erkrankungen, Unfälle oder Verletzungen ermittelt.

Quelle: Rehm et al., 2009

Tabak

Pro-Kopf-Verbrauch (Stück je Einwohner und Jahr)

	1995	2000	2005	2008	2009*
Zigaretten	1.654	1.699	1.162	1.071	1.055 (–1,6 %)

*Veränderung in % gegenüber dem Vorjahr
Quelle: Statistisches Bundesamt, 2010a,b

Tabakwarenverbrauch in Mio. Stück bzw. Tonnen (= Netto-Bezug von Steuerzeichen)

	1995	2000	2005	2008*	2009*
Zigaretten (Mio.)	135.029	139.625	95.827	87.977 (–3,8 %)	86.607 (–1,6 %)
Zigarren/ Zigarillos (Mio.)	1.062	2.557	4.028	4.991 (+23,4 %)	3.763 (–24,6 %)
Feinschnitt (t)	15.624	14.611	33.232	21.849 (–2,4 %)	24.403 (+11,7 %)
Pfeifentabak (t)	1.096	909	804	1.883 (+17 %)	806 (–57,2 %)

*Veränderung in % gegenüber dem Vorjahr
Quelle: Statistisches Bundesamt, 2010a,b

Ausgaben für Tabakwaren in Mio. €

1995	2000	2005	2008*	2009*
18.221	20.765	23.989	22.460 (–2,8 %)	22.775 (+1,4 %)

*Veränderung in % gegenüber dem Vorjahr
Quelle: Statistisches Bundesamt, 2010a,b

Tabaksteuern in Mio. €

1995	2000	2005	2008*	2009*
10.519	11.436	14.247	13.563 (–4,8 %)	13.356 (–1,5 %)

*Veränderung in % gegenüber dem Vorjahr
Quelle: Statistisches Bundesamt, 2010a,b

Seit Anfang 2007 ist die Werbung für Tabakerzeugnisse in Zeitungen, Zeitschriften sowie im Internet verboten. Auch das Sponsoring grenzüberschreitender Veranstaltungen wie Formel-1-Rennen und Hörfunksendungen durch Tabakkonzerne ist unzulässig. Kino-

und Plakatwerbung ist weiterhin möglich. Die Ausgaben der Tabakindustrie für Werbung, Promotion und Sponsoring beliefen sich im
Jahr 2007 auf ca. 130 Mio. €.

Quelle: Drogenbeauftragte, 2009 ; Deutscher Zigarettenverband, 2009

Ausgaben der Tabakindustrie für Werbung, Promotion und Sponsoring 2006 und 2007

	2006	2007	Veränderung
Werbeausgaben insgesamt	in €		in %
	79.867.888,20	128.941.300,46	+61,4
davon:			
Werbung in Printmedien	8.611.582,77	435.595,34	−94,9
Außenwerbung	20.019.962,35	49.189.851,39	+145,7
Werbung im Kino	2.149.724,00	2.064.600,00	−4,0
Werbung im Internet	2.756.122,51	295.319,36	−89,3
Sonstige Werbung	712.238,78	1.102.829,76	+54,8
Promotion	41.929.534,63	72.646.065,24	+73,2
Sponsorship	3.688.723,16	3.207.039,37	−13,1

Quelle: Drogenbeauftragte, 2009

Konsumenten, Abhängige, Passivraucher und Nichtraucher

Nach den aktuellen Ergebnissen des Mikrozensus 2009 liegt die
Raucherprävalenz bei den über 15-Jährigen und älteren Männern
bei 31 % (2005: 32,2 %) und bei den gleichaltrigen Frauen bei 21 %
(2005: 22,5 %), insgesamt 25,7 % (2005: 27,2 %).

Quelle: Statistisches Bundesamt, 2006, 2010

Der GEDA-Studie[*] des Robert Koch-Instituts zufolge rauchten im
Jahr 2009 in Deutschland 29,9 % der 18-jährigen und älteren Menschen, 33,9 % der Männer und 26,1 % der gleichaltrigen Frauen.

[*] GEDA=Gesundheit in Deutschland aktuell

Robert Koch-Institut, 2009

Aktuelle Daten zur Prävalenz des Rauchens in der Bevölkerung (Studienübersicht)

Datenquelle	Jahr	Alter	Prävalenz (%)		
			Männer	Frauen	Gesamt
Mikrozensus (Statistisches Bundesamt)	2009	15+	30,5	21,2	25,7
GEDA-Studie (Robert Koch-Institut)	2009	18+	33,9	26,1	29,9
Sozio-oekonomisches Panel (Deutsches Institut für Wirtschaftsforschung)	2006	17+	33,1	26,9	29,8
Epidemiologischer Suchtsurvey (Institut für Therapieforschung)	2006	18–64	35,8	27,8	31,8
Drogenaffinitätsstudie (Bundeszentrale für gesundheitliche Aufklärung)	2007	12–25	31,2	32,8	32,0
Kinder- und Jugendgesundheitssurvey (Robert Koch-Institut)	2003-06	11–17	20,5	20,3	20,4
HBSC-Studie (Weltgesundheitsorganisation)	2005-06	11–15	8,4	9,9	9,2
ESPAD-Studie (Institut für Therapieforschung)	2007	15–16	35,0	37,4	36,3

GEDA=Gesundheit in Deutschland aktuell; HBSC=Health Behaviour in School-aged Children; ESPAD=Europäische Schülerstudie zu Alkohol und anderen Drogen

Quelle: Lampert, 2010

Prävalenz des Rauchens nach Epidemiologischem Suchtsurvey 2006

30-Tage-Prävalenz	Gesamt %	Männer %	Frauen %	N	N (95 %-Konfidenzintervall)
Raucher	31,9	35,8	27,8	16.600.000	(16.000.000–17.200.000)

Datenquelle: Epidemiologischer Suchtsurvey 2006/Basis Alter: 18–64-Jährige/Basis Bevölkerung: 52.010.517 Personen, Stand: 31.12.2005, Statistisches Bundesamt

Prävalenz des Rauchens, der Frequenz des Zigarettenkonsums und der Nikotinabhängigkeit nach DSM-IV 2009

	Gesamt %	Männer %	Frauen %
Konsumprävalenz (30T)[1]			
Nichtraucher	44.8	38.8	51.0
Raucher	29.2	32.8	25.5

[1] Nichtraucher: Insgesamt höchstens 100mal geraucht;
Raucher: in den letzten 30 Tagen

Datenquelle: Epidemiologischer Suchtsurvey 2009/Basis Alter: 18–64-Jährige/Basis Bevölkerung: 51.6 Mio. (Stand: 31.12.2008, Statistisches Bundesamt)

Tabakabhängige nach Epidemiologischem Suchtsurvey 2006

12-Monats-Prävalenz	Gesamt %	Männer %	Frauen %	N	N (95 %-Konfidenzintervall)
Raucher	7,3	8,3	6,2	3.800.000	(3.500.000–4.200.000)

Datenquelle: Epidemiologischer Suchtsurvey 2006/Basis Alter: 18–64-Jährige/Basis Bevölkerung: 52.010.517 Personen, Stand: 31.12.2005, Statistisches Bundesamt

Prävalenz der Nikotinabhängigkeit nach DSM-IV

DSM-IV (12M)[1]	Gesamt %	Männer %	Frauen %
Gesamtstichprobe	6.3	6.8	5.8
Konsumenten[2]	19.9	19.2	20.9

[1] Nikotinabhängigkeit nach DSM-IV; ungewichtetete Anzahl der Fälle bezogen auf die Gesamtstichprobe
[2] Bezogen auf 12-Monats-Prävalenz des Rauchens

Datenquelle: Epidemiologischer Suchtsurvey 2009/Basis Alter: 18–64-Jährige/Basis Bevölkerung: 51.6 Mio. (Stand: 31.12.2008, Statistisches Bundesamt)

Anteil der Raucher und Raucherinnen in verschiedenen Altersgruppen

Alter	Männer	Frauen
15–19 Jahre	19,9 %	15,0 %
20–29 Jahre	42,1 %	32,5 %
30–39 Jahre	40,6 %	28,1 %
40–49 Jahre	38,6 %	30,7 %
50–59 Jahre	33,8 %	25,3 %
60–69 Jahre	20,6 %	13,6 %
70+	10,1 %	4,7 %

Quelle: Mikrozensus, 2009

18

Anteil der Raucher und Raucherinnen in verschiedenen Altersgruppen nach Bildung

Alter	Niedrig		Mittel		Hoch	
	Männer	Frauen	Männer	Frauen	Männer	Frauen
18–29	43,9 %	40,0 %	43,9 %	39,1 %	36,2 %	23,5 %
30–44	54,3 %	49,5 %	47,0 %	33,9 %	28,6 %	22,9 %
45–64	38,7 %	34,6 %	38,1 %	30,4 %	26,6 %	21,0 %
65+	16,8 %	8,9 %	14,3 %	8,3 %	11,0 %	9,4 %

Quelle: Gesundheit in Deutschland aktuell, 2009

Anteile der Passivraucher

Fast 20 % der Erwerbstätigen und Auszubildenden berichten, dass sie täglich am Arbeitsplatz unfreiwillig Tabakrauch einatmen müssen, weitere 13 % mindestens ein- bis dreimal pro Woche.

7,9 % aller Befragten berichten, von fast täglichem Passivrauchen zu Hause betroffen zu sein und 3,9 % ein- bis dreimal pro Woche.

Tägliches Passivrauchen in der Freizeit trat mit 2,1 % auf, bis zu dreimal pro Woche allerdings mit 25,3 %.

65 % der befragten Nichtraucher und Nichtraucherinnen fühlen sich durch den Tabakrauch stark gestört. 76 % der Nichtraucher/ -innen meiden Orte, an denen viel geraucht wird

Quelle: Baumeister, S. E. (u. a.), 2008

Rund ein Viertel der 11- bis 13-jährigen und fast 40 % der 14- bis 17-jährigen Jungen und Männer, die selbst nicht rauchen, gaben an, mehrmals in der Woche oder sogar täglich Tabakrauch ausgesetzt zu sein.

Quelle: Lampert, 2008

Mortalität

Zusammengefasst ist von ca. 110.000 bis 140.000 tabakbedingten Todesfällen auszugehen:

143.000 tabakbedingte Todesfälle schätzen John und Hanke für das Jahr 1997. Neubauer et al. schätzen 115.000 tabakbedingte Todesfälle bezogen auf das Jahr 2003.

Quelle: John; Hanke, 2001; Neubauer, S. (et al.), 2006

Außerdem ist von schätzungsweise 3.300 Todesfällen durch Passivrauchen auszugehen.

Quelle: Keil et al, 2005

Psychotrope Medikamente

Etwa 4–5 % aller häufig verordneten Arzneimittel besitzen ein eigenes Suchtpotenzial. Alle psychotropen Arzneimittel wie z. B. Schlafmittel und Tranquilizer vom Benzodiazepin- und Barbitursäure-Typ, zentral wirkende Schmerzmittel, codeinhaltige Medikamente oder auch Psychostimulantien sind rezeptpflichtig. Ein großer Anteil – schätzungsweise ein Drittel bis die Hälfte – dieser Mittel werden nicht wegen akut medizinischer Probleme, sondern langfristig zur Suchterhaltung und zur Vermeidung von Entzugserscheinungen verordnet.

Quelle: Glaeske, Janhsen 2002 und 2003; Hoffmann, 2005; Hoffmann, Glaeske, 2006

Umsatz der Psychopharmaka 2009

Präparategruppe	Verkaufte Packungen in Mio. und Veränderung gegenüber Vorjahr	Industrieumsatz (in Mio. Euro)	Apothekenumsatz (in Mio. Euro)
Schlaf- und Beruhigungsmittel[1]	28,1 (–2 %)	etwa 119	etwa 200
Tranquilizer, die „klassischen" Benzodiazepine	10,5 (–4 %)	etwa 30,5	etwa 200

[1] Benzodiazepin-Derivate, die benzodiazepinähnliche Wirkstoffe (19,5 Mio. oder 59 % aller Packungen) oder pflanzliche Stoffe (8,5 Mio. oder 31 % aller Packungen) enthalten

Quelle: Glaeske, 2010

Die 20 meistverkauften Schlafmittel nach Packungsmengen im Jahre 2009 (rp = rezeptpflichtig, nach IMS Health 2009)

Rang	Präparat	Wirkstoff	Absatz 2009 in Tsd.	Missbrauchs-/ Abhängigkeitspotenzial
1	Hoggar N	Doxylamin	2.143,5	Eher nicht*)
2	Vivinox Sleep	Diphenhydramin	1.184,1	Eher nicht*)
3	Zopiclon ratiopharm (rp)	Zopiclon	1.099,2	++ (bis +++)
4	Zopiclon AL (rp)	Zopiclon	919,7	++ (bis +++)
5	Zolpidem ratiopharm (rp)	Zolpidem	836,7	++ (bis +++)
6	Zolpidem AL (rp)	Zolpidem	674,6	++ (bis +++)

Rang	Präparat	Wirkstoff	Absatz 2009 in Tsd.	Missbrauchs-/ Abhängigkeits- potenzial
7	Schlafsterne	Doxylamin	624,1	Eher nicht*)
8	Stilnox (rp)	Zolpidem	615,3	++ (bis +++)
9	Betadorm	Diphenhydramin	594,1	Eher nicht*)
10	Zop (rp)	Zopiclon	541,0	++ (bis +++)
11	Lendormin (rp)	Brotizolam	498,5	+++
12	Zolpidem Stada (rp)	Zolpidem	425,1	++ (bis +++)
13	Noctamid (rp)	Lormetazepam	420,6	+++
14	Radedorm (rp)	Nitrazepam	386,7	+++
15	Zolpidem 1A Pharma (rp)	Zolpidem	379,1	++ (bis +++)
16	Zopiclon Stada (rp)	Zopiclon	358,3	++ (bis +++)
17	Flunitrazepam ratiopharm (rp)	Flunitrazepam	355,7	+++
18	Zopiclon CT (rp)	Zopiclon	355,0	++ (bis +++)
19	Planum (rp)	Temazepam	325,3	+++
20	Zopiclodura (rp)	Zopiclon	320,4	++ (bis +++)

*) Diese „eher-nicht-Einschätzung" bezieht sich auf den „bestimmungsgemäßen Gebrauch". Bei missbräuchlich hoch dosiertem Dauerkonsum von Diphenhydramin und Doxylamin (z. B. >200 mg) kann es aber zu Toleranzentwicklung und Entzugssyndromen kommen. (Jonasch, 2009)

Quelle: Glaeske, 2010

Die 15 meistverkauften Tranquilizer nach Packungsmengen im Jahre 2009 (nach IMS Health 2009)

Rang	Präparat	Wirkstoff	Absatz 2009 in Tsd.	Missbrauchs-/ Abhängigkeits- potenzial
1	Diazepam ratiopharm	Diazepam	1.430,2	+++
2	Tavor	Lorazepam	1.262,7	+++
3	Bromazanil Hexal	Bromazepam	890,8	+++
4	Oxazepam ratiopharm	Oxazepam	665,5	+++
5	Adumbran	Oxazepam	490,9	+++
6	Lorazepam ratiopharm	Lorazepam	457,9	+++
7	Lorazepam neuraxpharm	Lorazepam	435,4	+++
8	Lorazepam dura	Lorazepam	355,6	+++
9	Oxazepam AL	Oxazepam	311,2	+++
10	Tranxilium	Dikaliumclorazepat	211,3	+++
11	Lexotanil 6	Bromazepam	205,7	+++
12	Normoc	Bromazepam	199,1	+++
13	Faustan	Diazepam	197,3	+++
14	Diazepam Stada	Diazepam	194,3	+++
15	Bromazepam AL	Bromazepam	160,3	+++

Quelle: Glaeske, 2010

Prävalenz der Medikamentenabhängigkeit

Schätzungsweise 1,4–1,5 Mio. Menschen sind abhängig von Medikamenten mit Suchtpotenzial, 1,1–1,2 Mio. Menschen von Benzodiazepinderivaten abhängig und weitere 300.000–400.000 Menschen von anderen Arzneimitteln. Andere Schätzungen rechnen mit 1,9 Mio. Menschen (Soyka u. a., 2005).

Illegale Drogen

Die Weltgesundheitsorganisation (World Health Organization, WHO) schätzt den Anteil illegaler Drogen an der Gesamtmortalität weltweit auf 0,4 % (WHO, 2009a). Dies entspricht einer Gesamtzahl von 2,5 Mio. Fällen im Jahr 2004. Der Konsum psychoaktiver Substanzen verursacht darüber hinaus 0,9 % der globalen Krankheitsbelastung (burden of disease) gemessen am Anteil gesunder Lebensjahre, die durch Krankheit oder frühzeitigen Tod verloren gehen.

In den Hoch-Einkommens-Ländern gehört der Gebrauch illegaler Drogen zu den zehn bedeutendsten Risikofaktoren für die Gesundheit und belegt bei Männern und Frauen jeweils den achten Rangplatz. Bei Männern gehen etwa 3 % und bei Frauen etwa 1 % aller durch Krankheit verlorenen gesunden Lebensjahre auf den Konsum illegaler Substanzen zurück.

Deutschland gehört mit geschätzten 3,3 problematischen Drogenkonsumenten pro 1.000 Einwohner im Alter von 15 bis 64 Jahren zu den Ländern mit niedrigerer Prävalenz.

Quelle: Kraus, Orth, Jahrbuch 2011

Konsumenten, Missbraucher, Abhängige*

Auf der Basis des Epidemiologischen Suchtsurveys 2006 muss von 2,4 Mio. Cannabiskonsumenten und 645.000 Konsumenten anderer illegaler Drogen ausgegangen werden. 380.000 Menschen praktizieren einen missbräuchlichen Cannabiskonsum, d. h. periodischer Konsum und Intoxikation haben Auswirkungen auf die Schul- und Arbeitsleistungen, auf Gefährdungen im Verkehr und können soziale und rechtliche Probleme hervorrufen.

Cannabismissbrauch und -abhängigkeit (ohne problematischen Konsum)*,***

12-Monats-Prävalenz	Gesamt %	Männer %	Frauen %	N	N (95 %-KI**)
DSM-IV Missbrauch	0,7	1,2	0,3	380.000	(290.000–500.000)
DSM-IV Abhängigkeit	0,4	0,6	0,3	220.000	(155.000–310.000)

* *Datenquelle:* Epidemiologischer Suchtsurvey 2006/*Basis Alter:* 18–64-Jährige/*Basis Bevölkerung:* 52.010.517 Personen (Stand: 31.12.2005, Statistisches Bundesamt)
** KI = Konfidenzintervall
*** einander ausschließend (disjunktiv)

Quelle: Kraus, L.; Pfeiffer-Gerschel, T.; Pabst, A., 2008

Nach Schätzungen des Epidemiologischen Suchtsurveys 2009 (Pabst et al., 2010) liegt für 1,2 % der Gesamtbevölkerung zwischen 18 und 64 Jahren eine Cannabisabhängigkeit (oder problematischer Cannabiskonsum) gemäß der Severity of Dependence Scale (SDS) vor (95 % KI: 525.000–750.000 Personen). Mit 1,6 % sind Männer doppelt so häufig wie Frauen (0,8 %) und Erwachsene unter 30 Jahren (3,9 %) deutlich stärker als ältere Personen (0,4 %) betroffen. Im Vergleich zu 2006 (1,5 %) hat sich der Anteil Cannabisabhängiger (und Problemkonsumenten) gemäß der SDS unter 18- bis 59-Jährigen in 2009 (1,3 %) statistisch nicht signifikant verändert.

Cannabisabhängigkeit (inkl. problematischer Cannabiskonsum) gemäß SDS

12-Monats-Prävalenz	Gesamt %	Männer %	Frauen %	N	N (95 %-KI*)
Cannabis	1,2	1,6	0,8		(525.000–750.000)
Kokain	0,2	0,2	0,1		(52.000–135.000)
Amphetamine	0,1	0,2	0,1		(45.500–123.000)

* KI = Konfidenzintervall

Quelle: Suchtsurvey 2009

Die Schätzungen zur Prävalenz von Cannabisabhängigkeit nach SDS unterscheiden sich von Schätzungen nach den Kriterien des DSM-IV (0,7 % Missbrauch bzw. 0,4 % Abhängigkeit im Jahr 2006; Kraus, Pfeiffer-Gerschel, Pabst, 2008). Dies ist darauf zurückzuführen, dass die SDS eine Abhängigkeit nach DSM-IV überschätzt, da eine nicht vollkommene Spezifität des Instruments (korrekter Ausschluss einer Diagnose, wenn keine Abhängigkeit vorliegt) einen Teil von Personen ohne Abhängigkeitssymptomatik als „positiv" bewertet (Steiner, Baumeister, Kraus, 2008). Diese Gruppe weist in den allermeisten Fällen einen problematischen Konsum auf, so dass die Prävalenzschätzung mit dem SDS neben Cannabis-abhängigen auch Personen mit einem problematischen Cannabiskonsum einschließt.

Im Vergleich zu Cannabis ist der geschätzte Anteil an Abhängigen (und Problemkonsumenten) von Kokain (0,2 %) und Amphetaminen (0,1 %) gemäß der SDS und bezogen auf die 18- bis 64-jährige Allgemeinbevölkerung deutlich geringer (95 % KI; Kokain: 52.000–135.000 Personen; Amphetamine: 45.500–123.000 Personen). Auch für diese Zahlen gilt wie oben beschrieben dieselbe Problematik der Überschätzung der Abhängigkeit auf Grundlage der SDS gegenüber

12-Monats-Prävalenz des Konsums verschiedener illegaler Drogen bei Jugendlichen von 12 bis 17 (Drogenaffinitätsstudie 2008, BZgA, 2010) und bei Erwachsenen von 18 bis 64 (Epidemiologischer Suchtsurvey 2009, Pabst et al., 2010) nach Geschlecht

	Drogenaffinitätsstudie 2008 (12 bis 17 Jahre)			Epidemiologischer Suchtsurvey 2009 (18 bis 64 Jahre)		
	Gesamt	Männlich	Weiblich	Gesamt	Männlich	Weiblich
Irgendeine illegale Droge	7,4	9,4	5,2	5,1	6,7	3,4
Cannabis	6,6	8,7	4,4	4,8	6,4	3,1
Andere Drogen als Cannabis	2,0	2,3	1,7	1,3	1,9	0,8
Amphetamine	0,6	0,7	0,5	0,7	1,1	0,4
Ecstasy	0,8	0,8	0,8	0,4	0,6	0,2
LSD	0,3	0,1	0,5	0,1	0,2	0,1
Heroin	0,1	0,0	0,2	0,1	0,2	0,1
Andere Opiate	–	–	–	0,2	0,2	0,1
Kokain	0,8	1,1	0,5	0,8	1,2	0,4
Crack	0,3	0,5	0,2	0,1	0,2	0,0
Schnüffelstoffe	0,4	0,3	0,5	–	–	–
Pilze	0,9	0,8	0,9	0,2	0,4	0,1
Spice	–	–	–	0,4	0,6	0,2

Quelle: Kraus, Orth 2011

den Erhebungskriterien des DSM IV. Geschlechtsunterschiede weisen auf eine höhere Verbreitung dieser substanzbezogenen Störungen unter Männern (Kokain/Amphetamine: 0,2 %) im Vergleich zu Frauen (Kokain/Amphetamine: 0,1 %) hin. Mit zunehmendem Alter nimmt die Prävalenz von Kokain- und Amphetaminabhängigkeit in der Bevölkerung deutlich ab. Während der Anteil an Kokainabhängigen gemäß der SDS bei unter 30-Jährigen etwa 0,6 % beträgt (Amphetamine: 0,7 %), tendiert die Verbreitung der Abhängigkeit von diesen Substanzen nach den Kriterien der SDS unter älteren Personen gegen Null.

Alter bei Suchtmittelerstkonsum – Übersicht*

Suchtmittel	Alter	Quelle
Kokain	18,0	Bundeszentrale für gesund-
LSD	17,6	heitliche Aufklärung (2004):
Ecstasy	17,3	Die Drogenaffinität Jugendlicher in der Bundesrepublik
Psychoaktive Pflanzen und Pilze	17,3	Deutschland 2004. Eine Wiederholungsbefragung.
Amphetamine	17,1	Köln, S. 16.
Cannabis	16,4	
Schnüffelstoffe	16,4	
Heroin	Fallzahl zu niedrig	
Crack	Fallzahl zu niedrig	
zum Vergleich: Alkohol	13,2	Quelle: Settertobulte, W; Richter, M (2009): Aktuelle Entwicklungen im Substanzkonsum Jugendlicher: Ergebnisse der „Health Behaviour in School-aged Children (HBSC)" Studie 2005/2006. In: Mann, U; Havemann-Reinecke U; Gaßmann, R: Jugendliche und Suchtmittelkonsum. Trends – Grundlagen – Maßnahmen. 2. Auflage. Freiburg: Lambertus, S. 15.

* aktueller Stand: 11.01.2010
Quelle: DHS, 2010

Zahl der Rauschgifttodesfälle

	2005	2006	2007	2008	2009
Deutschland gesamt	1.326	1.296	1.396	1.449	1.331

Quelle: Falldatei Rauschgift

Glücksspiel

Umsätze auf dem Glücksspiel-Markt (in Mio. €)

	1982	1992	2002	2007	2008	2009*
Gesamt	–	–	27.359	27.863	24.897,2	23.961,8 (–3,8 %)
davon entfallen						
auf Spielbanken	3.426	6.854	10.900	10.260	8.030	6.862 (–14,5 %)
auf Geldspielautomaten mit Gewinnmöglichkeit	–	–	5.710	7.625	8.125	8.350 (+2,8 %)
auf den Deutschen Lotto- und Toto-Block	3.239	5.788	8.311	7.741,7	6.789,7	7.002,6 (+3,1 %)

* Veränderungen gegenüber Vorjahr in %

Quelle: Archiv- und Informationsstelle der deutschen Lotto- und Toto-Unternehmen, Institut für Wirtschaftsforschung, Meyer 2011, eigene Erhebung

Anteile am Gesamtumsatz der Glücksspiel-Anbieter in 2009

	2002	2004	2005	2008	2009
Spielbanken	40,2 %	38,4 %	39,7 %	32.3 %	28,6
Geldspielautomaten	20,3 %	21,3 %	20,6 %	32,6 %	34,9
Lotto- und Totoblock	30,6 %	30,8 %	39,2 %	27,3 %	29,2
Klassenlotterie	4,9 %	5,1 %	5,1 %	3,2 %	2,4
Fernsehlotterie	1,6 %	2,0 %	2,2 %	2,5 %	2,6
Prämien- und Gewinnsparen	1,6 %	1,9 %	1,8 %	1,9 %	2,0
Pferderennen	0,9 %	0,5 %	0,5 %	0,3 %	0,3

Quelle: Meyer 2011

26

Einnahmen des Staates aus Vergnügungs-, Umsatz-** und Gewerbesteuerzahlung der Unterhaltungsautomatenwirtschaft

2003	2005	2007	2008	2009
696 Mio. €	250 Mio. €	1,25 Mrd. €	1,25 Mrd. €	1,2 Mrd. €*

*   davon Vergnügungssteuer: 300 Mio. €;
** Umsatzsteuern sind erst nach dem Inkrafttreten des „Gesetzes zur Eindämmung missbräuchlicher Steuergestaltung" ab 5. Mai 2006 zu entrichten.

Quelle: Verband der Deutschen Automatenindustrie

Pravälenz problematisches und pathologisches Glücksspiel*

	Bühringer et al. (2007)	BZgA (2008)	Buth & Stöver (2008)	BZgA (2010)	Kraus et al. (2010)
Problematisches Spielverhalten	0,29 % (149.000)	0,41 % (225.000)	0,64 % (340.000)	0,64 % (347.000)	0,19 % (98.000)
Pathologisches Spielverhalten	0,20 % (103.000)	0,19 % (100.000)	0,56 % (290.000)	0,45 % (242.000)	0,27 % (139.000)

*Ergebnisse aktueller Repräsentativbefragungen (12-Monats-Prävalenz)

Die DHS schätzt die Zahl der pathologischen Glücksspieler auf rund 200.000 Personen und geht von annähernd 300.000 Personen mit einem problematischen Spielverhalten aus.

Essstörungen

Essstörungen sind lebensbedrohliche psychosomatische Erkrankungen mit Suchtcharakter. Unterschieden werden die Anorexia nervosa (Magersucht), die Bulimia nervosa (Ess-Brech-Sucht) und die atypischen Essstörungen (z. B. die Binge-Eating-Störung). Verlässliche Aussagen über die Verbreitung der Essstörungen sind aufgrund umfassender epidemiologischer Daten und der diagnostischen Abgrenzung der verschiedenen Essstörungen schwierig. Die repräsentative KiGGS-Studie des Robert-Koch-Institutes gibt mit mehr als einem Fünftel (gesamt: 21,9 %; 11–13 Jahre: 20,6 %; 14–17 Jahre: 22,7 %) einen Hinweis für gestörtes Essverhalten im Jugendalter.

Es muss davon ausgegangen werden, dass die Prävalenz der Essstörungen bei jungen Frauen für Anorexie bei ca. 0,3 % liegt, für Bulimie bei ca. 1 % und für atypische Essstörungen bei 2–4 %. Männer sind in maximal jedem 10. Fall betroffen. (Wunderer, 2010)

Übersicht deutscher und europäischer Studien und deren aktuelle Daten zur Prävalenz der Essstörungen in der Bevölkerung

Autoren	Veröffentlichung und Datenquelle	Erscheinungsjahr	Prävalenz (%)		
			Bulimie	Anorexie	Atypische Essstörungen, z. B. Bingeeating
Thiels und Garthe	Prävalenz von Essstörungen unter Studierenden. In: Der Nervenarzt, 71, 552–558/ Stichprobe deutsche weibliche Studierende	2000	0,8	0,3	3,8
Hoek	Incidence, prevalence und mortality ov anorexia nervosa und other eating isorders. In: Current Opinion in Psychiatry, 19, 389–394/ Überblick über westliche Industrienationen, jüngere Frauen	2006	1,0	0,3	
Machado et al.	The prevalences of eating disorders not otherwise specified. In: International Journal of Eating Disorders, 40(3), 212–217/ Portugiesische Schülerinnen und Studentinnen	2007	0,3	0,39	2,37
Favaro et al.	The spectrum of eating disoders in young women. A prevalence study in a general population sample. In Psychosomatic Medicine, 65, 702-708/ italienische Studie 18- bis 25-jähriger Frauen, Lebenszeitprävalenz	2003	4,6	2,0	4,7
Zipfel, Groß	Epidemiologie, Diagnostik und Differenzialdiagnostik von Essstörungen. In: Psychotherapie in Psychiatrie, Psychotherapeutischer Medizin und Klinischer Psychologie, 10, 45–60/ Schätzung Lebenszeitprävalenz	2005			1–5 %

Quelle: Wunderer 2011

2 Suchtstoffe, Suchtformen und ihre Auswirkungen

2.1 Alkohol – Zahlen und Fakten zum Konsum

Beate Gaertner, Jennis Freyer-Adam, Christian Meyer und Ulrich John

Zusammenfassung

Der Alkoholverbrauch lag mit 9,7 l pro Kopf der Gesamtbevölkerung im Jahr 2009 nach wie vor auf sehr hohem Niveau und ist damit im Vergleich zum Vorjahr nur leicht gesunken. Dabei reduzierte sich der Konsum von Bier auf 109,6 l, Wein auf 20,1 l und Spirituosen auf 5,4 l. Vergleiche für das Jahr 2005 zeigen, dass Deutschland hinsichtlich des Alkoholkonsums unter den EU-Staaten unverändert zu den Hochkonsumländern zählt. Schätzungen für Deutschland belaufen sich auf 74.000 Todesfälle, die durch riskanten Alkoholkonsum allein oder durch den kombinierten Konsum von Alkohol und Tabak verursacht werden. In Deutschland werden 12,8 % aller durch Behinderungen, Verletzungen oder Krankheiten verlorenen oder beeinträchtigten Lebensjahre bei Männern durch den Konsum von Alkohol verursacht. Die durch alkoholassoziierte Erkrankungen bedingten volkswirtschaftlichen Kosten werden für das Jahr 2007 auf 26,7 Mrd. € geschätzt. EU-weit ergeben sich entsprechende Kosten von 125 Mrd. €. Immaterielle Kosten durch den Alkoholkonsum, wie Schmerzen, Leid und der Verlust von Lebensjahren werden für die EU mit weiteren 270 Mrd. € bewertet. Die staatlichen Einnahmen aus den Alkoholsteuern lagen mit 3,3 Mrd. € im Jahr 2009 0,6 % über dem Vorjahresniveau. Die deutschen Steuersätze für alkoholhaltige Getränke liegen deutlich unter dem EU-Durchschnitt. Die Aufwendungen für die Bewerbung von alkoholischen Getränken in klassischen Medien beliefen sich im Jahr 2009 auf 471 Mio. €.

Abstract

In the year 2009, per capita consumption for the total population remained at a high level with 9.7 l pure alcohol. Compared to 2008, there was a slight reduction in per capita alcohol consumption in 2009. The reduction was due to a decrease in consumption of beer to 109.6 l, of wine to 20.1 l, and of spirits to 5.4 l per resident in the year 2009. Comparisons regarding alcohol consumption for the year 2005 reveal that Germany belongs to the nations with the highest per capita consumption in the European Union. Analyses of national health statistic data revealed 74,000 annual death cases in Germany attributable to either at-risk drinking of alcohol alone or to the combined consumption of alcohol and tobacco. According to analyses for men in Germany, 12.8 % of the total loss of life years and years lived with disabilities caused by all diseases and injuries are attributable to alcohol consumption. For the year 2007, the economic costs of alcohol-related diseases in Germany were estimated to be 26.7 billion €. Respective costs of 125 billion € were estimated for the European Union. Additionally, intangible costs, such as pain, suffering and life years lost caused by alcohol, were estimated to be 270 billion €. Compared to the preceding year, the tax revenue from alcoholic beverages has increased by 0.6 % to 3.3 billion € in 2009. The German taxes on alcoholic beverages are clearly below the European Union average. The German alcohol industries' expenditure for sales promotion in TV, print media, radio and billboard advertising amounted to 471 Mio. € in 2009.

Einleitung

In diesem Beitrag werden Daten zum Alkoholkonsum auf Bevölkerungsniveau dargestellt. Der Pro-Kopf-Konsum von alkoholischen Getränken ist einer der wichtigsten Indikatoren für zu erwartende alkoholbezogene gesundheitliche und soziale Probleme in der Bevölkerung (Edwards, 1997). Basis für die Ermittlung des Verbrauchs an alkoholischen Getränken stellt im Wesentlichen die inländische Produktion zuzüglich Einfuhr und abzüglich Ausfuhr dar. Als Datenquellen dienten die vom Statistischen Bundesamt veröffentlichten Produktions- und Alkoholsteuerstatistiken sowie Schätzungen und Berechnungen der Herstellerverbände (Deutscher Brauer-Bund, Deutscher Weinbauverband). Eine Alkoholdatenbank der Weltgesundheitsorganisation (WHO) ermöglicht seit 1997 Vergleiche von Alkoholverbrauch und anderen bedeutenden Indikatoren mit mehr als 200 Nationen (World Health Organization, 2010). Unter Berücksichtigung der Datenqualität wird hierfür auf verschiedene Informationsquellen zurückgegriffen. Zu diesen zählen Publikationen staatlicher Institutionen und Daten der Food and Agriculture Organization der Vereinten Nationen. Weiterhin finden sich Verbrauchsdaten, die für Marketingzwecke der Alkoholindustrie erhoben werden, in Berichten verschiedener kommerzieller Institutionen. Für den Vergleich von Nationen ist zu berücksichtigen, dass nicht registrierte Herstellung und Einfuhr von Alkohol (Schmuggel, zollfreie Verkäufe, Schwarzbrand) zu Verzerrungen führen können. Auch ein uneinheitliches Vorgehen bei der Berechnung des Verbrauches an Reinalkohol in der Vergangenheit führt zu abweichenden Angaben. Im Rahmen einer vom Bundesministerium für Gesundheit initiierten Arbeitsgruppe „Schätzverfahren und Schätzwerte zu alkoholinduzierten Störungen" wurden im Jahr 1999 für Bier 4,8 Vol.-%, für Wein sowie Sekt 11,0 Vol.-% und für Spirituosen 33,0 Vol.-% (bis 1994: 36,0 Vol.-%, bis 1985: 38,0 Vol.-%) als Umrechnungsfaktoren für Deutschland vereinbart (Bühringer et al., 2000). Für die Berechnung des Verbrauchs wurden für die Jahre 1995 und folgende niedrigere Alkoholgehalte angenommen, da sich mutmaßlich der Anteile der verschiedenen Spirituosen am Gesamtabsatz entsprechend geändert hat. Diese Werte liegen sämtlichen Berechnungen im folgenden Kapitel zu Grunde. Insgesamt ist der so definierte Pro-Kopf-Verbrauch in Ergänzung zu Bevölkerungsbefragungen von besonderer Bedeutung. Er ist weniger von Verzerrungstendenzen betroffen. Hochrechnungen auf Basis von Befragungsdaten ergeben zumeist Konsumwerte, die nur 40 bis 60 % der Schätzungen auf Grundlage von Verkaufs- und Produktionsstatistiken betragen (World Health Organization, 2000). Dies legt nahe, dass bei Befragungen zu geringe Konsummengen angegeben und zu wenige Personen mit hohem Konsum erreicht werden.

Im Folgenden stellen wir zunächst die aktuellen Daten für die Bundesrepublik zum Verbrauch alkoholischer Getränke dar und ordnen sie in den internationalen Kontext ein. Im darauf folgenden Abschnitt dieses Beitrages finden sich Daten zu kurz- und langfristigen Folgen des Alkoholkonsums für die Bevölkerung. Die jährliche Todesursachenstatistik ermöglicht eine Bestimmung der alkoholbezogenen Mortalität. Gemeinsam mit Daten der Krankenhausdiagnosestatistiken, die Anhaltspunkte zur alkoholbedingten Morbidität liefern, bilden diese Kennwerte die Basis für Schätzungen der resultierenden gesellschaftlichen Kosten des Alkoholkonsums. Im abschließenden Abschnitt werden Einnahmen durch Alkoholsteuern, Subvention für die Alkoholerzeugung und Ausgaben für die Bewerbung von alkoholhaltigen Getränken betrachtet.

Alkoholverbrauch

Pro-Kopf-Konsum in Deutschland

Bezogen auf die gesamte Bevölkerung der Bundesrepublik Deutschland ergibt sich, ein Pro-Kopf-Konsum an Reinalkohol von 9,7 Litern im Jahr 2009 (Tab. 1). Damit verringerte sich der Pro-Kopf-Konsum im Vergleich zum Vorjahr geringfügig. Der Gesamtverbrauch an alkoholischen Getränken sank im Jahr 2009 gegenüber dem Vorjahr um 1,6 % auf 139,0 Liter Fertigware pro Kopf der Bevölkerung. Verglichen mit dem Vorjahr ist 2009 der Pro-Kopf-Verbrauch von Bier um 1,5 Liter (–1,4 %), von Wein um 0,6 Liter (–2,9 %) und von Spirituosen um 0,1 Liter (–1,8 %) zurückgegangen (Tab. 2). Der Verbrauch von Schaumwein blieb auf Vorjahresniveau. Bezogen auf den Gesamtalkoholkonsum, gemessen in Reinalkohol, entfallen 54,3 %

Tab. 1: Verbrauch je Einwohner an Reinalkohol

Jahr	Liter	Jahr	Liter	Veränderung gegenüber dem Vorjahr
1900	10,1	1999	10,6	0,0 %
1913	7,5	2000	10,5	–0,9 %
1929	5,2	2001	10,4	–1,0 %
1950	3,2	2002	10,5	1,0 %
1960	7,8	2003	10,2	–2,9 %
1970	11,2	2004	10,1	–1,0 %
1975	12,7	2005	10,0	–1,0 %
1980	12,9	2006	10,1	+1,0 %
1985	12,1	2007	9,9	–2,0 %
1990	12,1	2008	9,9	0,0 %
1995	11,1	2009	9,7	–2,0 %

Quelle: Eigene Berechnungen

Tab. 2: Verbrauch je Einwohner an Bier, Wein, Schaumwein und Spirituosen (Liter)

Jahr	Bier	Wein*	Schaumwein	Spirituosen **
1900	125,1	–	–	–
1929/30	90,0	–	–	–
1938/39	69,9	–	–	–
1950	35,6	4,7	–	2,5
1960	94,7	10,8	1,9	4,9
1970	141,1	15,3	1,9	6,8
1975	147,8	20,5	2,6	8,0
1980	145,9	21,4	4,4	8,0
1985	145,8	21,2	4,2	6,1
1990	142,7	21,9	5,1	6,2
1995	135,9	17,4	4,9	6,5
1996	131,9	18,3	4,8	6,3
1997	131,2	18,1	4,9	6,1
1998	127,5	18,1	4,7	6,0
1999	127,5	18,0	4,9	5,9
2000	125,5	19,0	4,1	5,8
2001	122,4	19,8	4,2	5,8
2002	121,9	20,3	3,9	5,9
2003	117,8	19,8	3,8	5,9
2004	116,0	20,1	3,8	5,8
2005	115,3	19,9	3,8	5,7
2006	116,0	20,1	3,8	5,7
2007	111,8	20,6	3,8	5,6
2008	111,1	20,7	3,9	5,5
2009 [a]	109,6	20,1	3,9	5,4

*   Weinkonsum einschl. Wermut- und Kräuterwein, jeweils für das Weinwirtschaftsjahr (1.09 bis 31.08); bis 1960 einschl. Schaumwein.
** Angaben beinhalten ab 2002 Spirituosen-Mischgetränke, umgerechnet auf einen durchschnittlichen Alkoholgehalt von 33 Vol.-%
[a] vorläufig Schätzung

Quelle: Berechnungen des ifo-Instituts, unveröffentlichte Datentabelle

auf Bier, 22,8 % auf Wein, 18,4 % auf Spirituosen und 4,4 % auf Schaumwein.

Der insgesamt rückläufige Trend des Pro-Kopf-Konsums seit dem Jahr 1975 wird von aktuellen Trendanalysen aufgrund der vom Institut für Therapieforschung München durchgeführten Repräsentativerhebungen gestützt (Pabst, Kraus, 2008). Sie legen eine Zunahme der Abstinenzrate und eine Abnahme von Personen mit hohem Konsum nahe (mehr als 20/30 g Reinalkohol pro Tag bei Frauen/ Männern). Gleichzeitig zeigen sich jedoch in bestimmten Altersgruppen ein starker Zuwachs an Rauschtrinkern und insgesamt ein bedeutsamer Anteil an Personen mit gesundheitsriskantem Alkoholkonsum (mehr als 12/24 g Reinalkohol pro Tag bei Frauen/Männern; Seitz, Bühringer, Mann, 2008).

Das Deutsche Weininstitut (2010) berichtet für das erste Halbjahr 2010 einen Absatzrückgang von 2 %. Mit einem Absatzanteil von 52 % war Rotwein in diesem Zeitraum am beliebtesten, gefolgt von 38 % für Weißwein und 10 % für Roséwein. Im ersten Halbjahr 2010 stieg der Bierabsatz um 0,3 % leicht an (Deutscher Brauer-Bund, 2010). Dies begründet der Deutsche Brauer-Bund neben Witterungseinflüssen mit der aus deutscher Sicht erfolgreichen Fußball-WM. Der Bundesverband der Deutschen Spirituosen-Industrie und -Importeure (Bundesverband der Deutschen Spirituosen-Industrie und -Importeure, 2010b) stellt auch für das Jahr 2009 einen gegenüber dem Vorjahr stabilen Umsatz trotz rückläufiger Absatzmengen fest. Marktforschungsstudien zufolge erhöhte sich im Lebensmitteleinzelhandel (exklusive Aldi), der 64 % des Gesamtabsatzes repräsentiert, die verkaufte Menge an Spirituosen 2009 um 1,3 %. Jedoch blieb die Rate der Haushalte, die mindestens einmal im Jahr 2009 Spirituosen kauften, mit 68 % gegenüber dem Vorjahr weitgehend stabil.

Alkoholverbrauch im internationalen Vergleich

Internationale Vergleiche des Alkoholverbrauches vor dem Hintergrund der jeweiligen nationalen Rahmenbedingungen liefern wichtige Hinweise für die Entwicklung einer Kultur gemäßigten Trinkens. Dabei ist es wichtig unterschiedliche Erfassungsmethoden und Verzerrungen durch nicht registrierten Verbrauch zu berücksichtigen.

Tabelle 3 stellt einen Auszug der derzeit umfangreichsten Datenbasis zur weltweiten Verteilung des Alkoholkonsums dar, die durch die Weltgesundheitsorganisation (WHO) regelmäßig aktualisiert wird (World Health Organization, 2010). Um den Vergleich zwischen Staaten mit unterschiedlicher demographischer Struktur zu erleichtern, wird abweichend von den zuvor genannten Berechnungen des Pro-Kopf-Konsums nicht die gesamte Bevölkerung zugrunde gelegt, sondern lediglich die im Alter über 14 Jahre. Abgesehen von der muslimisch geprägten Region der östlich-mediterranen Staaten mit konstant sehr geringem Alkoholkonsum, zeigt sich in den vergangenen Dekaden weltweit ein Trend zur Harmonisierung des Pro-Kopf-Konsums (World Health Organization, 2004). Dennoch zeigt die europäische Region im globalen Vergleich mit über 10 Litern Reinalkohol pro Kopf der Bevölkerung über 14 Jahre nach wie vor den mit Abstand höchsten Alkoholkonsum aller WHO-Regionen. Dabei zählt Deutschland mit annähernd 12 Litern Reinalkohol pro Person der Bevölkerung ab 15 Jahren innerhalb der EU-Staaten zu den Ländern mit sehr hohem Konsum. Dies trifft auch zu, wenn der Konsum berücksichtigt wird, der aufgrund von Schmuggel oder Selbstbrand zu erwarten ist. Dieser wurde für Deutschland im Jahr 2005 von der WHO auf 1 Liter pro Kopf der Bevölkerung geschätzt. Bezogen auf den Gesamtalkoholkonsum, gemessen in Reinalkohol, wird prozentual nur in Tschechien, Belgien und Polen mehr Bier als in Deutschland konsumiert (Tab. 4).

Jugendliche Konsumenten

Wird Alkoholkonsum früh im Leben begonnen und in gesundheitsriskanter Weise fortgeführt, steigt die Wahrscheinlichkeit für alkoholbezogene Krankheiten und weitere alkoholbezogene Probleme (Dawson, Li, Grant, 2008; Grant, Stinson, Harford, 2001). Daher sind die Ergebnisse der Drogenaffinitätsstudie besorgniserregend, die einen nach wie vor zu hohen Alkoholkonsum unter Jugendlichen aufzeigen. So lag der durchschnittliche wöchentliche Konsum unter 12- bis 17-jährigen Teilnehmern der im Frühjahr 2008 durchgeführten telefonischen Befragung bei 42 g Reinalkohol (Bundeszentrale für gesundheitliche Aufklärung, 2009). Dabei konsumierten die 16- bis 17-Jährigen mit 89 g Reinalkohol pro Woche bereits etwa so viel wie die Gruppe der jungen Erwachsenen. Ebenfalls dramatisch

Tab. 3: Registrierter und nicht registrierter Alkoholkonsum pro Kopf der Bevölkerung im Alter von 15 oder mehr Jahren in den EU-Staaten und ausgewählten Ländern (in Liter Reinalkohol)

	Registrierter Alkoholkonsum (2005) Liter	Nicht registrierter Konsum (2005) Liter
Tschechien	15,0	1,5
Estland	13,8	1,8
Irland	13,4	1,0
Frankreich	13,3	0,4
Österreich	12,6	0,6
Portugal	12,5	2,1
Ungarn	12,3	4,0
Slowenien	12,2	3,0
Litauen	12,0	3,0
Luxemburg	12,0	1,0
Deutschland	11,8	1,0
Vereinigtes Königreich	11,7	1,7
Dänemark	11,4	2,0
Rumänien	11,3	4,0
Bulgarien	11,2	1,2
Russische Förderation	11,1	4,7
Schweiz	10,6	0,5
Slowakei	10,3	3,0
Spanien	10,2	1,4
Australien	9,9	0,1
Belgien	9,8	1,0
Finnland	9,7	2,8
Polen	9,6	3,7
Niederlande	9,6	0,5
Lettland	9,5	3,0
Griechenland	9,0	1,8

	Registrierter Alkoholkonsum (2005)	Nicht registrierter Konsum (2005)
	Liter	Liter
Vereinigte Staaten	8,4	1,0
Italien	8,4	2,4
Zypern	8,3	1,0
Japan	7,8	0,2
Schweden	6,7	3,6
Norwegen	6,2	1,6
China	4,2	1,7
Malta	3,9	0,4

Nicht registrierter Konsum: z. B. durch Grenzverkehr, Schwarzbrand.
Quelle: (World Health Organization, 2010)

stellt sich der Anteil der Rauschtrinker dar: Im Jahr 2008 hatte jeder fünfte der 12- bis 17-Jährigen an einem Tag des vergangenen Monats fünf oder mehr alkoholische Getränken konsumiert. Unter den 12.448 Schülern der Klassenstufen 9 und 10, die im Rahmen der Europäischen Schülerstudie zum Gebrauch von Alkohol und Drogen (ESPAD) 2007 schriftlich befragt wurden, hatten 59 % diese Kriterien des Rauschtrinkens erfüllt (Kraus, Pabst, Steiner, 2008). Europaweit zeigt sich in Hinblick auf die durchschnittlich konsumierte Alkoholmenge und die Häufigkeit des Rauschtrinkens eine Zunahme gesundheitsriskanter Konsummuster (Anderson, 2007).

Tab. 4: Prozentualer Anteil des Alkoholkonsum pro Kopf der Bevölkerung im Alter von 15 oder mehr Jahren nach Getränkesorten in den EU-Staaten und ausgewählten Ländern (bezogen auf Liter Reinalkohol) für das Jahr 2008

	% Bier	% Spirituosen	% Wein	% Andere Alkoholika
Australien	46,5	21,7	31,8	0,0
Belgien	56,8	6,2	36,7	0,3
Bulgarien	32,3	44,6	22,3	0,8
China	34,1	57,1	3,6	5,2
Dänemark	44,9	15,8	39,3	0,0
Deutschland	53,3	19,7	27,0	0,0
Estland	34,1	56,6	6,7	2,6
Finnland	46,1	28,3	22,5	3,1
Frankreich	17,4	19,8	61,5	1,3
Griechenland	23,9	25,8	49,0	1,3
Irland	52,7	20,6	7,9	18,8
Italien	21,6	5,2	73,2	0,0
Japan	21,6	42,2	3,5	32,7
Lettland	32,7	56,5	10,0	0,8
Litauen	44,8	36,0	14,4	4,8
Luxemburg	13,4	16,3	70,3	0,0
Malta	34,0	35,4	27,6	3,0
Niederlande	49,5	16,4	34,1	0,0
Norwegen	46,8	20,1	31,4	1,7
Österreich	52,8	12,6	32,3	2,3
Polen	55,6	31,4	13,0	0,0
Portugal	30,8	10,4	54,6	4,2
Rumänien	38,6	39,3	22,1	0,0
Russische Föderation	33,2	62,7	1,0	3,1
Schweden	39,4	16,7	43,9	0,0
Schweiz	30,4	17,6	51,0	1,0
Slowakei	35,5	49,0	15,5	0,0

	% Bier	% Spirituosen	% Wein	% Andere Alkoholika
Slowenien	38,9	12,7	48,4	0,0
Spanien	45,1	13,1	35,8	6,1
Tcheschien	57,4	24,2	15,7	2,7
Ungarn	35,3	24,2	39,5	1,0
Vereinigtes Königreich	42,7	20,9	30,6	5,8
Vereinigte Staaten	52,7	31,3	16,0	0,0
Zypern	35,0	31,8	32,0	1,2

Quelle: (World Health Organization, 2010)

Folgen des Alkoholkonsums für die Bevölkerung

Erkrankungs- und Todesrate

Viele wissenschaftliche Befunde zeigen, dass mit dem Pro-Kopf-Verbrauch reinen Alkohols die Zahl alkoholbezogener Erkrankungs- und Todesfälle steigt. Für mehr als 200 Erkrankungen sowie 80 Arten von Unfällen/Verletzungen ergibt sich bei riskantem Alkoholkonsum ein erhöhtes Todesrisiko (Bühringer et al., 2000). Für viele Erkrankungen besteht ein erhöhtes Risiko schon bei geringen Konsummengen. Die Risiken betreffen jedoch auch Dritte, z. B. durch Früh- und Fehlgeburten, Gewalt in Familien, Kindesmissbrauch, Vergewaltigung und andere Gewaltdelikte, die mit Alkoholkonsum in Zusammenhang stehen sowie Arbeits- und Verkehrsunfälle (Anderson, Baumberg, 2006). So waren unter den 4.477 Verkehrstoten im Jahr 2008 in Deutschland 12 % Alkoholunfälle (Vorndran, 2009).

Die Verfeinerung der Forschungsmethoden und neue Befunde in den letzten Jahrzehnten führten zu kontinuierlich sinkenden Grenzen für risikoarme Konsummengen. Eine Analyse im Auftrag des Bundesministeriums für Gesundheit ermittelte als Obergrenzen für risikoarmen Alkoholkonsum bei einem täglichen Konsum 10–12 g Reinalkohol (entspricht etwa 0,25–0,3 l Bier oder 0,125–0,15 l Wein) für Frauen und 20–24 g für Männer (Burger, Bronstrup, Pietrzik, 2004). Diese Obergrenzen werden von dem wissenschaftlichen Kuratorium der Deutschen Hauptstelle für Suchtfragen empfohlen (Seitz et al., 2008). Sie gelten für gesunde Erwachsene, wenn keine weiteren Gründe, z. B. Einnahme bestimmter Medikamente, Schwangerschaft, Alkoholabhängigkeit, gegen einen Alkoholkonsum sprechen.

Die wenigen Berechnungen alkoholbedingter Todesfälle in Deutschland weisen eine hohe Wahrscheinlichkeit der Unterschätzung auf (z. B. 42.000 alkoholbedingte Todesfälle pro Jahr nach Bühringer et al., 2000), da ein erheblicher Überlappungsbereich zwischen Tabak- und Alkoholkonsum als Todesursachen besteht. Für Deutschland ergeben sich insgesamt jährlich etwa 74.000 Todesfälle, die allein durch Alkoholkonsum oder den Konsum von Tabak und Alkohol bedingt sind (John, Hanke, 2002). Dabei gehen 26 % dieser Todesfälle allein auf den Konsum von Alkohol und 74 % auf den kombinierten Konsum von Alkohol und Tabak zurück. Der Anteil alkoholbedingter Todesfälle ist im Alter zwischen 35 und 64 Jahren mit 21 % am höchsten (John, Hanke, 2002). Trotz eines insgesamt erhöhten Männeranteils (76 %) unter den alkoholbedingten Todesfällen zeigt sich, dass für Frauen ein besonders hoher Verlust von potentiellen Lebensjahren bei alkoholbedingtem Tod besteht (John, Hanke, 2003).

In einer vom Statistischen Bundesamt publizierten Auswertung der Todesursachenstatistik der Jahre 1980 bis 2005 wurden nur solche Todesursachen herangezogen, die ausschließlich durch den Alkoholkonsum bedingt und entsprechend als zum Tode führendes Grundleiden im Totenschein vermerkt sind (Rübenach, et al., 2007). Anhand dieser Auswahl alkoholbedingter Todesursachen (Alkoholabhängigkeitssyndrom und alkoholische Leberzirrhose) wurde die Entwicklung über die Jahre abgebildet. Um einen Vergleich verschiedener Jahre und verschiedener Regionen zu ermöglichen, wurde die Berechnung hinsichtlich der demografischen Struktur der Bevölkerung standardisiert. Unterschiede sind somit nicht durch eine abweichende Alters- und Geschlechtsverteilung bedingt. Demnach hat sich zwischen 1980 und 2005 die Zahl der jährlich an den genannten alkoholbedingten Krankheiten Verstorbenen 9042 auf 16.329 erhöht. Diese beiden ausschließlich durch den Alkoholkonsum bedingten Erkrankungen machen jedoch nur 23 % der gesamten alkoholbedingten Todesfälle aus und sind somit lediglich als Spitze des Eisberges zu betrachten (John, Hanke, 2003).

Eine psychische oder verhaltensbezogene Störung durch Alkohol ist bei der Auswertung der Hauptdiagnosen der Krankenhausdiagnosestatistik des Jahres 2008 die dritthäufigste Einzeldiagnose mit

333.800 Behandlungsfällen in Deutschland (Statistisches Bundesamt, 2009). Dabei waren 74 % der Behandelten Männer. Schätzungen auf Basis der Krankenhausdiagnosestatistik des Jahres 1997 zeigen, dass 2,0 % (Männer: 3,4 %, Frauen: 0,9 %) der stationären Behandlungsfälle in Deutschland dem Konsum von Alkohol allein und weitere 3,5 % (Männer: 5,7 %, Frauen: 1,4 %) dem Konsum von Tabak und Alkohol zuzuschreiben sind (Hanke, John, 2003). Bedenklich ist außerdem die Zunahme der vollstationären Patienten und Patientinnen bis 20 Jahre, die wegen einer psychischen Störung durch Alkohol oder wegen der toxischen Wirkung von Alkohol im Krankenhaus behandelt wurden. Diese Behandlungsfälle von Kindern, Jugendlichen und junge Erwachsenen stiegen von 17.991 im Jahr 2003 auf 27.509 im Jahr 2007 (Statistisches Bundesamt, 2005, 2008). Mit 29.484 registrierten Fällen ergibt sich für 2008 eine erneute Steigerung um 7 % gegenüber dem Vorjahr (Statistisches Bundesamt, 2009).

Zur Bewertung von Krankheits- und Todesfällen hat sich international ein Maß etabliert, das die „Krankheitslast" in der Bevölkerung quantifiziert: die „disability adjusted life years" (DALYs). Sie stellen eine gemeinsame „Währung" dar, die Vergleiche der Bedeutung verschiedener Krankheiten oder Risikofaktoren in der Gesellschaft ermöglicht. Neben den durch vorzeitiges Versterben verlorenen Lebensjahren wird auch der Verlust an Lebensqualität durch das Leben mit Erkrankung oder Behinderung berücksichtigt. Ein jährliches Monitoring dieser Größen ist erforderlich, das in Deutschland derzeit fehlt (World Health Organization, 2000). Schätzungen für das Jahr 2002 besagen, dass der Alkoholkonsum in Europa ursächlich für den Verlust von mehr als 10 Mio. Lebensjahren ist (Rehm, Taylor, Patra, 2006). Der alkoholbedingte Verlust an Lebensqualität durch Krankheit und Behinderung wird mit etwa 6 Mio. verlorenen Lebensjahren gleichgesetzt. Damit sind dem Alkoholkonsum in Europa 10,7 % aller DALYs zuzuschreiben, die durch die Gesamtheit aller Erkrankungen und Verletzungen verursacht werden. Für Deutschland ergeben sich nach einer neuen Studie 992.000 DALYs durch alkoholbezogene Erkrankungen, Unfälle oder Verletzungen im Jahr 2004 (Rehm et al., 2009). Bei den Männern entspricht dies 12,8 % aller DALYs. Nach aktuellen Analysen der Weltgesundheitsorganisation für das Jahr 2004 lassen sich in Ländern mit hohem Pro-Kopf-Einkommen, wie z. B. Deutschland, lediglich für Tabakrauchen höhere Anteile für DALYs finden (World Health Organization, 2009).

Kosten

Neben dem menschlichen Leid bedingen alkoholbezogene Erkrankung auch immense finanzielle Lasten. Ohne Berücksichtigung der Erkrankungen, die auf den gemeinsamen Konsum von Alkohol und Tabak zurückzuführen sind, ergibt eine aktuelle, gesundheitsökonomische Schätzung für Deutschland im Jahr 2007 direkte Kosten (Ressourcenverbrauch) von 10,0 Mrd. € (Adams, Effertz, 2010b). Diese verteilen sich zu 36 % auf ambulante und zu 27 % auf stationäre Behandlungen, zu 19 % auf Kosten durch Sachschäden/ Verkehrsunfälle und zu 18 % auf weitere direkte Kosten (z. B. Rettungsdienste, Gesundheitsschutz). Eine Analyse für das Jahr 2002 ergab direkte alkoholbedingte Kosten von 8,4 Mrd. € (Konnopka, König, 2007). Die indirekten Kosten (Ressourcenverluste) werden auf weitere 16,7 Mrd. € im Jahr 2007 geschätzt (Adams, Effertz, 2010b). Davon sind 69 % auf Ausfall der bezahlten und unbezahlten Arbeitsleistung aufgrund vorzeitigen Versterbens, 20 % auf Frühberentung, 10 % auf Arbeits- oder Erwerbsunfähigkeit und 1 % Arbeitsleistungsausfall durch Rehabilitation zurückzuführen. Verglichen mit der Analyse von Konnopka und König mit 24,4 Mrd. € für das Jahr 2002 ergibt sich für 2007 mit 26,7 Mrd. € eine um 9 % höhere Schätzung der Gesamtkosten durch alkoholbedingte Morbidität und Mortalität. Nach den Analysen von Konnopka und König wurden von den Gesamtkosten 70 % durch Männer verursacht.

Bedeutende Aspekte riskanten Alkoholkonsums, wie etwa Kosten durch Verlust an Lebensqualität, Leid und Schmerzen, sogenannte intangible Kosten, auf Seiten der Betroffenen, Angehörigen und der gesamten Gesellschaft, blieben in den genannten Kostenrechnungen unberücksichtigt. Für die EU wurden die materiell fassbaren Kosten auf 125 Mrd. € im Jahr 2003 geschätzt (Anderson, Baumberg, 2006). Immaterielle Kosten, wie Schmerzen, Leid und Verlust von Lebensjahren infolge der gesundheitlichen, sozialen und juristischen Auswirkungen des Alkoholkonsums, wurden darüber hinaus mit 270 Mrd. € bewertet.

Rahmenbedingungen für den Konsum von Alkohol

Alkoholsteuern und Alkoholsubventionen

Die Besteuerung alkoholischer Getränke in Deutschland wird nach der Getränkeart unterschieden und richtet sich nicht nach der Menge des beinhalteten Reinalkohols. Spirituosen und Schaumwein werden mit 13,03 € bzw. 13,60 € je Liter Reinalkohol besteuert (Bundesverband der Deutschen Spirituosen-Industrie und -Importeure, 2010a). Die von den Bundesländern erhobene Biersteuer beläuft sich im Durchschnitt auf 1,97 € pro Liter Reinalkohol. Dies entspricht einem Steueraufschlag von nicht einmal 10 Cent je Liter Bier, was bei Berücksichtigung des vergleichsweise hohen Einkommensniveaus in der Bundesrepublik faktisch der Nichtbesteuerung gleichkommt. Der Weinverbrauch unterliegt in Deutschland seit Jahrzehnten keiner Besteuerung. Im Jahr 2009 beliefen sich die Einnahmen aus Alkoholsteuern in Deutschland auf insgesamt 3,3 Mrd. € (Tab. 5). Für alle Getränkearten außer Schaumwein ergab sich damit gegenüber dem Vorjahr eine Abnahme der Steuereinnahmen um insgesamt 0,6 %.

Der europäische Vergleich zeigt, dass gesundheitspolitische Potentiale von Alkoholsteuern in Deutschland nicht hinreichend genutzt werden (Tab. 6). Abgesehen von den im Konsum weniger relevanten Zwischenerzeugnissen und Schaumwein sind die Steuern in Deutschland deutlich niedriger als der EU-Durchschnitt. Neben Unterschieden zwischen den EU-Ländern zeigen sich auch innerhalb der einzelnen Nationen Unterschiede in der Besteuerung einzelner Getränkearten. Das ist für die Prävention ungünstig. Eine einheitliche Besteuerung, unabhängig von der Getränkeart und statt dessen allein auf Grundlage der enthaltenen Alkoholmengen und damit orientiert an dem resultierenden gesundheitlichen Schaden, beugt einer bloßen Verschiebung der Konsumpräferenz auf weniger besteuerte Getränke vor. Ein Beispiel hierfür ist die Alkopopsteuer in Deutschland, nach deren Einführung teilweise ein Ausweichen auf weniger besteuerte Alkoholika unter Jugendlichen stattfand (Müller, Piontek, Pabst, Baumeister, Kraus, 2010).

Dem Präventionsgedanken gegenüber stehen die aus Bundesmitteln finanzierten Subventionen der Bundesmonopolverwaltung für Branntwein. Seit dem Jahr 1976 erhielt die Bundesmonopolverwaltung Beihilfen für die Branntweinproduktion von insgesamt

Tab. 5: Einnahmen aus alkoholbezogenen Steuern (Millionen €, Veränderung gegenüber Vorjahr)

Jahr	Bier-steuer		Schaumwein-steuer		Branntwein- und Zwischenerzeugnissteuer*		Alkoholsteuern insgesamt*	
1995	910	−0,9 %	554	−3,4 %	2.495	−0,8 %	3.959	−1,2 %
1996	879	−3,4 %	544	−1,8 %	2.627	+5,3 %	4.050	+2,3 %
1997	869	−1,2 %	560	+2,9 %	2.413	−8,2 %	3.842	−5,1 %
1998	850	−2,2 %	526	−6,1 %	2.298	−4,8 %	3.674	−4,4 %
1999	846	−0,4 %	546	+3,8 %	2.268	−1,3 %	3.660	−0,4 %
2000	844	−0,3 %	478	−12,5 %	2.185	−3,6 %	3.507	−4,2 %
2001	828	−1,8 %	457	−4,3 %	2.174	−0,5 %	3.459	−1,4 %
2002	811	−2,1 %	420	−8,1 %	2.179	+0,2 %	3.411	−1,4 %
2003	786	−3,2 %	432	+2,8 %	2.232	+2,4 %	3.450	+1,1 %
2004	787	+0,2 %	436	+0,8 %	2.222	−0,5 %	3.445	−0,1 %
2005	777	−1,3 %	424	−2,7 %	2.179	−1,9 %	3.380	−1,9 %
2006	779	+0,3 %	421	−0,8 %	2.192	+0,6 %	3.392	+0,4 %
2007	757	−2,9 %	371	−11,7 %	1.987	−9,4 %	3.115	−8,2 %
2008	739	−2,3 %	430	+15,7 %	2.156	+8,5 %	3.325	+6,7 %
2009	730	−1,2 %	446	+3,7 %	2.129	−1,3 %	3.305	−0,6 %

* Seit 1994 werden Zwischenerzeugnisse (hierunter fallen z. B. Sherry, Portwein, Madeira) separat besteuert. In den Jahren vor 1994 wurde die Verbrauchsteuer für die entsprechenden Alkoholika als Branntweinsteuer erfasst. Die Einnahmen ab 2005 beinhalten die Alkopopsteuer.

Quelle: (Bundesministerium der Finanzen, 2010)

Tab. 6: Steuersätze für alkoholhaltige Getränke in den EU-Staaten (Angaben in € je hl Alkohol)

	Spirituosen	Zwischen-erzeugnisse	Schaum-wein	Wein	Bier
Belgien	1.752	551	428	428	428
Bulgarien	562	256	0	0	192
Dänemark	2.016	687	750	750	684
Deutschland	1.303	850	1.360	0	197
Estland	1.419	868	665	665	543
Finnland	3.940	3.156	2.573	2.573	2.600
Frankreich	1.513	1.241	32	32	264
Griechenland	2.450	590	0	0	650
Irland	3.113	2.114	2.384	2.384	1.571
Italien	800	381	0	0	588
Lettland	1.257	549	514	514	308
Litauen	1.279	489	521	521	246
Luxemburg	1.041	372	0	0	198
Malta	1.400	833	0	0	186
Niederlande	1.504	662	623	623	502
Österreich	1.000	406	0	0	520
Polen	1.208	405	350	350	418
Portugal	1.009	327	0	0	349
Rumänien	755	321	0	0	154
Schweden	5.238	2.622	2.049	2.049	1.734
Slowakei	939	461	0	0	412
Slowenien	911	456	0	0	900
Spanien	830	309	0	0	199
Tschechien	1.106	908	0	0	310
Ungarn	981	436	0	0	562
Vereinigtes Königreich	2.875	2.014	2.471	2.471	2.093
Zypern	598	249	0	0	478
EU-Mittelwert	1.585	834	545	495	640

Quelle: Europäischer Dachverband der Hersteller von Spirituosen (CEPS) Stand Juni 2010 zitiert nach (Bundesverband der Deutschen Spirituosen-Industrie und -Importeure, 2010a)

4,35 Mrd. € aus den Haushaltsmitteln (zuletzt im Kalenderjahr 2009 91 Mio. €, Bundesmonopolverwaltung für Branntwein, 2009), um die für Agraralkohol garantierten kostendeckenden Abnahmepreise zu gewährleisten. In 2009 wurden 57 % des so subventionierten Alkohols zu Zwecken der Spirituosen- und Lebensmittelherstellung verwendet (Bundesmonopolverwaltung für Branntwein, 2010).

Die effiziente Nutzung von Steuererhöhungen als Präventionsmaßnahme erfordert eine Steuererhöhung, die zumindest vor dem Hintergrund der allgemeinen Preissteigerung vom Konsumenten wahrgenommen wird. Für Alkoholkonsum besonders wichtig ist die Relation der Preise für alkoholhaltige Getränke zu Preisen für andere Produkte des täglichen Bedarfs und zur Kaufkraft auf Seiten der Konsumenten. Nach aktuellen Analysen für Deutschland sind innerhalb der letzten 40 Jahre alkoholische Getränke im Vergleich zur sonstigen Lebenshaltung um 30 % billiger geworden (Adams, Effertz, 2010a). Dabei sanken die Verbraucherpreise für Wein um 38 %, für Spirituosen um 33 % und für Bier um 26 %.

Wie internationale Erfahrungen nahelegen, ließe sich mit erhöhten Steuersätzen eine deutliche Reduktion des Alkoholkonsums erzielen (Elder et al., 2010). Aktuelle Berechnungen für Deutschland ergeben eine Senkung des Konsums von Bier um 12 %, für Wein um 10 % und für Spirituosen um 6 %, wenn die Steuern auf das europäische Durchschnittsniveau angehoben werden (Adams, Effertz, 2010a). Dabei würden der Pro-Kopf-Konsum der Gesamtbevölkerung um einen Liter Reinalkohol und das jugendliche Rauschtrinken um 37 % sinken. Gleichzeitig würden sich die zusätzlichen Steuermehreinnahmen auf 2,6 Mrd. € belaufen.

Eine lange Tradition wissenschaftlicher Erkenntnisse belegt eindeutig den Zusammenhang zwischen dem Preis alkoholischer Getränke und dem Absatz bzw. Konsum: Je höher der Preis ist, desto weniger wird konsumiert. Das zeigen 112 einschlägige wissenschaftliche Arbeiten (Wagenaar, Salois, Komro, 2009). Je höher die Preise von alkoholischen Getränken waren, desto seltener ergaben sich körperliche und soziale Folgen von Alkoholkonsum: alkoholbedingte Krankheiten oder Todesfälle, z. B. durch Leberzirrhose, Autofahren unter Alkoholeinfluss, tödliche Straßenverkehrsunfälle junger Menschen. Für das Beispiel Englands wurde errechnet, dass durch eine 10 %ige Preiserhöhung eine Verringerung der Todesfälle durch vollständig alkoholbedingte Erkrankungen um 29 % bei Männern und 37 % bei Frauen zu erwarten sei (Room, Babor, Rehm, 2005).

Ausgaben für Alkoholwerbung

Die Ausgaben für die Bewerbung alkoholischer Getränke machen deutlich, welcher finanziellen Macht die Akteure der Alkoholprävention gegenüberstehen. Für die klassischen Werbegattungen (TV, Rundfunk, Plakate, Tageszeitungen, Publikums- und Fachzeitschriften) beliefen sich die Ausgaben im Jahr 2009 auf 471 Mio. € (Tab. 7, Nielsen Media Research GmbH, 2010). Der weitaus größte Anteil entfällt dabei auf die Werbung für Bier, gefolgt von Spirituosen, Sekt und Wein. Die Werbeausgaben für Alkohol sind insgesamt gegenüber dem Vorjahr um 14,7 % gesunken, wobei sich insbesondere die Werbeausgaben für Spirituosen reduziert haben (−26,5 %). Mehr als zwei Drittel der Werbeausgaben entfallen auf das Fernsehen, mit weitem Abstand gefolgt von Zeitungen/Zeitschriften, Plakaten und Rundfunk. Die so genannten neuen Werbemedien, wie Kinowerbung und Internet, spielen mit Ausgaben von 19,8 Mio. € eine untergeordnete Rolle. Das Internet gewinnt aber zunehmend an Bedeutung. Die Aufwendungen für Werbung im Internet haben sich gegenüber dem Jahr 2007 mehr als verdreifacht (Nielsen Media Research GmbH, 2008). Dies ist bedenklich aufgrund der jungen Zielgruppen, des einfachen Zugangs und der geringen Kontrollierbarkeit des Mediums. Damit ist das Risiko erhöht, dass bestehende Gesetze zum Jugendschutz unterlaufen werden. Da insbesondere junge Menschen in ihrem Trinkverhalten durch Werbung beeinflusst werden (Anderson, 2007), erscheinen jedoch die bestehenden Kontrollmaßnahmen für Alkoholwerbung wie z. B. die Einschränkung der Alkoholkinowerbung vor 18 Uhr derzeit als nicht ausreichend und bedürfen einer Ausweitung.

Schlussfolgerungen

Deutschland weist weltweit einen der höchsten Alkoholverbräuche in der Gesamtbevölkerung auf. Dementsprechend sind die Zahlen alkoholbezogener Erkrankungen und Todesfälle, damit verbundener Kosten für die medizinische Versorgung und für die Lösung sozialer Probleme der Bevölkerung besonders hoch. Obwohl die Effektivität von Präventionsleistungen durch die Wissenschaft nahegelegt wird, wurden in Deutschland bisher außer der Sondersteuer auf spirituosenhaltige Alkopop-Getränke keine kohärenten Präventionsmaßnahmen umgesetzt. Es besteht dringender Hand-

Tab. 7: Ausgaben für die Bewerbung alkoholischer Getränke in den klassischen Werbegattungen (Millionen €)

Jahr	Spirituosen	Bier	Wein	Sekt	Insgesamt
1992	165	261	23	37	487
1993	151	289	22	36	498
1994	150	307	25	46	528
1995	140	361	27	46	575
1996	155	394	25	48	622
1997	146	402	25	50	623
1998	124	431	25	48	627
1999	110	380	21	42	555
2000	125	388	31	54	597
2001	134	360	35	46	575
2002	132	347	27	54	560
2003	118	336	24	48	525
2004	97	364	20	45	526
2005	87	410	21	47	565
2006	77	368	17	48	510
2007	104	393	14	46	557
2008	102	399	13	38	552
2009	75	334	13	49	471

Quelle: (Nielsen Media Research GmbH, 2010)

lungsbedarf für die Realisierung wissenschaftlich als sinnvoll belegter umfassender Prävention alkoholbezogener Erkrankungen und Todesfälle.

Literatur

Adams, M., Effertz, T.: Effective prevention against risky underage drinking--the need for higher excise taxes on alcoholic beverages in Germany. in: Alcohol Alcohol, 45/2010a. S. 387–394

Adams, M., Effertz, T.: Volkswirtschaftliche Kosten des Alkohol- und Tabakkonsums. In: M. V. Singer, A. Batra & K. Mann (Hrsg.), Alkohol und Tabak: Grundlagen und Folgeerkrankungen, Stuttgart: Thieme, 2010b, S. 57-62Anderson, P.: The impact of alcohol advertising: ELSA project report on the evidence to strengthen regulation to protect young people. Utrecht, 2007

Anderson, P., Baumberg, B.: Alcohol in Europe: A public health perspective: A report for the European Commission. London: Institute for Alcohol Studies UK, 2006

Bühringer, G., Augustin, R., Bergmann, E., Bloomfield, K., Funk, W., Junge, B., Kraus, L., Merfert-Diete, C., Rumpf, H.-J., Simon, R., Töppich, J.: Alkoholkonsum und alkoholbezogene Störungen in Deutschland (Schriftenreihe des Bundesministerium für Gesundheit Bd. 28) [Alcohol consumption and alcohol related disorders in Germany]. Baden-Baden, 2000

Bundesministerium der Finanzen: Kassenmäßige Steuereinnahmen nach Steuerarten und Gebietskörperschaften Kalenderjahr 2009, 2010. Internet: http://www.bundesfinanzministerium.de/nn_4158/DE/BMF__Startseite/Service/Downloads/Abt__I/0602221a6009__Steuerarten__2006_E2_80_932009,templateId=raw,property=publicationFile.pdf, Zugriff: 27.08. 2010

Bundesmonopolverwaltung für Branntwein: Geschäftsbericht, 59. Geschäftsjahr 1. Oktober 2008 bis 30. September 2009. Offenbach am Main, 2009

Bundesmonopolverwaltung für Branntwein: Agraralkoholabsatz nach Verwendungsgebieten, 2010. Internet: http://www.bfb-bund.de/erzeug_tab/sonstige.pdf, Zugriff: 27.08. 2010

Bundesverband der Deutschen Spirituosen-Industrie und -Importeure: Daten aus der Alkoholwirtschaft. Bonn, 2010a

Bundesverband der Deutschen Spirituosen-Industrie und -Importeure: Pressemitteilung Nr.4/2010 – Langfassung 2010b. Internet: http://www.bsi-bonn.de/index.html, Zugriff: 27.08. 2010

Bundeszentrale für gesundheitliche Aufklärung. (2009). *Die Drogenaffinität Jugendlicher in der Bundesrepublik Deutschland 2008. Verbreitung des Alkoholkonsums bei Jugendlichen und jungen Erwachsenen.* Köln.

Burger, M., Bronstrup, A., Pietrzik, K.: Derivation of tolerable upper alcohol intake levels in Germany: a systematic review of risks and benefits of moderate alcohol consumption. in: Prev Med, 39/2004. S. 111–127

Dawson, D. A., Li, T. K., Grant, B. F.: A prospective study of risk drinking: at risk for what? in: Drug Alcohol Depend, 95/2008. S. 62-72

Deutscher Brauer-Bund: Bierabsatz im Juli über dem Vorjahr, 2010. Internet: http://www.brauer-bund.de/index1.html, Zugriff: 28.08. 2010

Deutsches Weininstitut: Pressemitteilung: Verbraucher sparen beim Weineinkauf, 2010. Internet: http://www.deutscheweine.de/icc/Internet-DE/nav/eb8/eb8708fde785-7401-be59-267b48205846&uCon=d4a2090e-a381-4a21-b902-e1324c41ed8b&uTem=f202e0af-acd1-811e-c729-fe20926daeec&currentpage=1, Zugriff: 28.08. 2010

Edwards, A. G. (Hrsg.). (1997). Alkoholkonsum und Gemeinwohl [Translation of Alcohol Policy and the Public Good originally published in English in 1994 by Oxford University Press]. Stuttgart: Enke.

Elder, R. W., Lawrence, B., Ferguson, A., Naimi, T. S., Brewer, R. D., Chattopadhyay, S. K., Toomey, T. L., Fielding, J. E.: The effectiveness of tax policy interventions for reducing excessive alcohol consumption and related harms. in: Am J Prev Med, 38/2010. S. 217–229

Grant, B. F., Stinson, F. S., Harford, T. C.: Age at onset of alcohol use and DSM-IV alcohol abuse and dependence: a 12-year follow-up. in: J Subst Abuse, 13/2001. S. 493–504

Hanke, M., John, U.: Tabak- oder alkohol-attributable stationäre Behandlungen. in: Deutsche Medizinische Wochenschrift, 128/2003. S. 1387–1390

John, U., Hanke, M.: Alcohol-attributable mortality in a high per capita consumption country -- Germany. in: Alcohol Alcohol, 37/2002. S. 581–585

John, U., Hanke, M.: Tobacco- and alcohol-attributable mortality and years of potential life lost in Germany. in: Eur J Public Health, 13/2003. S. 275–277

49

Konnopka, A., König, H. H.: Direct and indirect costs attributable to alcohol consumption in Germany. in: Pharmacoeconomics, 25/2007. S. 605–618

Kraus, L., Pabst, A., Steiner, S. (2008). *Europäische Schülerstudie zu Alkohol und anderen Drogen 2007 (ESPAD): Befragung von Schülerinnen und Schülern der 9. und 10. Klasse in Bayern, Berlin, Brandenburg, Hessen, Mecklenburg-Vorpommern, Saarland und Thüringen* (No. 165). München: IFT Institut für Therapieforschung.

Müller, S., Piontek, D., Pabst, A., Baumeister, S. E., Kraus, L.: Changes in alcohol consumption and beverage preference among adolescents after the introduction of the alcopops tax in Germany. in: Addiction, 105/2010. S. 1205–1213

Nielsen Media Research GmbH: Marktentwicklung in den klassischen und neuen Mediengattungen. Hamburg, 2008

Nielsen Media Research GmbH: Marktentwicklung in den klassischen und neuen Mediengattungen. Hamburg, 2010

Pabst, A., Kraus, L.: Alkoholkonsum, alkoholbezogene Störungen und Trends: Ergebnisse des Epidemiologischen Suchtsurveys 2006. in: Sucht, 54/2008. S. S36–S46

Rehm, J., Mathers, C., Popova, S., Thavorncharoensap, M., Teerawattananon, Y., Patra, J.: Global burden of disease and injury and economic cost attributable to alcohol use and alcohol-use disorders. in: Lancet, 373/2009. S. 2223–2233

Rehm, J., Taylor, B., Patra, J.: Volume of alcohol consumption, patterns of drinking and burden of disease in the European region 2002. in: Addiction, 101/2006. S. 1086–1095

Room, R., Babor, T., Rehm, J.: Alcohol and public health. in: Lancet, 365/2005. S. 519-530

Rübenach, S. P., et al.: Die Erfassung alkoholbedingter Sterbefälle in der Todesursachenstatistik 1980 bis 2005. in: Wirtschaft und Statistik/hrsg. vom Statistischen Bundesamt, 3/2007. S. 278–290

Seitz, H. K., Bühringer, G., Mann, K.: Grenzwerte für den Konsum alkoholischer Getränke: Empfehlungen des wissenschaftlichen Kuratoriums der DHS. In: Deutsche Hauptstelle für Suchtfragen e.V. (Hrsg.), *Jahrbuch Sucht 08*, Geesthacht, 2008, S. 205–209

Statistisches Bundesamt. (2005). *Diagnosedaten der Patienten und Patientinnen in Krankenhäusern (einschl. Sterbe- und Stundenfälle) 2003*. Wiesbaden: Statistisches Bundesamt.

Statistisches Bundesamt. (2008). *Diagnosedaten der Patienten und Patientinnen in Krankenhäusern (einschl. Sterbe- und Stundenfälle) 2007*. Wiesbaden: Statistisches Bundesamt.

Statistisches Bundesamt. (2009). *Diagnosedaten der Patienten und Patientinnen in Krankenhäusern (einschl. Sterbe- und Stundenfälle) 2008*. Wiesbaden: Statistisches Bundesamt.

Vorndran, I.: Unfallentwicklung auf deutschen Straßen 2008. in: Wirtschaft und Statistik/hrsg. vom Statistischen Bundesamt, 7/2009. S. 697–710

Wagenaar, A. C., Salois, M. J., Komro, K. A.: Effects of beverage alcohol price and tax levels on drinking: a meta-analysis of 1003 estimates from 112 studies. in: Addiction, 104/2009. S. 179–190

World Health Organization: International Guide For Monitoring alcohol Consumption And Alcohol Related Harm. Genf, 2000

World Health Organization: Global Status Report on Alcohol 2004. Genf, 2004

World Health Organization: Global health risks: Mortality and burden of disease attributable to selected major risks. Geneva, 2009

World Health Organization: Global Alcohol Database, 2010. Internet: http://www.who.int/globalatlas/DataQuery/default.asp, Zugriff: 05.09 2010

2.2 Tabak – Zahlen und Fakten zum Konsum

Thomas Lampert, Sabine Maria List

Zusammenfassung

In abgeschwächter Form setzte sich auch im Jahr 2009 der Trend zu einem rückläufigen Verbrauch von Fertigzigaretten fort. Mit einem Minus von 1,6 % ging der Konsum auf 86,6 Mrd. Stück zurück. Der Verbrauch von Feinschnitt stieg dagegen deutlich an und erreichte 24.403 Tonnen (+11,7 %). Dies ist in erster Linie auf die höhere Besteuerung preiswerter Alternativen zu Fertigzigaretten und Feinschnitt zurückzuführen. So verteuerten sich die zum Herstellen von Zigaretten geeigneten Pseudopfeifentabak und Eco-Cigarillos (Zigaretten mit einem Tabakdeckblatt). Der Verbrauch von Pfeifentabak sank 2009 um 57 %, der von Zigarren/Zigarillos um 24,6 %. Die Einnahmen aus der Tabaksteuer beliefen sich im Jahr 2009 auf 13,4 Mrd. Euro (−1,5 %). Die Konsumentenausgaben für Tabakprodukte stiegen dagegen um 1,4 % auf 22,8 Mrd. Euro.

Der Anteil der Raucher und Raucherinnen ist in den letzten Jahren zurückgegangen. Aktuell rauchen in der Erwachsenenbevölkerung 31 % der Männer und 21 % der Frauen. Bei Jugendlichen setzt sich der Trend zum Nichtrauchen weiter fort. Mittlerweile liegen die Prävalenzen mit 15 % bei Jungen und 16 % bei Mädchen so niedrig wie zu keinem anderen Zeitpunkt in den vergangenen 30 Jahren. Am stärksten verbreitet ist das Rauchen nach wie vor in den sozial benachteiligten Bevölkerungsgruppen.

Abstract

In weakened form the trend continued to a declining consumption of manufactured cigarettes also in the year 2009. With a minus of 1.6 % the consumption decreased on 86,6 billion pieces. The consumption of fine cut rose against it clearly and reached 24,403 tons (+11.7 %). This is to be due primarily to the higher taxation of inexpensive alternatives to manufactured cigarettes and fine cut. Thus the pseudo pipe tobacco and Eco Cigarillos suitable for manufacturing cigarettes (cigarettes with one tobacco wrapper) increased in price. The consumption of pipe tobacco sank 2009 by 57 %, that from cigars/cigarillos by 24.6 %. The incomes from the tax on tobacco amounted in the year 2009 to 13,4 billion euro (–1.5 %). The expenditures for consumers of tobacco products rose against it by 1.4 % to 22,8 billion euro.

The portion of the smokers decreased in the last years. Currently 21 % of the women and 31 % of the men smoke in the adult population. With young people the trend to non-smoking continues. Meanwhile the prevalences with 15 % boys and 16 % girls lie as low as never before in the past 30 years. Smoking is still most strongly common in the socially disadvantaged subpopulations.

Tabakkontrollpolitik und Nichtraucherschutz in Deutschland

Jedes Jahr sterben in Deutschland zwischen 110.000 und 140.000 Menschen an den Folgen des Rauchens (John, Hanke, 2001; Neubauer et al., 2006). Außerdem ist von schätzungsweise 3.300 Todesfällen durch Passivrauchen auszugehen (Keil et al., 2005). Aufgrund der veränderten Rauchgewohnheiten sind von den schädlichen Folgen des Rauchens zunehmend auch Frauen betroffen. So zeigt sich beim Lungenkrebs seit Jahren ein Rückgang der Erkrankungshäufigkeit und Mortalität bei den Männern, dem ein Anstieg bei den Frauen gegenübersteht. Von den im Jahr 2006 an Lungenkrebs verstorbenen Personen waren 29 % Frauen (Robert Koch-Institut, Gesellschaft der epidemiologischen Krebsregister in Deutschland, 2010). Die volkswirtschaftlichen Kosten des Tabakrauchens werden mit bis zu 21 Mrd. € pro Jahr beziffert (Neubauer et al., 2006). Der Tabakprävention, dem Nichtraucherschutz und einer umfassenden Tabakkontrollpolitik kommt vor diesem Hintergrund eine herausragende gesellschaftliche Bedeutung zu.

Große Teile der Bevölkerung scheinen diese Einschätzung zu teilen. Dafür spricht unter anderem, dass selbst Raucher sich in zunehmendem Maße und mehrheitlich für Rauchverbote aussprechen (Deutsches Krebsforschungszentrum, 2010a). Auch die hohe Zustimmungsquote beim bayrischen Volksentscheid über die Einführung strikter Rauchverbote in der Gastronomie im Juli 2010 weist auf einen Bewusstseinswandel in der Bevölkerung hin (Aktionsbüro Volksentscheid Nichtraucherschutz, 2010). Bayern ist damit das erste Bundesland mit nahezu lückenlosen Rauchverbots-regelungen. Ausnahmen etwa für Raucherclubs, abgetrennte Raucherräume oder Festzelte entfallen. Die Reaktionen der übrigen Bundesländer fielen gemischt aus. Während einige, wie z. B. Nord-rhein-Westfalen, ebenfalls eine Verschärfung der Nichtraucher-schutzgesetze anstreben, halten andere die bestehenden landesrecht-lichen Regelungen für ausreichend. Es mehren sich jedoch die Stimmen für eine bundeseinheitliche Regelung von Rauchverboten (Der Tagesspiegel, 2010). Dies würde, so der Tenor, dem Geist der seit 2005 für Deutschland rechtlich bindenden Vorgaben des inter-nationalen Rahmenabkommens zur Tabakkontrolle (Framework Convention Alliance on Tobacco Control, FCTC) besser entsprechen als ein Flickenteppich regional unterschiedlicher Regelungen.

Auf der tabakkontrollpolitischen Agenda stehen noch weitere Punkte. So wurde die EU-Richtlinie 2007/65/EG (Europäisches Parlament, 2007) bislang nicht in nationales Recht umgesetzt. Sie beinhaltet unter anderem Verbote für Schleichwerbung, unter-schwellige Beeinflussung, Produktplatzierung und Sponsoring für Tabakprodukte im Fernsehen. Im Rahmen des dazu nötigen Gesetz-gebungsverfahrens könnten auch andere Lücken der deutschen Ta-bakwerbeverbote (z. B. Werbung auf Außenflächen und im Kino nach 18 Uhr sowie Sponsoring regionaler Veranstaltungen) ge-schlossen werden. Auch die FCTC-Vereinbarung sieht ein umfas-sendes Verbot von Werbung, Promotion und Sponsoring vor, das bis März 2010 umgesetzt werden sollte. Bislang sind in Deutschland auch noch keine bildlichen Warnhinweise auf Zigarettenpackungen vorgesehen, wie dies WHO und EU empfehlen (2003/641/EG). Belgien führte entsprechende visuelle Hinweise bereits 2006 ein, Großbritannien folgte im Jahr 2008 (Deutsches Krebsforschungs-zentrum, 2009). Zudem gibt es detaillierte Vorschläge, wie etwa auf dem Wege der Produktregulierung Gesundheitsgefahren durch Ta-bakzusatzstoffe reduziert werden können (Deutsches Krebsfor-schungszentrum, 2010b).

Etwas Bewegung ist in den Bereich der medikamentösen Rau-cherentwöhnung gekommen. Entsprechende Mittel waren bislang als freiverkäufliche oder „Life-Style"-Medikamente nicht zu Lasten der gesetzlichen Krankenversicherungen verordnungsfähig, obwohl ihre Wirksamkeit und ökonomische Effizienz nachgewiesen ist. Hieran könnte sich zukünftig zumindest für einige Versicherten-gruppen, wie Personen, die an einer chronisch obstruktiven Lun-generkrankung leiden und in ein Disease Managementprogramm eingeschrieben sind, etwas ändern (Gemeinsamer Bundesausschuss, 2009).

Verbrauch von Tabakprodukten

Der Konsum von in Deutschland versteuerten Fertigzigaretten ist seit dem Jahr 2003 rückläufig. Im Gesamtjahr 2009 nahm der Verbrauch im Vergleich zum Vorjahr jedoch nur um 1,6 % auf 86,6 Mrd. Stück ab (Tab. 1). Im ersten Quartal 2010 war allerdings mit 5,7 % gegenüber dem Vorjahrszeitraum wieder ein stärkerer Konsumrückgang zu verzeichnen (Statistisches Bundesamt, 2010). Der Pro-Kopf-Verbrauch sank 2009 ebenfalls leicht um 1,6 % und lag bei 1.055 Stück pro Jahr und Einwohner (2008: 1.071 Stück).

Deutlich gestiegen ist dagegen der Absatz von Feinschnitt. Der Verbrauch erhöhte sich 2009 um 11,7 % auf 24.403 Tonnen (Tab. 1). Diese Menge entspricht schätzungsweise rund 37 Mrd. Zigaretten (Annahme: 1kg Feinschnitt ergibt 1.500 selbstgedrehte Zigaretten; vgl. Deutsches Krebsforschungszentrum, 2003). Im Gegensatz dazu sank der Konsum von Pfeifentabak auf nur noch 806 Tonnen (–57,2 % gegenüber dem Vorjahreswert). Dies ist sicherlich darauf zurückzuführen, dass die so genannten Pseudo-Pfeifentabake, die sich zum Drehen von Zigaretten eignen, seit Mitte 2008 wie Feinschnitt besteuert werden. Ein Teil der Raucher scheint daraufhin wieder auf Feinschnitt umgestiegen zu sein. Wie im Jahr 2008 ist der Verbrauch von Zigarren und Zigarillos stark zurückgegangen (–24,6 % auf 3,8 Mrd. Stück). Absatz mindernd hat sich hier vermutlich die seit 2008 geltende Besteuerung von Eco-Zigarillos (Zigaretten mit einem Deckblatt aus Tabak) mit dem Steuersatz normaler Fertigzigaretten ausgewirkt.

Insgesamt zeigen die Verbrauchsdaten des Jahres 2009 erneut, wie preissensibel zumindest ein Teil der Verbraucher reagiert. Im Wechselspiel zwischen Produktneueinführungen der Tabakindustrie und konsekutiven Anpassungen der Besteuerung wählen sie das jeweils günstigste Produkt. Im Niedrigpreissegment konkurrieren billige Fertigzigaretten von Markenherstellern einerseits mit den so genannten Handelsmarken, die von Lebensmittelketten vertrieben werden. Andererseits stehen beide Produkte in Konkurrenz zu Tabakerzeugnissen wie Feinschnitt, Pseudo-Pfeifentabak, Tabaksträngen oder Eco-Zigarillos. Der Marktanteil der verschiedenen Pro-

Tab. 1: Tabakwarenverbrauch 1994 bis 2009 in Millionen Stück bzw. Tonnen (entsprechend Nettobezug von Steuerzeichen)

		1994	1995	1996	1997	1998	1999	2000	2001	2002	2003	2004	2005	2006	2007	2008	2009
Zigaretten	Mio.	134.044	135.029	136.244	137.677	138.388	145.265	139.625	142.546	145.145	132.603	111.761	95.827	93.465	91.497	87.977	86.607
Zigarren/Zigarillos	Mio.	1.409	1.062	1.359	1.592	1.992	2.289	2.557	2.511	3.068	3.116	3.640	4.028	5.545	6.519	4.991	3.763
Feinschnitt	t	15.705	15.624	13.909	14.134	14.752	13.996	14.611	16.273	15.473	18.603	24.265	33.232	22.702	22.381	21.849	24.403
Pfeifentabak	t	1.102	1.096	1.040	1.039	1.003	983	909	925	847	870	884	804	922	1.608	1.883	806

relative Veränderung gegenüber Vorjahr (%)

	1995	1996	1997	1998	1999	2000	2001	2002	2003	2004	2005	2006	2007	2008	2009
Zigaretten	+0,7	+0,9	+1,1	+0,5	+5,0	-3,9	+2,1	+1,8	-8,6	-15,8	-14,3	-2,5	-2,1	-3,8	-1,6
Zigarren/Zigarillos	-24,6	+28,0	+17,1	+25,1	+14,9	+11,7	-1,8	+22,2	+1,6	+16,7	+10,7	+37,7	+17,6	-23,4	-24,6
Feinschnitt	-0,5	-11,0	+1,5	+4,4	-5,1	+4,4	+11,4	-4,9	+20,2	+30,4	+37,0	-31,7	-1,4	-2,4	11,7
Pfeifentabak	-0,6	-5,0	-0,2	-3,4	-2,0	-7,5	+1,7	-8,4	+2,7	+1,6	-9,1	+14,7	+74,5	+17,0	-57,2

* Prozentangaben beziehen sich auf die exakten Werte.
Quelle: Statistisches Bundesamt 2010a.b

dukte variiert je nach Preispolitik der Hersteller bzw. der Besteuerung (Abb. 1).

Ein anderer Teil der Raucher scheint sich jedoch wenig preissensibel zu verhalten. So blieb der Marktanteil von Fertigzigaretten der höchsten Preiskategorie („gehobenes Konsumsegment") seit 2003 nahezu konstant bei etwas über 40 % (Abb. 2). Erkennbar wird in Abbildung 2 auch, dass nach Einführung von Markenbilligzigaretten der Umsatzanteil der Handelsmarken zunächst abnahm, sich aber in den letzten Jahren stabilisiert hat. Gleichzeitig schrumpfte der Anteil an Fertigzigaretten der mittleren Preislagen („Konsumsegment" und „Zwischenpreislage"). Im Jahr 2009 sorgten Preiserhöhungen bei den Billigmarken der Tabakindustrie dafür, dass der Marktanteil des mittleren Preissegments wieder annähernd das Niveau von 2003 erreichte.

Der Bedarf an Tabakwaren wird auch durch legale Einfuhr aus Ländern mit niedrigen Zigarettenpreisen oder aus illegalen Quellen gedeckt. Die diesbezüglichen Studien des Deutschen Zigarettenverbandes (DZV) sind allerdings aufgrund ihres selektiven Erhebungsverfahrens umstritten und dürften einer Überschätzung des Konsums unversteuerter, geschmuggelter oder gefälschter Zigaretten entsprechen (Deutsches Krebsforschungszentrum, 2010c). Neben den fehlenden Steuereinnahmen sind auch die zusätzlichen Gesund-

Abb. 1: Absatz besonders preisgünstiger Tabakprodukte – Marktanteil in Prozent (teilweise nach Umrechnung auf Stück Zigaretten)

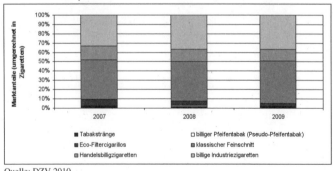

Quelle: DZV 2010

Abb. 2: Marktanteile Fertigzigaretten nach Preissegmenten

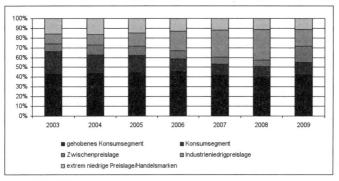

Quelle: DZV 2010

heitsgefahren durch gefälschte Tabakerzeugnisse zu berücksichtigen. Wiederholt ergaben Analysen von sichergestellten Zigaretten Verunreinigungen beispielsweise durch Blei, Cadmium oder Arsen sowie durch Kot und Milben. Zudem werden häufig die zulässigen Grenzwerte für Nikotin und Teer überschritten (Deutsches Krebsforschungszentrum, 2002).

Preisentwicklung bei Fertigzigaretten

Im Jahr 2009 kostete eine Fertigzigarette durchschnittlich 22,66 Eurocent. Für die am häufigsten verkauften Markenzigaretten mussten pro Stück 24,74 Eurocent bezahlt werden. Der Anteil der Tabaksteuer am durchschnittlichen Verkaufspreis von Fertigzigaretten betrug 2009 ca. 62 % (Abb. 3). Im Jahr 2004 lag der Anteil noch bei 69 %. Inklusive der Mehrwertsteuer ergibt sich für 2009 insgesamt ein Steueranteil von rund drei Viertel des Verkaufspreises. Durchschnittlich ca. zwei Drittel des restlichen Viertels gehen an die Hersteller und ein Drittel an den Handel. Zwischen 1979 und 2009 hat sich der Preis für Zigaretten verdreifacht. Der Tabaksteueranteil wuchs innerhalb dieses Zeitraums um das 3,2-fache. Staatlicherseits hat seit der letzten Erhöhung der Tabaksteuer im September 2005 lediglich die im Jahr 2007 von 16 % auf 19 % gestiegene Mehrwertsteuer zur Verteuerung von Fertigzigaretten beigetragen

Abb. 3: Durchschnittlicher Verkaufspreis von Zigaretten pro Stück (1979–2009)

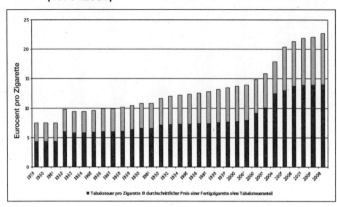

Quelle: Statistisches Bundesamt 2010a,b

(Statistisches Bundesamt, 2010a,b; Deutscher Zigarettenverband, 2010).

Ausgaben für Tabakwaren

Während im Vorjahr die Konsumentenausgaben für Tabakwaren leicht rückläufig waren, stiegen sie im Jahr 2009 um 1,4 % auf rund 22,8 Mrd. Euro an (Tab. 2). Dieses leichte Plus kommt durch Mehrausgaben für Fertigzigaretten (Preiserhöhungen der Hersteller) und für Feinschnitt (gestiegener Verbrauch) zustande. Für Zigaretten wurden 19,6 Mrd. Euro (+1 %) und für Feinschnitt 2,4 Mrd. Euro (+12,2 %) ausgegeben. Parallel zum gesunkenen Verbrauch von Zigarren/Zigarillos und Pfeifentabak sanken die Ausgaben für Zigarren/Zigarillos um 13 % auf 626 Mio. Euro und die für Pfeifentabak um 39,4 % auf 88 Mio. Euro.

Tab. 2: Ausgaben für Tabakwaren 1994 bis 2009 (Kleinverkaufswerte)

	1994	1995	1996	1997	1998	1999	2000	2001	2002	2003	2004	2005	2006	2007	2008	2009
	Mio. €	Mio. €	Mio. €	Mio. €	Mio. €	Mio. €	Mio. €	Mio. €	Mio. €	Mio. €	Mio. €	Mio. €	Mio. €	Mio. €	Mio. €	Mio. €
Zigaretten	16.360	16.728	17.069	17.665	18.327	19.579	19.176	19.861	21.578	21.078	19.963	19.533	19.913	19.992	19.425	19.625
Zigarren/Zigarillos	274	262	291	343	406	469	507	499	566	569	653	664	783	823	720	626
Feinschnitt	1.123	1.132	1.023	1.004	1.063	923	990	1.140	1.058	1.472	2.218	3.708	2.339	2.162	2.170	2.436
Pfeifentabak	98	99	97	99	97	98	92	95	86	91	94	85	95	132	145	88
Summe	17.855	18.221	18.480	19.111	19.893	21.069	20.765	21.595	23.285	23.209	22.934	23.989	23.130	23.110	22.460	22.775

Relative Veränderung gegenüber Vorjahr(%)[*]

	1995	1996	1997	1998	1999	2000	2001	2002	2003	2004	2005	2006	2007	2008	2009
Zigaretten	+2,3	+2,0	+3,5	+3,8	+6,8	-2,1	-1,5	+8,6	-2,3	-5,3	-2,2	+1,9	+0,4	-2,8	+1,0
Zigarren/Zigarillos	-4,5	+11,1	+17,8	+18,6	+15,4	+8,2	+3,6	+13,3	+0,6	+14,6	+1,6	+18,0	+5,1	-13	-13
Feinschnitt	+0,8	-9,6	-1,9	+5,8	-13,1	+7,2	+15,2	-7,2	+39,1	+50,7	+67,2	-36,9	-7,5	0,4	+12,2
Pfeifentabak	+1,3	-2,4	+2,2	-1,7	+0,3	-5,5	+2,5	-8,7	+4,8	+4,0	-10,1	+11,8	+39,3	9,9	-39,4
Summe	+2,1	+1,4	+3,4	+4,1	+5,9	-1,4	+4,0	+7,8	-0,3	-1,2	+4,6	-3,6	-0,1	-2,8	+1,4

[*] Prozentangaben beziehen sich auf exakte Werte.
Quelle: Statistisches Bundesamt 2010a,b

Tabaksteuereinnahmen

Die Nettoeinnahmen aus der Tabaksteuer sanken 2009 im Vergleich zum Vorjahr um 1,5 % auf 13,36 Mrd. Euro (Tab. 3). Die Einnahmeverluste bei Zigaretten, Zigarren/Zigarillos und Pfeifentabak wurden durch die Steuermehreinnahmen beim Feinschnitt teilweise kompensiert. Der Hauptanteil der Tabaksteuereinnahmen entfällt mit rund 90 % weiterhin auf Fertigzigaretten, gefolgt von Feinschnitt mit 9,9 %. Zigarren/Zigarillos und Pfeifentabak sind zusammen nur für 0,6 % des Tabaksteueraufkommens verantwortlich.

Ausgaben für Tabakwerbung

Gemäß einer im Jahr 2005 getroffenen Vereinbarung teilt der Verband der Cigarettenindustrie (vdc) bzw. dessen Nachfolgeorganisation Deutscher Zigarettenverband (DZV) der Drogenbeauftragten der Bundesregierung jährlich die Aufwendungen für Tabakwerbung mit. Diese Angaben werden im Drogen- und Suchtbericht veröffentlicht. Zuletzt geschah dies 2009 mit den Zahlen für 2006 und 2007 (Tab. 4). Im Jahr 2007 beliefen sich die Werbeausgaben der Tabakindustrie auf knapp 130 Mio. Euro (+61 % gegenüber 2006). Da in der Zwischenzeit keine zusätzlichen Werbeverbote eingeführt wurden, ist kaum von einem Rückgang des Aufwands auszugehen. Verboten sind in Deutschland derzeit die Werbung für Tabakerzeugnisse in Hörfunk, Fernsehen, Zeitungen, Zeitschriften und Internet sowie das Sponsoring von Veranstaltungen mit grenzüberschreitender Wirkung, wie z. B. Formel-1-Rennen. So genannte Standort gebundene Werbung, zu der unter anderem Kino- und Plakatwerbung sowie Zigarettenreklame z. B auf Aschenbechern und Sonnenschirmen zählen, gelten ebenso wie das Sponsoring von Veranstaltungen mit lediglich lokaler bzw. regionaler Bedeutung nicht als grenzüberschreitend und bleiben daher erlaubt.

Tab. 3: Netto-Tabaksteuereinnahmen 1994 bis 2009

	1994	1995	1996	1997	1998	1999	2000	2001	2002	2003	2004	2005	2006	2007	2008	2009
	Mio. €	Mio. €	Mio. €	Mio. €	Mio. €	Mio. €	Mio. €	Mio. €	Mio. €	Mio. €	Mio. €	Mio. €	Mio. €	Mio. €	Mio. €	Mio. €
Zigaretten	9.707	9.887	9.988	10.237	10.467	11.154	10.886	11.432	13.205	13.353	12.545	12.387	12.974	12.862	12.261	11.950
Zigarren/Zigarillos	25	19	23	28	32	35	37	39	46	45	56	65	83	111	86	59
Feinschnitt	589	589	529	512	538	440	489	570	499	676	1.008	1.772	1.291	1.232	1.167	1.323
Pfeifentabak	25	25	25	25	24	24	23	22	21	21	23	24	26	43	50	24
Summe	10.345	10.519	10.563	10.801	11.060	11.653	11.436	12.063	13.771	14.095	13.631	14.247	14.375	14.248	13.563	13.356

Relative Veränderung gegenüber Vorjahr (%)*

	1995	1996	1997	1998	1999	2000	2001	2002	2004	2006	2009
Zigaretten	+1,9	+1,0	+2,5	+2,3	+6,6	-2,4	+5,0	+15,5	-6,1	+4,7	-2,5
Zigarren/Zigarillos	-23,4	+23,9	+21,9	+11,6	+11,3	+6,8	+3,9	+17,3	+23,3	+28,4	-30,8
Feinschnitt	+0,1	-10,2	-3,2	+5,1	-18,2	+11,1	+11,1	-12,5	+49,1	-27,1	+13,4
Pfeifentabak	-1,6	-1,7	+1,6	-3,1	-2,6	-2,2	-1,7	-4,9	+10,6	+10,3	-52,1
Summe	+1,7	+0,4	+2,3	+2,4	+5,4	-1,9	+5,5	+14,2	-3,3	+0,9	-1,5

* Prozentangaben beziehen sich auf exakte Werte.
Quelle: Statistisches Bundesamt 2010a,b

Tab. 4: Ausgaben der Tabakindustrie für Werbung, Promotion und Sponsoring 2006 und 2007

	2006	2007	Veränderung
	in €		in %
Werbeausgaben insgesamt	79.867.888,20	128.941.300,46	61,4
davon:			
Werbung in Printmedien	8.611.582,77	435.595,34	–94,9
Außenwerbung	20.019.962,35	49.189.851,39	145,7
Werbung im Kino	2.149.724,00	2.064.600,00	–4,0
Werbung im Internet	2.756.122,51	295.319,36	–89,3
Sonstige Werbung	712.238,78	1.102.829,76	54,8
Promotion	41.929.534,63	72.646.065,24	73,2
Sponsorship	3.688.723,16	3.207.039,37	–13,1

Quelle: Drogenbeauftragte 2009

Verbreitung des Rauchens in der Bevölkerung

Aussagen zur Verbreitung des Rauchens in der Bevölkerung sind anhand mehrerer bundesweit repräsentativer Datensätze möglich. Die aktuellsten Daten entstammen dem Mikrozensus 2009. Demnach rauchen aktuell 31 % der 15-jährigen und älteren Männer und 21 % der gleichaltrigen Frauen. Am stärksten verbreitet ist das Rauchen im jungen und mittleren Erwachsenenalter. Erst ab einem Alter von 60 Jahren lässt sich ein deutlicher Rückgang beobachten, der auch vor dem Hintergrund der Zunahme tabakbedingter Erkrankungen und Todesfälle zu sehen ist (Abb. 4).

Nach den Daten der Studie „Gesundheit in Deutschland aktuell (GEDA)" (Robert Koch-Institut, 2010), die sich auf die 18-jährige und ältere Bevölkerung beziehen, rauchen rund 34 % der Männer und 26 % der Frauen (Lampert, List, 2010). Auch mit Daten des Epidemiologischen Suchtsurveys (Baumeister et al., 2008) und des Sozio-oekonomischen Panels (Deutsches Institut für Wirtschaftsforschung, 2009) lässt sich zeigen, dass etwa ein Drittel der erwachsenen Männer und ein Viertel der erwachsenen Frauen rauchen

Abb. 4: Anteil der Raucher und Raucherinnen in verschiedenen Altersgruppen

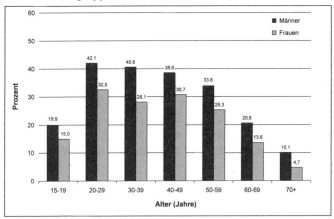

Quelle: Mikrozensus 2009

(Tab. 5). Zu berücksichtigen ist dabei, dass ein direkter Vergleich der Prävalenzen nicht möglich ist, weil sich die Erhebungen auf unterschiedliche Altersspannen und Zeitpunkte beziehen und unterschiedliche Befragungsinstrumente zum Einsatz kamen.

Besonders stark zum Tragen kommen die methodischen Unterschiede beim Vergleich der Studien zum Rauchverhalten von Jugendlichen. Nach den Daten der Drogenaffinitätsstudie 2008 rauchen 32 % der Jugendlichen und jungen Erwachsenen im Alter von 12 bis 25 Jahren (Bundeszentrale für gesundheitliche Aufklärung, 2008). Im Kinder- und Jugendgesundheitssurvey (KiGGS) wird für die 11- bis 17-jährigen Jugendlichen ein Raucheranteil von 20 % berichtet (Lampert, Thamm, 2007). Dass die Prävalenzen nach der Health Behaviour in School-aged Children-Studie (HBSC) weitaus niedriger ausfallen, hängt mit der jüngeren Studienpopulation und den Bezug auf den regelmäßigen Konsum (mindestens einmal pro Woche) zusammen (Richter, Leppin, 2008). Die vergleichsweise hohen Raucheranteile der ESPAD-Studie rühren daher, dass die Alterspanne zwischen 11 und 14 Jahren, in denen nur ein geringer Anteil der Heranwachsenden raucht, nicht einbezogen wurde (Kraus et al., 2004).

Tab. 5: Aktuelle Daten zur Prävalenz des Rauchens in der Bevölkerung

Datenquelle	Jahr	Alter	Prävalenz (%)		
			Männer	Frauen	Gesamt
Mikrozensus (Statistisches Bundesamt)	2009	15+	30,5	21,2	25,7
GEDA-Studie (Robert Koch-Institut)	2009	18+	33,9	26,1	29,9
Sozio-oekonomisches Panel (Deutsches Institut für Wirtschaftsforschung)	2006	17+	33,1	26,9	29,8
Epidemiologischer Suchtsurvey (Institut für Therapieforschung)	2006	18–64	35,8	27,8	31,8
Drogenaffinitätsstudie (Bundeszentrale für gesundheitliche Aufklärung)	2008	12–25	31,2	32,8	32,0
Kinder- und Jugendgesundheitssurvey (Robert Koch-Institut)	2003–06	11–17	20,5	20,3	20,4
HBSC-Studie (Weltgesundheitsorganisation)	2006	11–15	8,4	9,9	9,2
ESPAD-Studie (Institut für Therapieforschung)	2007	15–16	35,0	37,4	36,3

GEDA=Gesundheit in Deutschland aktuell; HBSC=Health Behaviour in School-aged Children; ESPAD=Europäische Schülerstudie zu Alkohol und anderen Drogen

Soziale Unterschiede im Tabakkonsum

Für die Tabakprävention und Kontrollpolitik ist von großer Bedeutung, in welchen Bevölkerungsgruppen am häufigsten geraucht wird. Anhaltspunkte hierzu liefern Analysen, die auf einen Zusammenhang zwischen dem sozialen Status und dem Rauchverhalten hinweisen.

Abb. 5: Anteil der Raucher und Raucherinnen in verschiedenen Altersgruppen nach Bildung

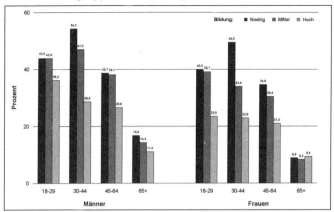

Quelle: Gesundheit in Deutschland aktuell 2009

Beispielsweise kann mit Daten der GEDA-Studie 2009 gezeigt werden, dass Männer und Frauen mit niedriger schulischer und beruflicher Bildung häufiger rauchen als diejenigen mit mittlerem und insbesondere mit höherem Bildungsniveau. Dies gilt zumindest für Erwachsene im Alter von 30 und 64 Jahren. In den beiden anderen Altersgruppen erwiesen sich nur die Unterschiede bei den 18- bis 29-jährigen Frauen als statistisch bedeutsam (Abb. 5). Eine Auswertung der Daten des Mikrozensus 2005 belegt darüber hinaus deutliche Unterschiede nach dem ausgeübten Beruf. Bei Männern fanden sich die höchsten Rauchquoten in manuellen Berufen: Gebäudereiniger und Raumpfleger, Restaurantfachleute und Stewards, Maler und Lackierer sowie Gerüst-, Beton- und Stahlbetonbauer gehören zu den Berufsgruppen, in denen 50 % bis 60 % der Beschäftigten rauchen. Vergleichsweise selten wird in akademischen Berufen geraucht. Beispielsweise rauchen weniger als 20 % der Gymnasial- und Hochschullehrer, der Ärzte und Apotheker sowie der Ingenieure und Wirtschaftswissenschaftler. Bei Frauen ist das Rauchen neben den Gastronomieberufen auch in Verkaufs- und Pflegeberufen stark verbreitet, mit Rauchquoten die zwischen 40 % und 50 % variieren. Die niedrigsten Rauchquoten sind wie bei Männern in akademischen Berufen festzustellen. In einigen Berufsgruppen, wie z. B Wirtschaftsprüferinnen, Steuerberaterinnen und Ingenieurinnen, rauchen weniger als 10 % der Frauen (Lampert, 2010).

Stark verbreitet ist das Rauchen außerdem bei arbeitslosen und alleinerziehenden Männern und Frauen. Nach Daten des Sozioökonomischen Panels 2006 (Deutsches Institut für Wirtschaftsforschung, 2009) liegt die Rauchquote von Männern und Frauen, die seit 12 Monaten oder länger arbeitslos sind, bei 72 % bzw. 59 % und damit fast doppelt so hoch im Vergleich zu den Erwerbstätigen. Auch Männer und Frauen mit einer Arbeitslosigkeitsdauer von bis zu 12 Monaten rauchen häufiger als die Erwerbstätigen. Von den alleinerziehenden Männern und Frauen raucht etwa die Hälfte. Relativ hohe Rauchquoten finden sich auch bei allein lebenden Personen. Männer und Frauen, die mit einem Partner bzw. einer Partnerin und Kindern zusammenleben, rauchen vergleichsweise selten (Lampert, 2010).

Regionale Unterschiede im Tabakkonsum

Mit den Daten des Mikrozensus können außerdem Rauchquoten auf Ebene der Bundesländer ermittelt werden (Tab. 6). Im Jahr 2009 war bei Männern die Rauchquote mit 41 % in Mecklenburg-Vorpommern am höchsten. Auch in Sachsen-Anhalt, Brandenburg, Thüringen und den Stadtstaaten Berlin und Bremen lag die Rauchquote mit jeweils über 35 % vergleichsweise hoch. Am geringsten waren die Rauchquoten bei Männern aus Bayern und Baden-Württemberg mit um die 30 %. Bei Frauen fanden sich die höchsten Rauchquoten in Berlin, Bremen, Mecklenburg-Vorpommern und Sachsen-Anhalt mit 26 % bzw. 27 %. Frauen aus Bayern, Baden-Württemberg und Sachsen rauchten vergleichsweise selten.

Internationaler Vergleich

Mit Daten des Eurobarometers, der zuletzt im Jahr 2009 durchgeführt wurde, sind Aussagen zur Verbreitung des Rauchens in den 27 Mitgliedstaaten der Europäischen Union möglich. In Deutschland rauchen demnach rund 25 % der 15-jährigen und älteren Männer und Frauen und damit ein geringerer Anteil als in den meisten anderen Ländern. Deutlich niedrigere Rauchquoten finden sich nur in

Tab. 6: Anteil der Raucher und Raucherinnen im Alter ab 15 Jahren nach Bundesland (standardisiert auf den Altersaufbau der Bevölkerung in Deutschland im Jahr 1987)

	Männer	Frauen	Gesamt
Mecklenburg-Vorpommern	41,3	26,7	33,9
Sachsen-Anhalt	40,0	26,2	32,9
Berlin	37,9	26,8	32,1
Bremen	38,0	26,4	32,1
Brandenburg	37,7	24,0	30,7
Thüringen	36,2	24,5	30,3
Schleswig-Holstein	34,8	23,9	29,0
Nordrhein-Westfalen	33,7	23,7	28,5
Niedersachsen	33,7	22,8	28,0
Hamburg	31,9	21,7	27,5
Rheinland-Pfalz	32,3	22,9	27,4
Sachsen	34,7	20,2	27,3
Saarland	31,2	23,5	27,2
Hessen	31,9	21,7	26,5
Bayern	30,5	19,8	25,6
Baden-Württemberg	29,5	19,6	24,4

Quelle: Mikrozensus 2009

Schweden mit 16 % und Finnland mit 21 %. Am häufigsten wird in Griechenland mit 42 %, Bulgarien mit 39 %, Ungarn mit 38 % und Lettland mit 36 % geraucht (European Commission, 2009).

Für internationale Vergleiche zum Tabakkonsum von Jugendlichen kann auf die HBSC-Studie (Currie et al., 2008) zurückgegriffen, die mittlerweile in über 40 Ländern durchgeführt wird. Nach der letzten Erhebung aus dem Jahr 2006 rauchen in Deutschland mehr Jugendliche als in vielen der zum Vergleich herangezogenen Länder. Dies gilt insbesondere für Mädchen, die mittlerweile in fast allen betrachteten Ländern häufiger rauchen als Jungen. Noch stärker als in Deutschland ist das Rauchen bei Jugendlichen in Österreich, Finnland und Italien verbreitet. Die geringsten Rauchquoten finden sich bei Jugendlichen aus Portugal, Norwegen und Schweden (Abb. 6).

Abb. 6: Anteil der 15-jährigen Raucher und Raucherinnen in ausgewählten europäischen Ländern

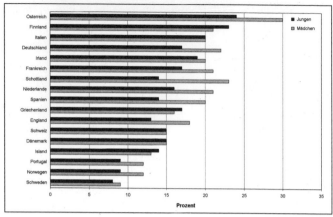

Quelle: HBSC-Studie 2006

Zeitliche Entwicklungen und Trends

Erkenntnisse über zeitliche Entwicklungen und Trends des Rauch-verhaltens sind eine wichtige Voraussetzung für die Planung, Um-setzung und Evaluation von Maßnahmen der Tabakprävention und Tabakkontrolle. Mit den Daten des Mikrozensus lässt sich für 15-jährige und ältere Männer zeigen, dass der Anteil der Raucher im Zeitraum von 1992 bis 2009 von 37 % auf 31 % abgenommen hat. Bei Frauen war lange Zeit eine gegenläufige Entwicklung fest-zustellen, die durch einen Anstieg des Anteils der Raucherinnen von 19 % auf 23 % bis zum Jahr 2005 gekennzeichnet war. In den letz-ten Jahren ist allerdings auch bei Frauen eine Verringerung der Rauchquote auf gegenwärtig 21 % zu beobachten (Abb. 7).

Die langfristige Entwicklung der Rauchprävalenzen bei Jugend-lichen kann anhand der Daten der Drogenaffinitätsstudie und der Studie Förderung des Nichtrauchens nachgezeichnet werden (Abb. 8). Für den Zeitraum 1979 bis 1993 ist ein Rückgang des Rauchens zu beobachten, dem Ende der 1990er Jahre ein neuerlicher Anstieg folgte. Seitdem sind die Prävalenzen wieder rückläufig. Im Jahr

Abb. 7: Zeitliche Entwicklung der Rauchquote bei 15-jährigen und älteren Männern und Frauen

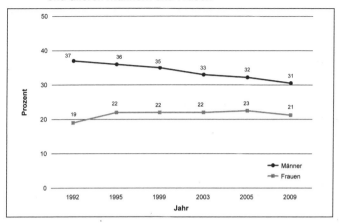

Quelle: Mikrozensen 1992, 1995, 1999, 2003, 2005, 2009

2008 betrugen sie bei 12- bis 17-jährigen Jungen 15 % und bei gleichaltrigen Mädchen 16 % (Bundeszentrale für gesundheitliche Aufklärung, 2008).

Vor diesem Hintergrund lässt sich schlussfolgern, dass die in den letzten Jahren umgesetzten Maßnahmen vor allem bei Jugendlichen und jungen Erwachsenen zu einer Verringerung des Tabakkonsums geführt haben. Mit einem deutlichen Rückgang der Rauchquoten im mittleren und höheren Erwachsenenalter ist deshalb wahrscheinlich erst zu rechnen, wenn die Geburtsjahrgänge, die zu einem geringeren Anteil mit dem Rauchen angefangen haben, in diese Altersphasen kommen.

Literatur

Aktionsbüro Volksentscheid Nichtraucherschutz (2010): Informationen zum Volksentscheid über den Nichtraucherschutz in Bayern. Internet: http://www.nichtraucherschutz-bayern.de/, Zugriff: 16.7.2010

Baumeister, Sebastian E. et al. (2008): Tabakkonsum, Nikotinabhängigkeit und Trends. Ergebnisse des Epidemiologischen Suchtsurveys 2006. Sucht, 54 (Sonderheft 1), S26–S35

Abb. 8: Zeitliche Entwicklung der Rauchquote bei 12- bis 17-jährigen Jungen und Mädchen

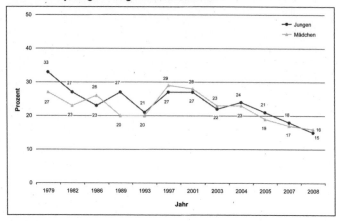

Quelle: Drogenaffinitätsstudien 1979 bis 2001, 2004 und 2008, Förderung des Nichtrauchens-Studien 2003, 2005 und 2007

Bundeszentrale für gesundheitliche Aufklärung (2008): Die Drogenaffinität Jugendlicher in der Bundesrepublik Deutschland. Alkohol-, Tabak- und Cannabiskonsum. Köln

Currie, Candace et al. (2008): Child and adolescent health. Inequalities in young people's health. HBSC international report from the 2005/2006 survey. Internet: http://www.euro.who.int/en/what-we-do/health-topics/Life-stages/child-and-adolescent-health/publications2/2011/inequalities-in-young-peoples-health, Zugriff: 16.7.2010

Der Tagesspiegel (2010): Berliner Senat gegen totales Rauchverbot. Und: Auf einen Zug. Ausgabe vom 06.07.2010, S. 1 bzw. 2. http://www.tagesspiegel.de/politik/berliner-senat-gegen-totales-rauchverbot/1876408.html, http://www.tagesspiegel.de/politik/auf-einen-zug/1876332.html

Deutsches Institut für Wirtschaftsforschung (2009): Das Sozio-oekonomisches Panel. Internet: http://www.diw.de/deutsch/soep/29004.html, Zugriff: 16.7.2010

Deutsches Krebsforschungszentrum (2002): Bekämpfung des illegalen Handels mit Tabakprodukten. Auszug aus den Handlungsempfehlungen für eine wirksame Tabakkontrollpolitik in Deutschland. Heidelberg. Internet: http://www.tabakkontrolle.de/pdf/Bekaempfung_des_illegalen_Handels_mit_Tabakprodukten.pdf, Zugriff: 16.7.2010

Deutsches Krebsforschungszentrum (Hrsg.) (2003): Tabaksteuererhöhungen – Fakten und Argumente. Heidelberg

Deutsches Krebsforschungszentrum (Hrsg.) (2009): Tabakatlas Deutschland 2009. Heidelberg. Internet: http://www.tabakkontrolle.de/pdf/Tabakatlas_2009.pdf, Zugriff: 16.7.2010

Deutsches Krebsforschungszentrum (Hrsg.) (2010a): Rauchfreie Gaststätten in

Deutschland 2010: Steigende Zustimmung bei Rauchern. Aus der Wissenschaft – für die Politik. Heidelberg. Internet: http://www.dkfz.de/de/tabakkontrolle/download/Publikationen/AdWfP/AdWfP_Rauchfreie_Gaststaetten_2010.pdf, Zugriff: 16.7.2010

Deutsches Krebsforschungszentrum (Hrsg.) (2010b): Zusatzstoffe in Tabakprodukten 1, Regulierungsbedarf zum Schutz der Gesundheit: Empfehlungen für eine Prüfstrategie für Tabakzusatzstoffe. Factsheet. Heidelberg. Internet: http://www.dkfz.de/de/tabakkontrolle/download/Publikationen/Fakten/Factsheet_Pruefstrategie_fuer_Tabakzusatzstoffe.pdf, Zugriff: 16.7.2010

Deutsches Krebsforschungszentrum (2010c): Illegaler Zigarettenhandel und seine wirksame Bekämpfung zum Gesundheitsschutz der Bevölkerung. Heidelberg. (Rote Reihe Tabakprävention und Tabakkontrolle; Bank 12) Internet: http://www.dkfz.de/de/tabakkontrolle/download/Publikationen/RoteReihe/Illegaler_Zigarettenhandel_Band_12.pdf, Zugriff: 16.7.2010

Deutscher Zigarettenverband (2010): Zahlen und Fakten. Internet: http://www.zigarettenverband.de/de/10/Zahlen_%26_Fakten, Zugriff: 16.7.2010

Die Drogenbeauftragte der Bundesregierung, Bundesministerium für Gesundheit (Hrsg.) (2009): Drogen- und Suchtbericht. Mai 2009. Berlin. Internet: http://www.bmg.bund.de/SharedDocs/Downloads/DE/Drogen-Sucht/Drogen_20und_20Sucht_20allgemein/Drogen-_20und_20Suchtbericht_202009,templateId=raw,property=publicationFile.pdf/Drogen-%20und%20Suchtbericht%202009.pdf, Zugriff: 16.7.2010

Europäisches Parlament (2007): Richtlinie 207/65/EG des Europäischen Parlaments und des Rates vom 11. Dezember 2007 zur Änderung der Richtlinie 89/552/EWG des Rates zur Koordinierung bestimmter Rechts- und Verwaltungsvorschriften der Mitgliedsstaaten über die Ausübung der Fernsehtätigkeit. In: Amtsblatt der Europäischen Union vom 18.12.2007

European Commission (2010): Tobacco. Special Eurobarometer 332/Wave 72.3. Internet: http://ec.europa.eu/public_opinion/archives/ebs/ebs_332_en.pdf, Zugriff: 16.7.2010

Gemeinsamer Bundesausschuss (2010): Begründung zu den Anforderungen an strukturierte Behandlungsprogramme für Patientinnen und Patienten mit Chronischen obstruktiven Atemwegserkrankungen. Teil II: COPD. Aktualisierung auf Grundlage des Beschlusses des Gemeinsamen Bundesausschusses vom 21. September 2004 und der Elften Verordnung zur Änderung der Risikostruktur-Ausgleichsverordnung (11. RSA-ÄndV) vom 22. Dezember 2004. Internet: http://www.g-ba.de/downloads/40-268-1012/2009-10-15-DMP-COPD_Begr.pdf, Zugriff: 16.7.2010

John, U.; Hanke, M. (2001): Tabakrauch-attributable Mortalität in den deutschen Bundesländern. In: Das Gesundheitswesen, 63(6), 363–369

Keil, U. et al. (2005): Passivrauch bedingte Morbidität und Mortalität in Deutschland. In: Deutsches Krebsforschungszentrum (Hrsg.): Passivrauchen – ein unterschätztes Gesundheitsrisiko. Heidelberg. 20–34 und 61–68

Kraus, L. et al. (2004): Europäische Schülerstudie zu Alkohol und anderen Drogen. Bonn: Bundesministeriums für Gesundheit und Soziale Sicherung. (Forschungsbericht; 310)

Lampert, T.; Thamm, M. (2007): Tabak-, Alkohol- und Drogenkonsum von Jugendlichen in Deutschland. In: Bundesgesundheitsblatt – Gesundheitsforschung – Gesundheitsschutz, 50(5/6), 600–608

Lampert, T, (2010): Soziale Determinanten des Tabakkonsums von Erwachsenen in Deutschland. In: Bundesgesundheitsblatt – Gesundheitsforschung – Gesundheitsschutz, 53(2/3), 108–116

Lampert, T.; List, S.M. (2010): Tabak – Zahlen und Fakten zum Konsum. In: Deutsche Hauptstelle für Suchtfragen (Hrsg.): Jahrbuch Sucht 2010. Geesthacht. 48–68

Neubauer, S. (et al.) (2006): Mortality, morbidity and costs attributable to smoking in Germany: update and a 10-year comparision. In: Tobbaco Control, 15(6), 464–471

Richter, M.; Leppin, A. (2008): Trends im Tabak-, Alkohol- und Cannabiskonsum im frühen Jugendalter: Ein Vergleich der HBSC-Studien 1994 bis 2006. In: Deutsche Hauptstelle für Suchtfragen (Hrsg.): Jahrbuch Sucht 2008. Geesthacht. 152–170

Robert Koch-Institut (2010): Daten und Fakten: Ergebnisse der Studie „Gesundheit in Deutschland aktuell 2009" (GEDA). Berlin. (Beiträge zur Gesundheitsberichterstattung des Bundes)

Robert Koch-Institut; Gesellschaft der epidemiologischen Krebsregister in Deutschland (Hrsg.) (2010): Krebs in Deutschland 2005/2006. Häufigkeiten und Trends. 7. Ausgabe. Berlin. Internet: http://www.rki.de/cln_178/nn_204124/DE/Content/GBE/DachdokKrebs/KID/kid__node.html?__nnn=true, Zugriff: 16.7.2010

Statistisches Bundesamt (Hrsg.) (2010a): Fachserie 14: Finanzen und Steuern, Reihe 9.1.1: Absatz von Tabakwaren 2009. Wiesbaden

Statistisches Bundesamt (Hrsg.) (2010b): Fachserie 14: Finanzen und Steuern, Reihe 9.1.1: Absatz von Tabakwaren – 1. Vj. 2010. Wiesbaden

2.3 Medikamente –
Psychotrope und andere Arzneimittel mit Missbrauchs- und Abhängigkeitspotenzial

Gerd Glaeske

Zusammenfassung

Im Jahre 2009 wurden in der Bundesrepublik Deutschland knapp 1,5 Milliarden Arzneimittelpackungen verkauft (+1 % gegenüber dem Vorjahr), hinzu kommen 131 Mio. Packungen sog. Nichtarzneimittel wie etwa Medizinprodukte. Etwa 47 % der Arzneimittel, die in den Apotheken abgegeben werden, nämlich 660 Mio. Packungen, sind nicht-rezeptpflichtig. Ein kleiner Teil davon wird verordnet (8,5 %), der größte Teil (34,6 %) wird im Rahmen der Selbstmedikation vor allem in Apotheken verkauft. 54 % oder 766 Arzneimittelpackungen sind nur gegen Vorlage eines Rezeptes zu bekommen. Der Gesamtumsatz der pharmazeutischen Hersteller betrug etwa 25,2 Mrd. € (+4,2 % gegenüber dem Vorjahr), der Umsatz in Apotheken etwa 42,3 Mrd. Euro (incl. MwSt). Größter Einzelmarkt ist der Markt der gesetzlichen Krankenversicherungen (GKV). Hier wurden 28,5 Mrd. € für rund 626 Mio. verordnete Arzneimittel ausgegeben. 4–5 % aller verordneten Arzneimittel besitzen ein eigenes Missbrauchs- und Abhängigkeitspotenzial, darunter vor allem die Schlaf- und Beruhigungsmittel mit Wirkstoffen aus der Familie der Benzodiazepine und der Benzodiazepinrezeptoragonisten. In den letzten Jahren sind die Verordnungen dieser Mittel im Rahmen der Gesetzlichen Krankenversicherung zwar zurückgegangen, der Anteil der privat verordneten Mittel steigt jedoch ständig an. Die gesamten Wirkstoffmengen seit 1993 um etwa 25 %. Die verkauften Mittel reichen immer noch aus, um etwa 1,1–1,2 Millionen Abhängige von diesen Arzneimitteln zu versorgen, die Gesamtanzahl der Arzneimittelabhängigen wird auf 1,4–1,5 Millionen, von manche sogar auf 1,9 Millionen geschätzt. Zu beachten ist auch der Missbrauch von Schmerzwirkstoffen wie Tramadol oder Tilidin.

Abstract

In the pharmacies of the Federal Republic of Germany (FRG) were sold about 1.5 billion packages of branded name drugs in 2009, 47 % of this total amount are non-prescription drugs (OTC-Drugs). The total turnover of drugs in pharmacies counted to 42.3 billion EUR (incl. 19 %VAT). The by far largest single market was that one of the statutory health insurance companies. They had to pay 28.5 billion EUR for about 626 million prescribed drugs. 4–5 % of all prescribed drugs have an own potential for misuse and addiction, especially the hypnotics, sedatives and tranquilizers of the benzodi-azepine-family and the benzodiazepinereceptoragonists. During the last years the amount of prescribed benzodiazepines decreased within the statutory health insurance companies, but the self paid prescriptions increased significantly. The number of prescribed packages is still sufficient to treat 1.1–1.2 millions of benzodi-azepine addicted people p.a., the total number of addicted persons in the FRG is estimated to about 1.4–1.5 million, some talk even of 1.9 million people. Attention should be paid to the analgesics as Tamadol and Tilidine which are possibly misused.

Allgemeine Daten zum Arzneimittelmarkt 2009

Im Jahre 2009 betrug der Industrieumsatz für Humanarzneimittel auf dem deutschen Markt 25,2 Mrd. Euro und stieg damit um 4,2 % gegenüber dem Vorjahr an 2008 an. Insgesamt sind im Jahre 2010 nach Angaben des Bundesinstitutes für Arzneimittel und Medizin-produkte (BfArM) 59.911 Arzneimittel zugelassen oder registriert, darunter 39.514 rezeptpflichtige und 16.899 nicht-rezeptpflichtige mit Apothekenpflicht (die Mittel, wie z. B. Erkältungspräparate oder Schmerzmittel, dürfen also ohne Rezept verkauft werden, aber nur in der Apotheke), 2.561 freiverkäufliche (diese rezeptfreien Mittel dürfen auch außerhalb von Apotheken, z. B. in Supermärkten, verkauft werden, z. B. bestimmte Vitamin- und Mineralstoff-präparate).

Die Arzneimittelausgaben in der GKV

Die Ausgaben für alle Arzneimittel, berechnet nach den Verlaufspreisen in der Apotheken, die in der ambulanten Versorgung verbraucht wurden, lagen bei etwa 42,3 Mrd. Euro (incl. 19 % Mehrwertsteuer). Für die gesetzliche Krankenversicherung (GKV) als dem größten „Nachfrager" im Arzneimittelmarkt, kamen für „Fertigarzneimittel" (also z. B. ausgenommen Rezepturen) insgesamt 28,5 Mrd. Euro zusammen (+6,8 %). (Schwabe, Paffrath, 2010).

Die seit dem 1.4.2007 gesetzlich verankerte Kosten-Nutzen-Bewertung soll helfen, eine gewisse Rationalität in das Preisgefüge neuer Arzneimittel zu bringen, die bisher darunter litt, dass pharmazeutische Hersteller für neue Arzneimittel in oftmals schwer erträglicher Weise das „Privileg" nutzen, die Arzneimittelpreise „ab Werk" ohne Einsprüche oder Verhandlungen selber festlegen zu können. Und dass in diesem Zusammenhang hohe Abgabepreise „ab dem Fabriktor" zustande kamen, kann nicht erstaunen. Denn auf der Basis der Herstellerabgabepreise sind alle weiteren Aufschläge gesetzlich geregelt. Bei einem Arzneimittel, das die GKV 100 Euro kostet, entfallen z. B. 65,20 Euro auf die Industrie, 16,00 Euro auf die Mehrwertsteuer (19 %), 14,90 Euro auf die Apotheken und 3,90 Euro auf den Großhandel (ABDA, 2010).

Die Arzneimittelausgaben für das Jahr 2009 stehen mit etwa 19 % an zweiter Stelle aller Ausgaben, nach den 35 % für die Krankenhäuser, aber vor den 17 % für die ärztliche Behandlung. Die Ausgabensteigerung bei den Arzneimitteln ist mit 6,8 % die höchste unter allen großen Leistungspositionen.

Dies hängt vor allem damit zusammen, dass die Ausgaben für rezeptpflichtige verordnete Mittel immer mehr ansteigen – sie lagen je Mitglied (einschl. der Rentner) im Jahre 2009 bei 549,80 € gegenüber 522,25 € im Jahre 2008 (ABDA, 2010). Und obwohl die Anzahl der Verordnungen sinkt, steigen die Ausgaben immer weiter an – ein Folge der ständig teurer werdenden verordneten Mittel. Der Grund: Größere Packungen und hochpreisig Medikamente (siehe Abbildung 2).

Im gesamten Arzneimittelmarkt mit Ausgaben in Höhe von 42,3 Mrd. Euro (Endverbraucherpreis) entfielen 87 % des Umsatzes auf rezeptpflichtige Arzneimittel, 13 % auf nichtrezeptpflichtige. Ein Teil dieser nichtrezeptpflichtigen, aber apothekenpflichtigen Mittel wird auch noch immer für Kinder verordnet. Für GKV-Versicherte ab dem 12. Lebensjahr dürfen solche Präparate (v.a. Erkältungs-,

Abb. 1: Entwicklung von Verordnungsmenge und Arzneimittelausgaben in der GKV

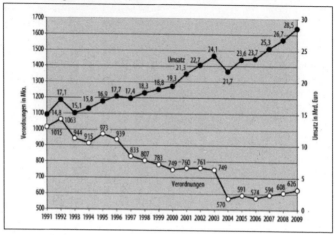

(Quelle Schwabe, Paffrath, 2010)

Allergie- oder Hautmittel) seit dem 1.1.2004 nicht mehr verordnet werden.

Die Werte zeigen ein interessantes „inverses" Verhältnis von Umsatz und Mengen: Die Menge der nichtrezeptpflichtigen Arzneimittel liegt bei insgesamt 614 Mio. Packungen und damit bei 43 % des Gesamtabsatzes, der Umsatz beträgt allerdings „nur" 13 %. Ganz anders die Verhältnisse bei den rezeptpflichtigen Mitteln: Der 54 %ige Absatzanteil führt zu einem 87 %igen Umsatzanteil. Die Durchschnittspreise der Mittel aus den einzelnen Gruppen unterscheiden sich demnach erheblich:

- Die rezeptpflichtigen Mittel kosten im Schnitt   40,21 Euro
- Die rezeptfreien Mittel kosten im Schnitt   7,65 Euro

Der Pro-Kopf-Umsatz für Arzneimittel in Deutschland lag nach Angaben der Apotheker bei 515 Euro, davon entfallen 52 Euro auf die Selbstmedikation und 463 auf die verordneten Arzneimitte. Umgerechnet in einzelne Dosierungseinheiten entfallen etwa 1.100 Tabletten, Kapseln, Zäpfchen oder Dosierungen anderer Zubereitungen auf jeden Einwohner in der Bundesrepublik, allerdings mit einer starken Verschiebung hin zu den älteren Menschen (s. u.). Der größte Umsatz im Bereich der Selbstmedikation entfällt übrigens vor allem auf Husten- und Erkältungspräparate, auf Präparate, die bei Magen- und Verdauungsbeschwerden eingesetzt werden, und auf Schmerzmittel.

Im Bereich der nichtrezeptpflichtigen Mittel darf geworben werden. Die Ausgaben für diese Werbung betrugen im Jahre 2009 rund 530 Mio. Euro, davon der größte Anteil, nämlich 60 %, auf Fernsehwerbung, die vor auch während der Nachmittags- und Frühabendsendungen ausgestrahlt wird, wenn viele Kinder und Jugendliche zuschauen. Damit wird das „Konsumgut" Arzneimittel auch bereits dem „jüngeren Publikum" als Problemlöser im Alltag nahegebracht. Das betrifft insbesondere die nichtverschreibungspflichtigen Schmerzmittel, die besonders häufig in der Werbung vorgestellt werden. Dass solche TV-Spots den Missbrauch begünstigen können, kann nicht ausgeschlossen werden. Das gleiche gilt für alkoholhaltige Erkältungspräparate wie Wick MediNait, auch ein Mittel, für das immer wieder in „Grippezeiten" geworben wird. 36 % der Werbeausgaben entfallen auf Publikumszeitschriften, jeweils etwa 2 % auf den Hörfunk und auf Tageszeitungen. Rund 15 % des Industrieumsatzes von etwa 3–3,5 Mrd. Euro im Bereich der Selbstmedikation entfallen demnach allein auf die Werbung im Fernsehen, Radio und Zeitschriften, nicht eingeschlossen sind in diesem Betrag Prospekte, Proben oder andere Marketingaktivitäten.

Die konsumierten Arzneimittelmengen sind stark alters- und geschlechtsabhängig – ältere Menschen und darunter vor allem Frauen

Tab. 1: Der Arzneimittelmarkt im Jahre 2009 nach Packungs- mengen auf Apothekenebene

Status der Arzneimittel	Mio. Packg.	+/– % zu 2008	Anteil in %
Rezeptpflichtige Arzneimittel	766	± 0	53,7
Non-Rx-Arzneimittel	614	– 2	43,1
....verordnete	121	– 2	8,5
....Selbstmedikation	493	– 2	34,6
Freiverkäufliche Arzneimittel	46	+/– 0	3,2
Gesamt	1.426	– 1	100

(Quelle: ABDA, 2010)

Tab. 2: Der Arzneimittelmarkt im Jahre 2009 nach Umsatz auf Apothekenebene

Status der Arzneimittel	Mrd. €	+/- % zu 2008	Anteil in %
Rezeptpflichtige Arzneimittel	30,8	+ 2	86,8
Non-Rx-Arzneimittel	4,7	– 2	13,2
....verordnete	1,1	± 0	3,0
....Selbstmedikation	3,6	– 2	10,2
Gesamt (o. MwSt.)	35,5	+1	100
Gesamtumsatz incl. Kranken-pflege, Ergänzungssortiment (z. B. Kosmetika)	39,2		

(Quelle: ABDA, 2010)

konsumieren gegenüber diesen durchschnittlichen Mengen 2 bis 3 mal so viele Arzneimittel, vor allem im Bereich der verschrieben Medikamente. Dort bekommen z. B. die über 65-Jährigen zu rund 40 % 8 Wirkstoffe und mehr nebeneinander verordnet, rund 20 % werden mehr als 13. Verordnet (siehe Kapitel 2.2 Schlafmittel bei älteren Menschen).

Vor allem Schmerzmittel bei den meist verkauften Arzneimittel – Thomapyrin als Dauerproblem

Die Auflistung der meistverkauften Arzneimittel (Tabelle 3) zeigt im Jahre 2009 nahezu das gleiche Bild wie schon im Jahre 2008, insgesamt dominieren Schmerz- und Erkältungsmittel die Tabelle der meistverkauften Präparate.

Ein einziger sinnvoller Wirkstoff reicht in der Selbstmedikation für ein Schmerzmittel (z. B. wie in Parazetamol-ratiopharm, Aspirin, ASS-ratiopharm oder Dolormin) – daran ändern auch neu publizierte Studien nichts (Diener et al., 2008)

In der Tabelle 3 werden auch Schnupfenmittel wie Nasenspray-ratiopharm (Platz 1), Olynth (11) und Nasic (16) genannt, die aufgrund ihres Wirkstoffes aus der Reihe der alpha-Sympathomimetika auf Dauer zur Gewöhnung der Nasenschleimhaut führen können – damit kann es nach 5–7 tägiger Anwendung zu einem „medikamentenbedingten" Anschwellen der Nasenschleimhaut kommen, die eine fortgesetzte Behandlung notwendig macht und zu Schädi-

Tab. 3: Industrieabsätze der führenden 20 Arzneimittel in Deutschland (2009; ohne Diabetes-Teststreifen) (nach IMS Health 2009)

Rang	Präparat (Hersteller) (Wirkstoff)	Anwendungs- gebiet	Absatz 2009 in Mio.	+/– gegen- über 2008 in Prozent
1	Nasenspray-ratiopharm (Xylometazolin)	Schnupfen	23,061 (OTC)	+11,8
2	Paracetamol-ratiopharm	Schmerzen, Fieber	23,023 (OTC)	+12,4
3	Bepanthen (Bayer) (Dexpanthenol)	Schürf- wunden	15,169 (OTC)	–0,2
4	ACC (Hexal) (Acetylcystein)	Hustenlöser	14,835 (OTC)	+5,3
5	Voltaren Salbe (Novartis) (Diclofenac)	Rheumat. Schmerzen	14,785 (OTC)	–6,6
6	Thomapyrin (Boehr-Ingelh.) Kombi	Kopf- schmerzen	11,721 (OTC)	–5,7
7	Aspirin (Bayer) (Acetylsalicylsäure)	Schmerzen, Fieber	10,905 (OTC)	–10,0
8	ASS-ratiopharm (Acetylsalicylsäure)	Schmerzen, Fieber	10,722 (OTC)	–7,8
9	Dolormin (Ibuprofen)	Schmerzen	9,289 (OTC)	–1,8
10	Ibu-ratiopharm (Ibuprofen)	Schmerzen	9,083 (OTC)	+21,7
11	Sinupret (Bionorica) (Kombi)	Bronchitis, Sinusitis	8,805 (OTC)	+8,5
12	Ibuhexal (Hexal) (Ibuprofen)	Schmerzen	8,512 (OTC)	+4,0
13	Olynth (Johnson&Johnson) (Xylometazolin)	Schnupfen	8,743 (OTC)	–9,5
14	Mucosolvan (Boehr. Ingelh) (Ambroxol)	Hustenlöser	7,900 (OTC)	+10,7
15	Aspirin plus C (Bayer) (Kombi)	Schmerzen, Fieber	7,862 (OTC)	–16,6
16	Nasic (MCM Klosterfrau) (Kombi)	Schnupfen	7,776 (OTC)	+2,0
17	Ibu 1A PHARMA (Ibuprofen)	Schmerzen	7,526 (OTC)	+36,6
18	L-Thyroxin Henning (Sanofi-Aventis)	Schilddrüsen- unterfunktion	7,472 (Rx)	+4,4
19	Voltaren (Novartis) (Diclofenac)	Rheumat. Beschwerden	7,447 (Rx)	–4,2
20	Prospan (Engelhard) (Efeublätterextrakt)	Husten	7,429 (OTC)	+16,8
	Gesamtabsatz		**1.585,8**	**(+0,7)**

gungen der Nasenschleimhäute führen kann. Daher muss dringend auf die Zeitbegrenzung der Anwendung solcher schleimhautabschwellenden Mittel geachtet werden. Bei solchen Arzneimitteln kann es auch zu einer Form von Abhängigkeit kommen. Es ist also Vorsicht angebracht und nur eine kurzfristige Anwendung vertretbar – hierauf sollte in der Apotheke mit Nachdruck im Rahmen der Beratung hingewiesen werden (siehe auch Bundesapothekerkammer, 2008).

Zur Verbrauchsepidemiologie von Arzneimitteln mit Missbrauchs- und Abhängigkeitspotenzial

Etwa 4–5 % aller häufig verordneten Arzneimittel besitzen ein eigenes Suchtpotenzial, das im Hinblick auf die Dauer, die Dosierung und die Indikation sorgfältig berücksichtigt werden sollte, aber oftmals nicht ausreichend beachtet wird. Ein großer Anteil dieser Mittel – geschätzt etwa ein Drittel bis die Hälfte – wird nicht wegen akut medizinischer Probleme, sondern langfristig zur Suchtunterhaltung und zur Vermeidung von Entzugserscheinungen verordnet. Abhängigkeit und Sucht sind aber unerwünschte Wirkungen von Arzneimitteln, die ebenso wie andere Nebenwirkungen beachtet und möglichst vermieden werden müssen. (Janhsen, Glaeske, 2002; Glaeske, Janhsen 2008; Hoffmann, Glaeske, 2006)

Die Verbreitung von potenziell suchtauslösenden Mitteln

Die meisten der mit einem Suchtpotenzial belasteten Arzneimittel kommen aus dem Bereich der Analgetika (Opiat-haltige Mittel oder Opioide), der Schlaf- und Beruhigungsmittel sowie der Tranquilizer. Auch bestimmte andere Psychopharmaka gehören in diese Gruppe. Die verbrauchten Packungsmengen werden im Folgenden dargestellt. Dabei stehen neben den nicht-verschreibungspflichtigen Mitteln vor allem die rezeptpflichtigen Präparate mit dem Wirkstoff Tramadol im Mittelpunkt.

Mit Ausnahme der wenig geeigneten Kombinationen Thomapyrin (2 Schmerzwirkstoffe (Azetylsalizylsäure und Paracetamol plus Koffein) und Aspirin Plus C (Azetylsalizylsäure plus Vitamin C) dominieren sinnvolle Einstoffpräparate, die vor allem im Rahmen der Selbstmedikation verkauft werden. Dabei handelt es sich vor

Tab. 4: Die zehn meistverkauften rezeptfreien Analgetika nach Packungsmengen im Jahre 2009 (ohne Re-Importe) (nach IMS Health 2009)

Rang	Präparat	Hersteller	Absatz 2009 in Tsd.
1	Paracetamol ratiopharm	Ratiopharm	23.023,0
2	Thomapyrin	Boehringer Ingelheim	9.680,4
3	Dolormin	Grünenthal	9.289,1
4	Aspirin	Bayer	7.577,1
5	Aspirin Plus C	Bayer	7.861,7
6	Ibu ratiopharm	Ratiopharm	6.937,0
7	Ibu 1A Pharma	1A Pharma	5.205,4
8	Ibuhexal	Hexal	4.825,0
9	Ibubeta	Betapharm	4.393,7
10	Nurofen	Klosterfrau	4.224,5

allem um Analgetika mit dem Wirkstoff Ibuprofen (Rang 3 bzw. 6–10)

Unter den rezeptpflichtigen Mitteln dominieren Präparate mit dem Wirkstoff Novaminsulfon (oder Metamizol bzw. Dipyron) (siehe Plätze 1–3 bzw. 5), ein Mittel, das leider eine Renaissance erlebt, obwohl es wegen der wenig vorhersagbaren unerwünschten Wirkungen (Schock, aplastische Anämie, Agranulozytose) in manchen Ländern verboten und deshalb auch in Deutschland während der 90er Jahre nur in sehr geringem Umfang angewendet wurde – und das war auch gut so. Warum dieses Mittel den nun erkennbaren Aufschwung genommen hat, ist unklar. Es wird wegen der unerwünschten Wirkungen jetzt als eingeschränkt geeignet bewertet, der Nutzen gilt als umstritten (Institut für Arzneimittelinformation, 2010; Böger, Schmidt, 2009).

In dieser Liste sind auch zwei schwach wirksame Opioide genannt, die nicht auf Betäubungsmittelrezept verordnet werden müssen. Beide haben ein Missbrauchs- und Abhängigkeitspotenzial, während ihr Nutzen von vielen Experten zurückhaltend bewertet wird. Es geht um Tilidin und Tramadol. Letzterer ist der am häufigsten verordnete Wirkstoff aus der Gruppe der schwachen

Tab. 5: Die zehn meistverkauften rezeptpflichtigen Analgetika (ohne NSAR) nach Packungsmengen im Jahre 2009 (ohne Re-Importe) (nach IMS Health 2009)

Rang	Präparat	Hersteller	Absatz 2009 in Tsd.
1	Novaminsulfon-ratiopharm	Ratiopharm	5.562,3
2	Metamizol Hexal	Hexal	3.490,9
3	Novaminsulfon Winthrop	Winthrop	2.740,3
4	Tilidin ratiopharm	Ratiopharm	1.526,7
5	Novalgin	Sanofi Aventis	1.327,3
6	Katadolon	AWD Pharma	1.197,1
7	Tramadolor	Hexal	976,6
8	Valoron	Pfizer	778,3
9	Tramadol-ratiopharm	Ratiopharm	773,5
10	Tramadol STADA	STADA	768,8

Opioide. (Position 7, 9 und 10). Da sich für diesen Wirkstoff die Hinweise auf Missbrauch und Abhängigkeit mehren, wird die Präparategruppe mit diesem Wirkstoff gesondert dargestellt (siehe Tabelle 6)

Tramaldol besitzt die 0,1–0,2 fache analgetische Potenz von Morphin. Häufige unerwünschte Arzneimittelwirkungen (UAWs) sind Übelkeit, Benommenheit, Sedierung, Schwindel und Schwitzen. Außerdem möglich sind z. B. Kopfschmerzen, Störungen der Kreislaufregulation und Erbrechen. Tramadol ist mit 94,4 Mio. Tagesdosierungen im Jahr 2009 das am häufigsten verordnete Opioid. (Schwabe, Pfaffrath, 2010). Auf den Missbrauch und auf Abhängigkeitsprobleme wird in einigen Untersuchungen hingewiesen. So weist ein schwedisches Pharmakovigilanz-Zentrum auf 104 Berichte über Tramadol-Abhängigkeit hin (nach DSM IV), sie betrafen 58 % Frauen und 42 % Männer im Alter von 15–84 Jahren (Median=45 Jahre), die dieses Mittel teilweise in ‚normalen' Dosierungen, teilweise auch zu hoch dosiert eingenommen hatten. Die Entstehung der Abhängigkeit wurde sowohl nach einigen Wochen als auch erst nach 4 Jahren beobachtet. 69 % der Fälle wurden als schwer abhängig eingestuft. Als Risikofaktor galt eine Drogenvor-

Tab. 6: Die zehn meistverkauften Tramadol-Präparate nach Packungsmengen im Jahre 2009 (ohne Re-Importe) (nach IMS Health 2009)

Rang	Präparat	Hersteller	Absatz 2009 in Tsd.
1	Tramadolor	Hexal	976,6
2	Tramadol-ratiopharm	Ratiopharm	773,5
3	Tramadol STADA	STADA	768,8
4	Tramadol AL	Aliud Pharma	722,0
5	Tramal	Grünenthal	471,5
6	Tramadol 1A Pharma	1A Pharma	327,4
7	Tramabeta	Betapharm	315,2
8	Tramagit	Krewel Meuselbach	238,9
9	Tramadura	Mylan Dura	177,5
10	Tramadol Sandoz	Sandoz	117,6

geschichte. Eine Tramadol-Abhängigkeit kann auch ohne eine solche Vorgeschichte auftreten (a-t, 1996, Skipper et al., 2004; Senay et al., 2003; Brinker et al., 2002). In Deutschland besteht der Verdacht, dass Tramadol auch für Versicherte der gesetzlichen Krankenkassen auf Privatrezept verordnet wird, da es bei bestimmten Präparaten (z. B. bei Tramal) einen erheblichen Unterschied zwischen der verkauften und verordneten Menge gibt (Unterschied 44,7 % gegenüber einem durchschnittlichen Unterschied von 27,7 %). Der übliche Unterschied zwischen den Versicherten der privaten (PKV) und gesetzlichen Krankenkassen (GKV) sollte 15–20 % nicht überschreiten, da etwa 90 % der deutschen Bevölkerung in der GKV und ca. 10 % in der PKV versichert sind.

Von vielen Experten wird empfohlen, solche eher schwachen Opioide weniger lange einzusetzen und frühzeitig auf starke Opioide zu wechseln. (Radbruch, Nauck, 2002) Bei all diesen starken Opioiden ist das Abhängigkeitspotenzial bekannt, sie müssen daher auf Betäubungsmittelrezept verordnet werden.

**Tab. 7: Die fünf meistverkauften BtM-Analgetika nach Packungs-
mengen im Jahre 2009 (nach IMS Health 2009)**

Rang	Präparat	Hersteller	Absatz 2009 in Tsd.
1	Targin (Oxycodon+Naloxon)	Mundipharma	662,8
2	Fentanyl Hexal	Hexal	523,1
3	Palladon (Hydromorphon)	Mundipharma	439,9
4	Oxygesic	Mundipharma	313,5
5	Fentanyl 1A Pharma	1A Pharma	272,7

Schlaf- und Beruhigungsmittel

Im Jahre 2009 wurden insgesamt 28,1 Mio. Packungen Schlaf- und
Beruhigungsmittel verkauft (–2 % gegenüber 2008), darunter vor
allem Mittel, die Benzodiazepin- und Benzodiazepin-ähnliche
Wirkstoffe (19,5 Mio. oder 69 % aller Packungen) oder pflanzliche
Extrakte wie z. B. Baldrian-, Hopfen- oder Passionsblumenextrakte
enthalten (8,5 Mio. Packungen oder 31 % aller Packungen) enthalten. Der Industrieumsatz beträgt etwa 119 Mio. Euro, dies entspricht einem Apothekenumsatz von rund 200 Mio. Euro. In der
Tabelle 6 sind die im Jahre 2009 meist verkauften chemisch-synthe-
tisierten Schlafmittel und ihr mögliches Missbrauchs- und Abhängigkeitspotenzial genannt. Häufig verkaufte pflanzliche Mittel wie
Baldriparan stark für die Nacht und zur Beruhigung (zusammen
2,1 Mio. Packungen) oder Mittel wie Kytta Sedativum (480 Tsd.
Packungen) sind in der Übersicht nicht aufgeführt, da sie kein sub-
stanzspezifisches Missbrauchspotenzial mit sich bringen. Allerdings ist eine schlafanstoßende Wirkung nur bedingt von solchen
Mitteln zu erwarten.

Mittel mit den Wirkstoffen Zolpidem (z. B. in Stilnox oder vielen
Generika) oder Zopiclon (z. B. vielen Generika) bekommen mehr
und mehr Bedeutung in der Verordnung. In diese Gruppe, die auch
Z-Drugs (wegen des gemeinsamen Anfangsbuchstabens) genannt
werden, gehört auch das Zaleplon (z. B. in Sonata), das allerdings
bislang noch relativ weniger verkauft wird (23 Tsd. Packungen).
Diese Präparate sollen im Vergleich mit den Benzodiazepinen nur
etwas geringeres Abhängigkeitsrisiko aufweisen. Allerdings gibt es

Tab. 8: Die 20 meistverkauften Schlafmittel nach Packungsmengen im Jahre 2009 (rp=rezeptpflichtig, nach IMS Health 2009)

Rang	Präparat	Wirkstoff	Absatz 2009 in Tsd.	Missbrauchs-/ Abhängigkeits-potenzial
1	Hoggar N	Doxylamin	2.143,5	Eher nicht*)
2	Vivinox Sleep	Diphenhydramin	1.184,1	Eher nicht*)
3	Zopiclon ratiopharm (rp)	Zopiclon	1.099,2	++ (bis +++)
4	Zopiclon AL (rp)	Zopiclon	919,7	++ (bis +++)
5	Zolpidem ratiopharm (rp)	Zolpidem	836,7	++ (bis +++)
6	Zolpidem AL (rp)	Zolpidem	674,6	++ (bis +++)
7	Schlafsterne	Doxylamin	624,1	Eher nicht*)
8	Stilnox (rp)	Zolpidem	615,3	++ (bis +++)
9	Betadorm	Diphenhydramin	594,1	Eher nicht*)
10	Zop (rp)	Zopiclon	541,0	++ (bis +++)
11	Lendormin (rp)	Brotizolam	498,5	+++
12	Zolpidem Stada (rp)	Zolpidem	425,1	++ (bis +++)
13	Noctamid (rp)	Lormetazepam	420,6	+++
14	Radedorm (rp)	Nitrazepam	386,7	+++
15	Zolpidem 1A Pharma (rp)	Zolpidem	379,1	++ (bis +++)
16	Zopiclon Stada (rp)	Zopiclon	358,3	++ (bis +++)
17	Flunitrazepam ratiopharm (rp)	Flunitrazepam	355,7	+++
18	Zopiclon CT (rp)	Zopiclon	355,0	++ (bis +++)
19	Planum (rp)	Temazepam	325,3	+++
20	Zopiclodura (rp)	Zopiclon	320,4	++ (bis +++)

*) Diese „eher-nicht-Einschätzung" bezieht sich auf den „bestimmungsgemäßen Gebrauch". Bei missbräuchlich hoch dosiertem Dauerkonsum von Diphenhydramin und Doxylamin (z. B. >200 mg) kann es aber zu Toleranzentwicklung und Entzugssyndromen kommen. (Jonasch, 2009)

in der Zwischenzeit häufiger Berichte über schwerwiegende zentrale Nebenwirkungen (Amnesie, visuelle Wahrnehmungsstörungen, Auslösen von Psychosen, optische Halluzinationen) nach der Einnahme von Zolpidem. Wichtig ist, dass Schlafmittel aus dem Benzodiazepin-Bereich weder besonders kurzwirkende noch langwirksame Mittel sein sollten. Die langwirkenden (z. B. Flurazepam, Flunitrazepam, Nitrazepam u. a., z. B. in Flunitrazepam-Generika oder Radedorm) können noch am nächsten Morgen zu hang-over-Effekten und insbesondere bei älteren Menschen zu Stürzen und schlechtheilenden Knochenbrüchen führen. (Wang et al., 2001; Weyerer et al., 2001). Neuere Analysen zeigen, dass Benzodiazepine grundsätzlich in den ersten Wochen nach Einnahmebeginn mit dem Risiko von Stürzen verbunden sind. Dieses Risiko steigt mit dem Alter der Patientinnen und Patienten an (Hoffmann,Glaeske, 2006). Es ist daher dringend zu empfehlen, auf diese Schlafmittel bei älteren Menschen zu verzichten und andere Arzneimittel (z. B. sedierende Antidepressiva oder niedrig potente Neuroleptika wie Melperon) in Erwägung zu ziehen, wenn keine der bekannten unerwünschten Wirkungen dagegen sprechen. Denkbar ist auch die gut kontrollierte Anwendung über kurze Zeit (nicht länger als 8–14 Tage hintereinander) mittellang wirksamer Benzodiazepine wie Lormetazepam (z. B. in Noctamid) oder Temazepam (z. B. in Remestan oder Planum) oder auch eines Vertreters der „Z-Drugs" in niedriger Dosierung (Dundar et al., 2004). Es ist daher nicht akzeptabel, dass unter den 20 am häufigsten verkauften Schlafmitteln noch immer Radedorm mit dem langwirkenden Nitrazepam rangiert. Insgesamt zeichnen sich in den letzten Jahren aber zwei Trends ab. Einerseits nehmen die Verordnungen von Benzodiazepinen mit langwirksamen Wirkstoffen ab und andererseits nehmen die Verordnungen der Nicht-Benzodiazepine, aber benzodiazepinagonistisch und damit den Benzodiazepinen ähnlich wirkenden Mittel Zolpidem, Zopiclon und Zaleplon zu. Die WHO hat das Missbrauchs- und Abhängigkeitspotenzial in der Zwischenzeit auf die gleiche Stufe wie das für Benzodiazepine gestellt. (Schwabe, Paffrath, 2008, Seite 607).

Neben den genannten Mitteln wird in der ambulanten Versorgung noch immer Distraneurin rund 70 Tsd. mal vor allem als Beruhigungs- oder Schlafmittel verordnet. Distraneurin wird indiziert in der stationären Behandlung z. B. Delirien im Rahmen einer Alkoholentwöhnung eingesetzt – in der ambulanten Versorgung kommt seine Anwendung bei Alkohol- und Medikamentenabhängigen wegen der vielfältigen Störwirkungen und des hohen Abhängigkeitspotenzials einem Kunstfehler gleich. Ob es als Schlafmittel bei älteren Menschen noch angewendet werden sollte, ist umstritten. Es wird schon seit langen Jahren als „überholt" bewertet. (Färber, Tölle, 1996)

Tranquilizer

Bei den als Tranquilizer verordneten Arzneimitteln, die sinnvollerweise und evidenzgestützt kurzfristig (8–14 Tage) gegen Angst- und Panikattacken, gegen Fieberkrämpfe (v. a. bei Kinder) zur Muskelentspannung (v. a. vor Operationen) eingesetzt werden, dominieren im Gegensatz zu den Schlaf- und Beruhigungsmitteln noch immer die klassischen Benzodiazepine, die sich allesamt von den im Jahre 1960 bzw. 1963 erstangebotenen Mitteln Librium und Valium der Firma Hoffmann LaRoche herleiten. Im Jahre 2009 wurden knapp 10,5 Mio. Packungen verkauft, rund 4 % weniger als im Jahre 2008. Der Umsatz für die Hersteller betrug etwa 30,5 Millionen Euro, nach Apothekenverkaufspreisen etwa 200 Millionen Euro.

Noch immer muss davon ausgegangen werden, dass rund 1,1–1,2 Millionen Menschen von Benzodiazepinderivaten abhängig sind, weitere etwa 300–400.000 von anderen Arzneimitteln. Einige Autoren schätzen die Zahl sogar auf 1,9 Millionen ein (Soyka et al., 2005). Diese Unterschiede hängen damit zusammen, dass die Schätzungen auf Basis der verfügbaren Verordnungsdaten der Gesetzlichen Krankenkassen (GKV), die auch Verläufe für einzelne Personen nachzeichnen und die verordneten Mengen im Zeitintervall darstellen können (z. B. ist davon auszugehen, dass sich, bei einer 3–4 monatigen Einnahme (ohne Unterbrechung) Benzodiazepin-haltiger Mittel, eine Abhängigkeit entwickeln dürfte (Madhusoodanan, Bogunovic, 2004; Mort, Aparasu, 2002), die Anzahl von Abhängigen nicht mehr valide widerspiegeln. Mehr und mehr der abhängigkeitsinduzieren Mittel werden auch für GKV-Versicherte auf Privatrezepten verordnet, da Ärztinnen und Ärzte damit der Verordnungstransparenz und möglichen Auffälligkeitsprüfungen entgehen können – das Verordnungsgeschehen ist nicht mehr transparent zu machen (Hoffmann et al., 2006; Hoffmann et al., 2009; Hoffmann et al., 2010)). Die meisten Verordnungen bekommen nach wie vor Frauen, wie Auswertungen aus dem Bereich der Gmünder ErsatzKasse (GEK) zeigen. Bei den Auswertungen über Langzeitverordnungen zeigt sich, dass der Anteil von Frauen im höheren Lebensalter deutlich höher liegt als bei den Männern und bis zu 8 % bei den Frauen über 70 Jahre reicht. (Janhsen, Glaeske, 2002). Für eine Dauertherapie mit Benzodiazepin-haltigen Mitteln gibt es jedoch keine unterstützende Evidenz. Die vorhandenen Studien untersuchen ausschließlich die Wirksamkeit von Benzodiazepinen in der Kurzzeitbehandlung. Therapiestudien mit einer Be-

Tab. 9: Die 15 meistverkauften Tranquilizer nach Packungsmengen im Jahre 2009 (nach IMS Health 2009)

Rang	Präparat	Wirkstoff	Absatz 2009 in Tsd.	Missbrauchs-/ Abhängigkeits-potenzial
1	Diazepam ratiopharm	Diazepam	1.430,2	+++
2	Tavor	Lorazepam	1.262,7	+++
3	Bromazanil Hexal	Bromazepam	890,8	+++
4	Oxazepam ratiopharm	Oxazepam	665,5	+++
5	Adumbran	Oxazepam	490,9	+++
6	Lorazepam ratiopharm	Lorazepam	457,9	+++
7	Lorazepam neuraxpharm	Lorazepam	435,4	+++
8	Lorazepam dura	Lorazepam	355,6	+++
9	Oxazepam AL	Oxazepam	311,2	+++
10	Tranxilium	Dikaliumclora-zepat	211,3	+++
11	Lexotanil 6	Bromazepam	205,7	+++
12	Normoc	Bromazepam	199,1	+++
13	Faustan	Diazepam	197,3	+++
14	Diazepam Stada	Diazepam	194,3	+++
15	Bromazepam AL	Bromazepam	160,3	+++

handlungsdauer von über 4–5 Wochen existieren praktisch nicht (Holbrook et al., 2000; Madhusoodanan, Bogunovic, 2004; Nowell et al., 1997; Smith et al., 2002). Daraus ergeben sich wichtige Implikationen für eine rationale Arzneimitteltherapie. Der Langzeitgebrauch von Benzodiazepinen ist daher unangebracht, insbesondere bei älteren Menschen, die häufig (bis zu 20 %) unter Schlafstörungen leiden. Gerade bei älteren Menschen sind aber Besonderheiten zu beachten – verlängerte Wirkdauer und Wechselwirkungen (vgl. Madhusoodanan, Bogunovic, 2004; Mort, Aparasu, 2002). Aber auch kurzwirksame Benzodiazepine in höherer Dosierung sollen vermieden werden (s. vergleichende Übersicht in Holt et al., 2010). Gegen die schlaffördernde Wirkung entwickelt sich rasch eine Toleranz, was weiterhin verbleibt, ist die angstlösende Wirkung (Wolter-Henseler, 1999). Eine solche Abhängigkeit findet zumeist als low-dose-dependency statt, das bedeutet, über die Zeit findet keine Dosiserhöhung statt (Glaeske, 2002). Dies wurde auch in einer amerikanischen Studie bestätigt. Von 2.440 Patienten, die Dauernutzer von Benzodiazepinen waren, lag die Rate der Dosiserhöhung bei lediglich 1,6 %. Ältere Personen waren davon geringer betroffen (Soumerai et al., 2003).

Schlafmittel bei älteren Menschen

Besonders bei älteren Menschen sind Schlafstörungen häufig anzutreffende Probleme, denen möglicherweise von ärztlicher Seite nicht adäquat begegnet wird. Ein kürzlich veröffentlichter Artikel mit dem prägnanten Titel „Schlafstörungen bei älteren Menschen: Ein unterdiagnostiziertes und überbehandeltes Syndrom" bringt dies treffend auf den Punkt (Schwarz et al., 2010). Die Autoren stellen fest, dass Schlafstörungen im höheren Alter häufig unzureichend abgeklärt und vorschnell mit Medikamenten, den so genannten Hypnotika, behandelt werden. Schlafstörungen im Alter sind in aller Regel komplexer als bei jüngeren Menschen, da neben primären Ursachen (z. B. Restless-Legs-Syndrom, Schlaf-Apnoe-Syndrom) auch die Häufigkeit von sekundären Schlafstörungen (z. B. durch Depression, Demenz, inaktiven Lebensstil oder Medikamenteneinnahme) zunimmt. Wegen dieser Komplexität und nicht selten aus pragmatischen Gründen (Ausstellen eines Rezeptes ist einfacher als die langwierige und schlecht honorierte Beratung bzw. Patientinnen und Patienten wünschen direkt eine Verordnung) werden diese Schlafstörungen häufig symptomatisch mit Medikamenten behandelt. Schlafstörungen im Alter sind selten nur akuter Natur (z. B. bedingt durch seelische Belastung, Trauer, ungewohnte Umgebung). Chronische Schlafstörungen bedürfen einer nachhaltigen Behandlung. Hierbei wird die Verschreibung eines Hypnotikums von Schwarz et al. (2010) als „generell nicht sinnvoll" angesehen.

Als Hypnotika kommen Benzodiazepine und die neueren Benzodiazepinrezeptoragonisten zum Einsatz. Wie bereits oben festgestellt, werden Benzodiazepine klassischerweise zur Behandlung von Angst- und Unruhezuständen bzw. Schlafstörungen verwendet. Die Abgrenzung in Hypnotika und Sedativa (z. B. Temazepam, Lormetazepam, Flunitrazepam) bzw. Tranquillantien (z. B. Bromazepam, Lorazepam, Diazepam) ist oft eher willkürlich und beruht wahrscheinlich weitgehend auf Marketingaspekten. Grundsätzlich wirken alle Benzodiazepine angstlösend, sedativ, muskelrelaxierend und antikonvulsiv, wobei sich die einzelnen Wirkstoffe in ihren Ausprägungen unterscheiden. Die Benzodiazepinrezeptoragonisten Zolpidem, Zopiclon und Zaleplon („Z-Drugs") sind hingegen ausschließlich bei Schlafstörungen (und für die Kurzzeitbehandlung) zugelassen. Eine im Jahr 2005 im renommierten British Medical Journal erschienene Meta-Analyse untersuchte speziell den Nutzen und Schaden von Hypnotika bei älteren Menschen (60+ Jahre). Eingeschlossen wurden 24 Studien mit 2.417 Teilnehmern, die vorwiegend Benzodiazepine und Z-Drugs erhielten (Glass et al., 2005; siehe auch Cumming, Le Couteur 2003; Leipzig et al., 1999; Herings et al., 1995; Wagner et al, 2004). Der Gebrauch dieser Substanzen bei Älteren brachte im Vergleich zu Plazebo zwar statistisch signifikante Vorteile, die erzielten Effekte fielen allerdings nur gering aus. Die Autoren kamen zu der Schlussfolgerung, dass die geringe Wirksamkeit dieser Mittel bei Älteren das erhöhte Risiko unerwünschter Ereignisse möglicherweise nicht rechtfertigt. In den eingeschlossenen Studien wurden als unerwünschte Wirkungen u. a. Gedächtnisschwächen, Desorientiertheit, Schwindel, Verlust des Gleichgewichts und Stürze untersucht. Missbrauch und Abhängigkeit, die sowohl für die Langzeitanwendung von Benzodiazepinen wie auch Z-Drugs beschrieben sind (Deutsche Gesellschaft für Suchtforschung und -therapie, 2006), wurden in dieser Studie noch nicht einmal auf die „Schadenseite" hinzugerechnet. Andererseits wurde in letzter Zeit zunehmend Evidenz dafür publiziert, dass auch bei älteren Menschen nicht-pharmakologische Therapiemaßnahmen im Vergleich zur medikamentösen Behandlung zu einem dauerhafteren Therapieerfolg führen (Sivertsen, Nordhus, 2007; Sivertsen et al., 2006).

Um das Risiko von Missbrauch und Abhängigkeit zu minimieren, empfehlen nationale wie internationale Leitlinien, Benzodiazepine und Z-Drugs in der möglichst niedrigsten Dosis und maximal über 4 Wochen einzusetzen (Deutsche Gesellschaft für Neurologie, 2008; NICE, 2004). Schwarz et al. (2010) empfehlen für Ältere sogar, dass eine Behandlung mit Hypnotika eine Dauer von 10 Tagen allgemein nicht überschreiten sollte. Die aktuelle Versorgungssituation liefert jedoch ein anderes Bild. Viele Studien konnten zeigen, dass diese Mittel häufig über einen deutlich längeren Zeitraum eingesetzt werden.

Wegen dieser Altersverteilung ist es im Übrigen schwer nachvollziehbar, dass in den epidemiologischen Untersuchungen zum Substanzkonsum und zu substanzbezogenen Störungen (Pabst et al.,

Abb. 2: Anteil ältere Menschen mit Verordnungen von Hypnotika nach Alter und Geschlecht (Glaeske et al., 2010)

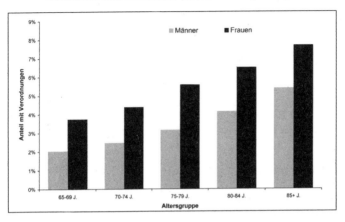

2010) im Rahmen des Suchtsurveys des Instituts für Therapieforschung (IFT) nur Personen im Alter zwischen 18 und 64 Jahren befragt werden. Und im Ergebnis kommt es dann z. B. bei Schlafmitteln zu einem problematischen Gebrauch bei 0,7 % oder bei Beruhigungsmitteln von 1,0 %. Die Daten unterschätzen das Problem, weil der Hauptanteil, wie hier dargestellt, erst bei Personen im Alter von über 65 Jahren beginnt – die Stichprobe zur Erfassung des problematischen Medikamentenkonsums sollte daher dringend im Hinblick auf das Alter den „wahren" Konsumgewohnheiten angepasst werden, damit es zu einer realistischen Darstellung von Konsummustern kommt.

Andere Arzneimittel mit einem Missbrauchs- und Abhängigkeitspotenzial

Insgesamt sind die im weitesten Sinne „aktivierenden" oder atypischen Psychopharmaka deutlich „im Aufwind". Sie legen bei den Packungsverkäufen deutlich zu. Dies mag auch daran liegen, dass bestimmte Antidepressiva (v. a. SSRIs) oder auch Psychostimulantien keineswegs nur von Patientinnen und Patienten eingenommen werden, sondern auch Gesunde meinen, sich mit diesen Mitteln bessere Konzentrations- und Denkfähigkeit verschaffen zu können. Zu den Psychostimulantien gehören vor allem die Wirkstoffe (Schulz, 2008)

- Methylphenidat in Ritalin, Concerta, Equasym oder Medikinet (Betäubungsmittel v. a. zur Therapie hyperkinetischer Störungen („Zappelphilipp")),
- Modafinil in Vigil (verschreibungspflichtiges Mittel bei Narkolepsie oder Schichtarbeitersyndrom),
- Amfepramon, Cathin und Phenylpropanolamin (alle verschreibungspflichtig als Appetitzügler) und
- Ephedrin (in Zubereitungen >10 mg zum Schlucken verschreibungspflichtig).

Die Mittel werden offen als „synthetische Schlaumacher" beschrieben, als „Viagra fürs Gehirn" (Cognitive Enhancer). Dies ist ein Aufruf zum Missbrauch – für die Anwendung bei Gesunden wurden diese Mittel weder geprüft noch zugelassen. Langzeitfolgen bei Gesunden sind nie untersucht worden. Dubiose Anbieter im Internet verschicken solche Produkte allerdings auch ohne Rezept – ein gefährlicher Pillenklick.

Ein Missbrauch von Arzneimitteln, die Methylphenidat enthalten, ist ebenso wenig auszuschließen wie ein steigender Anteil von Abhängigkeit bei diesem Psychostimulans. Die Beschaffung dieses legal nur auf Betäubungsmittelrezept verordnungsfähigen Psychopharmakons ist durch die Bestellbarkeit bei dubiosen Internethändlern in der Zwischenzeit leider extrem vereinfacht worden, was die Gefahr von Missbrauch und Abhängigkeitsentwicklung extrem erhöht.

Besondere Aufmerksamkeit muss auch den neuen Antidepressiva aus der Gruppe der Serotoninwiederaufnahmehemmer (SSRI) geschenkt werden. Diese Mittel (vielverkauft werden z. B. Mittel mit den Wirkstoffen Citalopram, Fluoxetin, Paroxetin oder Sertralin) führen bei längerer Anwendung offensichtlich wegen einer möglicherweise entstandenen psychischen Abhängigkeit zu Problemen beim Absetzen – daher ist das „Ausschleichen" der Mittel dringend anzuraten (langsame Verringerung der ursprünglichen Dosierung).

Abb. 3: Verordnungsanstieg von Methylphenidat. Die verordneten Tagesdosierungen liegen derzeit bei ca. 50 Mio., seit 1990 eine Steigerung um das mehr als 150 fache.

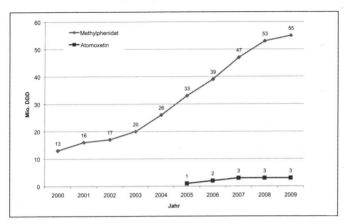

Quelle: Schwabe, Paffrath, 2008 bzw. 2010

Fazit

Im Zusammenhang mit psychoaktiven Medikamenten sollte bei der ärztlichen Verordnung, aber auch bei der Abgabe von Medikamenten im Bereich der Selbstmedikation durch Apothekerinnen und Apotheker, eine Nutzen-Risiko-Abwägung zwischen den zu erwartenden positiven Effekten und den durch die Arzneimitteleinnahme entstehenden Risiken erfolgen. Arzneimittelsicherheit im Alter, sei es beispielsweise das erhöhte Sturzrisiko oder das Abhängigkeitspotenzial psychoaktiver Medikamente, hat eine hohe Versorgungsrelevanz!

Die wirksamste Prävention ist letztlich die Vermeidung von Nebenwirkungen durch die richtige Anwendung und Empfehlung von Arzneimitteln. Fachleute wie Ärzte und Apotheker haben daher eine besondere Verantwortung, um die Patienten vor Missbrauch und Abhängigkeit zu schützen, die entsprechenden Empfehlungen, zusammengefasst in der 4K-Regel, sollten daher immer beachtet werden:

- klare Indikation (das Medikament nur einnehmen, wenn eine medizinische Notwendigkeit besteht)
- kleinste notwendige Dosis
- kurze Anwendung (maximal 14 Tage)
- kein abruptes Absetzen

Dieser Hinweis sollte in allen Arztpraxen und Apotheken aushängen und in die Beipackzettel aufgenommen werden, damit Experten und Patientinnen und Patienten die Gefährdung durch das Abhängigkeitspotenzial von Arzneimitteln immer vor Augen haben.

Literatur

ABDA – Bundesvereinigung Deutscher Apothekerverbände (2009): Die Apotheke. Zahlen, Daten, Fakten 2010. Berlin

a-t – arznei-telegramm (1996): Missbrauch und ZNS-Störungen unter Opioid Tramadol (Tramal u. a.). 5, 49–50

Böger, R.; Schmidt, G. (2009): Antirheumatika und Antiphlogistika. In: Schwabe, U.; Paffrath, D. (Hrsg.) (2009): Arzneiverordnungs-Report 2009. Berlin, Heidelberg: Springer. 397–415

Bundesapothekerkammer (Hrsg.) (2008): Medikamente: Abhängigkeit und Missbrauch. Leitfaden für die apothekerliche Praxis. Berlin

Bundesärztekammer (Hrsg.) (2007): Medikamente – schädlicher Gebrauch und Abhängigkeit. Leitfaden für die ärztliche Praxis. Köln

BfArM – Statistiken: Verkehrsfähige Arzneimittel. Internet: http://www.bfarm.de/cln_094/DE/Arzneimittel/4_statistik/statistik-verkf-am-zustBfArM.html?nn=1009778, Zugriff am 27.12.2010

Brinker A.; Bonnel, R.A.; Beitz, J. (2002): Abuse, Dependence, or Withdrawal Associated With Tramadol. In: Am J Psychiatry, 159(5), 881

Cumming, R.G.; Le Couteur, D.G. (2003): Benzodiazepines and risk of hip fractures in older people: a review of the evidence. In: CNS Drugs, 7(11), 825–837

Deutsche Gesellschaft für Neurologie (2008): Insomnie. AWMF-Leitlinien-Register Nr. 030/045. Internet: http://www.uni-duesseldorf.de/WWW/AWMF/ll/030-045.htm, Zugriff: 09.06.2010

Deutsche Gesellschaft für Suchtforschung und Suchttherapie; Deutsche Gesellschaft für Psychiatrie, Psychotherapie und Nervenheilkunde (2006): Medikamentenabhängigkeit (Sedativa-Hypnotika, Analgetika, Psychostimulantien). AWMF-Leitlinien-Register Nr. 076/009. Internet: http://www.uni-duesseldorf.de/AWMF/ll/076-009.htm, Zugriff: 09.06.2010

Diener, H.-C.; Schneider, R.; Aicher, B. (2008): Per-capita consumption of analgesics: a nine-country survey over 20 years. In: The Journal of Headache and Pain, 9(4), 225–231

Dündar, Y. (et al.) (2004): Newer hypnotic drugs for the short-term management of insomnia: a systematic review and economic evaluation. In: Health Technology Assessment, 8(24), 1–144. Internet: http://www.ncchta.org/fullmono/mon824.pdf, Zugriff: 29.09.2010

Färber, David; Tölle, Rainer (1996): Warnende Hinweise zur Verschreibung von Clomethiazol (Distraneurin). In: Deutsches Ärzteblatt, 93(33), S. A-2098

Internet: http://www.aerzteblatt.de/v4/archiv/artikel.asp?src=heft&id=2451, Zugriff: 29.09.2010

Glaeske, Gerd (2000): Präventive Sucht- und Drogenpolitik bei spezifischen Substanzen. In: Schmidt, B.; Hurrelmann, K. (Hrsg): Präventive Sucht- und Drogenpolitik. Opladen: Leske + Budrich. 111–128

Glaeske, G.: Psychotrope und andere Arzneimittel mit Missbrauchs- und Abhängigkeitspotential. In: Deutsche Hauptstelle gegen die Suchtgefahren (Hrsg.): Jahrbuch Sucht 2002. Geesthacht: Neuland Verlag. 63–76.

Glaeske, G.; Janhsen, K: (2008): GEK-Arzneimittel-Report 2008. St. Augustin: Asgard-Verlag

Glaeske, G.; Schicktanz, C.; Janhsen, K. (2009): GEK-Arzneimittelreport 2009. St. Augustin: Asgard-Verlag

Glaeske, G. (2010): Psychotrope und andere Arzneimittel mit Missbrauchs- und Abhängigkeitspotenzial. In: Deutsche Hauptstelle für Suchtfragen (Hrsg.): Jahrbuch Sucht 2010. Geesthacht: Neuland. 69–95

Glaeske, G.; Schicktanz, C. (Hrsg.) (2010): BARMER GEK Arzneimittel-Report 2010. St. Augustin: Asgard

Glaeske, G.; Windt, R.; Hoffman, F. (2010): Konsum psychoaktiver Medikamente im Alter.In: VPP – Verhaltenstherapie & Psychosoziale Praxis, (3), 649–660

Glaeske, G. (2010): Kosten senken an oder mit Arzneimitteln. In: Der Internist, (8), 1057–1063

Glass, J. (et al.) (2005): Sedative hypnotics in older people with insomnia: meta-analysis of risks and benefits. In: BMJ, 331 (7526), 1169

Herings, R.M. (et al.) (1995): Benzodiazepines and the risk of falling leading to femur fractures. Dosage more important than elimination half-life. In: Arch Intern Med, 155(16), 1801–1807

Hoffmann, F.; Glaeske, G.(2006): Neugebrauch von Benzodiazepinen und das Risiko einer proximaler Femurfrakturen. Eine Case-crossover Studie. In: Z Gerontol Geriat, 39(2), 143–148

Hoffmann, F.; Glaeske, G.; Scharffetter, W. (2006): Zunehmender Hypnotikagebrauch auf Privatrezepten in Deutschland. In: Sucht, 52(2), 360–366

Hoffmann, F.; Scharffetter, W.; Glaeske, G. (2009): Verbrauch von Zolpidem und Zopiclon auf Privatrezepten zwischen 1993 und 2007. In: Der Nervenarzt, 80, 578–583

Hoffmann, F.; Hies, M.; Glaeske, G: (2010): Regional variations of private prescriptions for non-benzodiazepine hypnotics zolpidem and zopiclone in Germany. In: Pharmacoepidemiology and Drug Safety, 19(10), 1071–1077

Holbrook, A.M. (et al.) (2000): Meta-analysis of benzodiazepine use in the treatment of insomnia. In: CMAJ, 162(2), 225–233

Holt, S.; Schmiedl, S.; Thürmann, P.A. (2010): Potentiell inadäquate Medikation für ältere Menschen: Die Priscus-Liste. In: Dtsch. Arztebl. Int., 107(31–32), 543–551

IMS – Institut für medizinische Statistik (Hrsg.) (2009): Der pharmazeutische Markt 2009. Frankfurt a. M.

Institut für Arzneimittelinformation (Hrsg.) (2010): Arzneimittelkursbuch 2010/11. Fakten und Vergleiche für 14500 Medikamente. Berlin

Janhsen, K.; Glaeske, G. (2002): Benzodiazepine – noch immer zu hoch und zu lange dosiert. In: Sucht aktuell, 10(2), 5–10

Jonasch, K. (2009): Persönliche Mitteilung, Mail vom 20.01.2009

Leipzig, R.M.; Cumming, R.G.; Tinetti, M.E. (1999): Drugs and falls in older people: a systematic review and meta-analysis: I. Psychotropic drugs. In: J Am Geriatr Soc, 47(1), 30–39

Madhusoodanan, S.; Bogunovic, O.J. (2004): Safety of benzodiazepines in the geriatric population. In: Expert Opin Drug Saf, 3(5), 485–493

Mort, Jane R.; Aparasu, Rajender R. (2002): Prescribing of psychotropics in the elderly: why is it so often inappropriate? In: CNS Drugs, 16(2), 99–109

NICE - National Institute for Clinical Excellence (2004): Guidance on the use of zaleplon, zolpidem and zopiclone for the short-term management of insomnia. Technology Appraisal Guidance 77. London.

Nowell, P.D. (et al.) (1997): Benzodiazepines and zolpidem for chronic insomnia: a meta-analysis of treatment efficacy. In: The Journal of the American Medical Association (JAMA), 278(24), 2170–2177

Pabst, A. (et al.) (2010): Substanzkonsum und substanzbezogene Störungen. Ergebnisse des Epidemiologischen Surveys. In: Sucht, 56(5), 327–336

Radbruch, L.; Nauck, F. (2002): Morphin und andere Opioide in der Tumorschmerztherapie. Die Empfehlungen der EAPC. In: Schmerz, 16,186–193

Schulz, M. (2008): Folienvortrag zum Symposium des Bundesapothekerkammer: „Medkamente: Abhängigkeit und Missbrauch." 18. Juni 2008 in Berlin

Schwabe, U.; Paffrath, D. (Hrsg.) (2008): Arzneiverordnungs-Report 2008. Berlin; Heidelberg: Springer

Schwabe, U.; Paffrath, D. (Hrsg.) (2009): Arzneiverordnungs-Report 2009. Berlin, Heidelberg: Springer

Schwabe, U.; Paffrath, D. (Hrsg.) (2010): Arzneiverordnungs-Report 2010. Berlin, Heidelberg: Springer

Schwarz, S.; Frölich, L.; Deuschle, M. (2010): Schlafstörungen bei älteren Menschen: Ein unterdiagnostiziertes und überbehandeltes Syndrom. In: Der Internist, 51(7), 914–922

Senay, E.C. (et al.) (2003): Physical dependence on Ultram (Tramadol hydrochloride): both opioid-like and atypical withdrawal symptoms occur. In: Drug Alcohol Depend, 69(3), 233–241

Sivertsen, B.; Nordhus, I.H. (2007): Management of insomnia in older adults. In: Br J Psychiatry, 190, 285–286

Sivertsen, B. (et al.) (2006): Cognitive behavioral therapy vs zopiclone for treatment of chronic primary insomnia in older adults: a randomized controlled trial. In: JAMA, 295(24), 2851–2858

Skipper, G.E. (et al.) (2004): Tramadol Abuse and Dependence Among Physicians. In: JAMA, 292(15), 1818–1819

Smith, M.T. (et al.) (2002): Comparative meta-analysis of pharmacotherapy and behavior therapy for persistent insomnia. In: Am J Psychiatry, 159(1), 5–11

Soyka, M. (et al.) (2005): Wo verstecken sich 1,9 Millionen Medikamentenabhängige? In: Der Nervenarzt. 76 (1), 72–77

Soumerai, Stephen B. (et al.) (2003): Lack of relationship between long-term use of benzodiazepines and escalation to high dosages. In: Psychiatric Services, 54(7), 1006–1011

Tjäderborn, M. (et al.) (2009): Tramadol dependence: a survey of spontaneously reported cases in Sweden. In: Pharmacoepidemiology and drug safety, 18(12), 1192–1198

Wagner, A.K. (et al.) (2004): Benzodiazepine use and hip fractures in the elderly: who is at greatest risk? In: Arch Intern Med, 164(14), 1567–1572

Wang, P.S. (et al.) (2001): Hazardous benzodiazepine Regimens in the Elderly: Effects of Half-Life, Dosage, and Duration on Risk of Hip Fracture. In: Am J Psychiatry,158, 892–898

Weyerer, Siegfried (2001): Medikamentensucht im Alter. In: Bündnis 90 / Die Grünen im bayerischen Landtag (Hrsg): Sucht auf Rezept: Problem Medikamentenabhängigkeit. Reader zur Anhörung. München. 22–28

Wolter-Henseler, Dirk K. (1999): Benzodiazepine: Verordnung, Einnahme, Missbrauch und Abhängigkeit im Alter. In: Zeitschrift für Gerontopsychologie & -psychiatrie, 12(2), 115–128

2.4 Illegale Drogen – Zahlen und Fakten zum Konsum

Boris Orth , Ludwig Kraus, Daniela Piontek

Zusammenfassung

Weltweit wird dem Konsum illegaler Drogen 0,4 % der gesamten Sterblichkeit zugeschrieben. Bezogen auf die durch den Gebrauch illegaler Substanzen verursachte Krankheitsbelastung belegen im Vergleich zu anderen gesundheitlichen Risikofaktoren illegale Drogen in den Hoch-Einkommens-Ländern den achten Rangplatz. Hinsichtlich des problematischen Drogenkonsums – Injektion von Drogen oder lang andauernder bzw. regelmäßiger Konsum von Opioiden, Kokain und/oder Amphetaminen – gehört Deutschland zu einer Gruppe von Ländern mit europaweit vergleichsweise niedrigerer Prävalenz (3,3 Personen mit problematischem Drogenkonsum pro 1000 Einwohner im Alter von 15 bis 64 Jahren).

Im Vergleich zu den anderen westeuropäischen Ländern liegt in Deutschland der Anteil junger Erwachsener, die im letzten Jahr Cannabis, Kokain oder Ecstasy konsumiert haben, im Mittelfeld. Derzeit haben 7,4 % der 12- bis 17-jährigen Jugendlichen und 5,1 % der 18- bis 64-jährigen Erwachsenen, die in Deutschland wohnen, im letzten Jahr irgendeine illegale Droge konsumiert. Die Konsumprävalenz ist bei Männern höher als bei Frauen und der Konsum ist bei 18- bis 20-Jährigen mit einer 12-Monats-Prävalenz von 16,8 % am weitesten verbreitet. Dabei steht der Konsum von Cannabis deutlich im Vordergrund. Nach einer Zunahme des Konsums illegaler Drogen in den 1990er Jahren sind derzeit wegen der sinkenden Popularität von Cannabis bei Jugendlichen und jüngeren Erwachsenen insgesamt wieder geringere Konsumprävalenzen illegaler Drogen zu beobachten. Bei 1,2 % der Erwachsenen im Alter von 18 bis 64 Jahren ist aber von einer Cannabisabhängigkeit oder problematischem Cannabiskonsum auszugehen. Der Anteil der Personen dieser Altersgruppe mit einer Kokain- bzw. Amphetaminabhängigkeit wird auf 0,2 % bzw. 0,1 % geschätzt.

Abstract

Globally, 0.4 % of all deaths are attributed to illicit drug use. Compared to other risk factors, the burden of disease attributable to illicit drug use is ranked 8th place in developed countries. With regard to problematic drug use defined as injecting drug use (IDU) or long duration/regular use of opiates, cocaine, and/or amphetamines, Germany is part of a class of European countries with comparatively low prevalence rates (3.3 individuals with problematic opiate use per 1,000 inhabitants, aged 15 to 64). German 12 months prevalence rates for cannabis, cocaine and ecstasy use are at an average level, as compared to rates in other western European countries. 7.4 % of youths, aged 12 to 17, and 5.1 % of adults, aged 18 to 64 reported using some type of illicit drug within the past year. Prevalence rates for males are higher than those for females and highest among young adults aged 18 to 20. The use of cannabis is clearly dominating. After more than a decade of increasing drug use, the use of illicit drugs has recently declined. This is mainly due to cannabis being less popular among youths and young adults. Nevertheless, the proportion of individuals with a cannabis use disorder is significant. Among adults, aged 18 to 64, the prevalence rate of cannabis dependence or problematic use is 1.2 %. Finally, the prevalence rates of cocaine or amphetamine dependence are estimated to be 0.2 % and 0.1 %, respectively, of the adult population aged 18 to 64.

Internationale und europäische Perspektive

Illegale Drogen, Mortalität und Krankheitsbelastung

Der Konsum illegaler Drogen kann schwerwiegende soziale und gesundheitliche Folgen haben. Die Weltgesundheitsorganisation (World Health Organization, WHO) schätzt den Anteil illegaler Drogen an der Gesamtmortalität weltweit auf 0,4 % (WHO, 2009a). Dies entspricht einer Gesamtzahl von 2,5 Mio. Fällen im Jahr 2004. Der Konsum illegaler Substanzen verursacht darüber hinaus 0,9 % der globalen Krankheitsbelastung (burden of disease) gemessen am Anteil gesunder Lebensjahre, die durch Krankheit oder frühzeitigen Tod verloren gehen.

In den Hoch-Einkommens-Ländern gehört der Gebrauch illegaler Drogen zu den zehn bedeutendsten Risikofaktoren für die Gesund-

Abb. 1: Attributabler Anteil verschiedener Risikofaktoren an durch Krankheit verlorenen Lebensjahren (DALYs) in Hoch-Einkommens-Ländern für Männer und Frauen in Prozent für das Jahr 2004

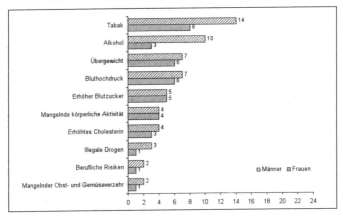

Quelle: WHO, 2009b

heit und belegt bei Männern und Frauen jeweils den achten Rangplatz. Bei Männern gehen etwa 3 % und bei Frauen etwa 1 % aller durch Krankheit verlorenen gesunden Lebensjahre auf den Konsum illegaler Substanzen zurück. Ein im Vergleich zu Tabak und Alkohol zwar kleinerer, trotzdem aber bedeutender Anteil gesundheitlicher Schäden könnte ohne den Konsum illegaler Drogen vermieden werden (Abbildung 1).

Diese Risikoabschätzung der WHO basiert auf Studien, die sich auf die Injektion von Opioiden, Kokain und Amphetaminen konzentrieren. Cannabis und Ecstasy werden nicht berücksichtigt. Außerdem bleiben durch die Fokussierung auf gesundheitliche Schäden soziale und rechtliche Folgen unbeachtet, so dass das Ausmaß der durch illegale Drogen verursachten gesellschaftlichen Gesamtschäden deshalb noch unterschätzt werden dürfte (Rehm et al., 2005).

Problematischer Drogenkonsum

Das Mortalitätsrisiko steigt mit der Häufigkeit und der Menge des Konsums illegaler Drogen. Das gefährlichste Muster findet sich bei Abhängigen, die über eine Periode von Jahren täglich oder fast täglich injizieren. Problematischer Drogengebrauch wird in den Statistiken der Europäischen Beobachtungsstelle für Drogen und Drogensucht (European Monitoring Centre for Drugs and Drug Addiction, 2010) als Drogenkonsum durch Injektion oder lang andauernden bzw. regelmäßigen Konsum von Opioiden, Kokain und/oder Amphetaminen verstanden.

Schätzungen zum Ausmaß des problematischen Drogenkonsums sind für eine evidenz-basierte Drogenpolitik unerlässlich. Die Daten können der Beurteilung des Behandlungsbedarfs oder der sozialen Kosten dienen. Wegen unterschiedlicher Definitionen, unterschiedlicher Datenquellen sowie statistischer Schätzverfahren und weil problematischer Drogenkonsum wegen der Illegalität häufig im Verborgenen stattfindet, können Vergleiche zwischen europäischen Ländern nur vorsichtig vorgenommen werden. Trotzdem finden sich zwei Gruppen von Ländern, die durch eine vergleichsweise

Abb. 2: Prävalenzschätzungen des problematischen Drogenge-brauchs (PDU) bei 15- bis 64-Jährigen in ausgewählten Ländern der EU (Anzahl PDU's pro 1.000 Einwohner)

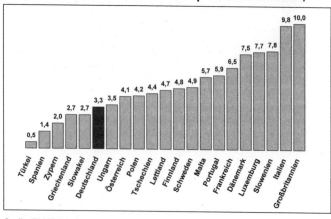

Quelle: EMCDDA, 2010

hohe bzw. eine vergleichsweise niedrige Prävalenz des problematischen Drogenkonsums gekennzeichnet sind. Deutschland gehört mit geschätzten 3,3 problematischen Drogenkonsumenten pro 1.000 Einwohner im Alter von 15 bis 64 Jahren zu den Ländern mit niedrigerer Prävalenz (Abbildung 2). Als Erklärungen für die Unterschiede werden die jeweilige nationale Drogenpolitik, die Altersstruktur der Bevölkerung, unterschiedliche Anteile städtischer und ländlicher Gebiete, Arbeitslosigkeit und Armut diskutiert. Klare kausale Zusammenhänge konnten bislang aber noch nicht empirisch belegt werden (Kraus et al., 2003).

Substanzbezogene Störungen

Substanzbezogene Störungen umfassen den Substanzmissbrauch bzw. den schädlichen Gebrauch und die Substanzabhängigkeit, wie sie in internationalen diagnostischen Klassifikationssystemen (DSM-III-R, DSM-IV, ICD-10) beschrieben und definiert werden. Diese Definitionen unterscheiden sich von der Definition des problematischen Drogenkonsums. Die in Tabelle 1 dargestellten Prävalenz- und Gesamtwerte umfassen die Diagnosen Opioid- und Kokainabhängigkeit und schädlicher Gebrauch nach ICD-10 und erfassen die WHO Regionen (WHO, 2008). Der Anteil von opioid- und kokainbezogenen Störungen wird weltweit auf 0,04 % geschätzt, was einer Anzahl von knapp 2,5 Millionen Personen entspricht. Im Ver-

Tab. 1: Prävalenz und Anzahl drogenbezogener Störungen in WHO Regionen für das Jahr 2004

	Drogenbezogene Störungen[1]	
Weltweit	0,04	2 476 000
Europa	0,05	460 000
Amerika	0,04	372 000
Afrika	0,02	182 000
Östliches Mittelmeer	0,03	164 000
Südostasien	0,03	579 000
Westpazifik	0,004	714 000

[1] ICD-10 Diagnosen Opioid- und Kokainabhängigkeit und schädlicher Gebrauch.

Quelle: WHO, 2008

gleich zu den restlichen Regionen der Welt werden die Werte in Europa mit 0,05 % und Amerika mit 0,04 % angegeben.

Cannabis, Kokain und Ecstasy: 12-Monats-Konsumprävalenz

Die Europäische Beobachtungsstelle für Drogen und Drogensucht (European Monitoring Centre for Drugs and Drug Addiction, 2010) schätzt, dass im letzten Jahr etwa 23 Mio. Europäer im Alter von 15 bis 64 Jahren Cannabis, 4 Mio. Personen Kokain und 2,5 Mio. Menschen Ecstasy konsumiert haben. Das entspricht einer 12-Monats-Prävalenz von 7 % für Cannabis, von 1,3 % für Kokain und von 0,8 % für Ecstasy. Bei jungen Erwachsenen im Alter von 15 bis 34 Jahren ist der Anteil der Personen, die eine dieser Substanzen im letzten Jahr konsumiert haben, höher. In dieser Altersgruppe beträgt die 12-Monats-Prävalenz des Cannabiskonsums in Europa durchschnittlich 13 %, des Kokainkonsums 2,3 % und des Ecstasykon-

Abb. 3: 12-Monatsprävalenz des Konsums illegaler Drogen bei Jugendlichen und jungen Erwachsenen (15-34 Jahre) in westlichen, europäischen Ländern (Angaben in Prozent)

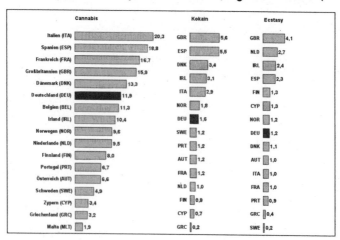

Quelle: EMCDDA, 2010

sums 1,7 %. Diese Schätzungen basieren auf den jeweils aktuellsten Repräsentativbefragungen der einzelnen Länder.

Im Vergleich zu den anderen westeuropäischen Ländern liegt in Deutschland der Anteil junger Erwachsener, die im letzten Jahr Cannabis, Kokain oder Ecstasy konsumiert haben, im Mittelfeld. In Spanien oder Großbritannien ist der Konsum dieser Substanzen vergleichsweise stärker verbreitet (Abbildung 3).

Nach einem drastischen Anstieg des Cannabiskonsums in Europa in den 1990er Jahren und einer Stabilisierung in den folgenden Jahren untermauern die jüngsten Zahlen der Europäischen Drogenbeobachtungsstelle insgesamt einen Rückgang des Cannabiskonsums in Europa. Im Gegensatz dazu lässt sich eine Reduktion des intensiven, d. h. des täglichen oder fast täglichen Cannabiskonsums aber nicht nachweisen. Die Konsumprävalenz von Ecstasy entwickelt sich in verschiedenen europäischen Ländern nicht einheitlich. Es werden sowohl Rückgänge, Stagnationen und Anstiege berichtet. Demgegenüber steigt in den meisten Ländern, von denen Daten vorliegen, die 12-Monats-Prävalenz des Kokainkonsums oder hat sich stabilisiert. Konsumreduktionen werden kaum berichtet (European Monitoring Centre for Drugs and Drug Addiction, 2009).

Deutschland

Konsumprävalenz illegaler Drogen

In Deutschland sind zwei Monitoringstudien etabliert, die in regelmäßigen Abständen (derzeit etwa alle drei bis vier Jahre), durch wiederholte, bundesweit repräsentative Querschnittserhebungen Daten zum Konsum illegaler Drogen in der Allgemeinbevölkerung bereitstellen. Die Drogenaffinitätsstudie (DAS; Bundeszentrale für gesundheitliche Aufklärung, 2010) untersucht das Konsumverhalten Jugendlicher und junger Erwachsener. Zielgruppe des Epidemiologischen Suchtsurveys (Pabst et al., 2010) sind Erwachsene im Alter von 18 bis 64 Jahren.

Der Anteil derjenigen, die mindestens einmal in den letzten zwölf Monaten eine illegale Droge konsumiert haben, beträgt derzeit bei 12- bis 17-jährigen Jugendlichen 7,4 % (Bundeszentrale für gesundheitliche Aufklärung, 2010) und bei 18- bis 64-jährigen Erwachsenen 5,1 % (ESA; Pabst et al., 2010). Der Anteil der Konsumenten ist höher als der der Konsumentinnen (männliche Jugendliche: 9,4 %;

weibliche Jugendliche: 5,2 %; Männer: 6,7 %; Frauen: 3,4 %). Im Vergleich zu anderen Substanzen steht der Konsum von Cannabis deutlich im Vordergrund (Jugendliche: 6,6 %, Erwachsene: 4,8 %). Sowohl bei Jugendlichen als auch Erwachsenen liegt die 12-Monats-Prävalenz aller anderen erfassten Substanzen unter einem Prozent (Tabelle 2).

Die Konsumprävalenz wird deutlich vom Lebensalter bestimmt. Etwa jeder sechste Befragte im Alter von 18 bis 20 Jahren hat in den letzten zwölf Monaten mindestens einmal eine illegale Substanz konsumiert. Bei 12- und 13-Jährigen sowie Personen ab dem fünf-

Tab. 2: 12-Monats-Prävalenz des Konsums verschiedener illegaler Drogen bei Jugendlichen von 12 bis 17 Jahren (Drogenaffinitätsstudie 2008, BZgA, 2010) und bei Erwachsenen von 18 bis 64 Jahren (Epidemiologischer Suchtsurvey 2009, Pabst et al., 2010) nach Geschlecht

	Drogenaffinitätsstudie 2008 (12 bis 17 Jahre)			Epidemiologischer Suchtsurvey 2009 (18 bis 64 Jahre)		
	Gesamt	Männlich	Weiblich	Gesamt	Männlich	Weiblich
Irgendeine illegale Droge	7,4	9,4	5,2	5,1	6,7	3,4
Cannabis	6,6	8,7	4,4	4,8	6,4	3,1
Andere Drogen als Cannabis	2,0	2,3	1,7	1,3	1,9	0,8
Amphetamine	0,6	0,7	0,5	0,7	1,1	0,4
Ecstasy	0,8	0,8	0,8	0,4	0,6	0,2
LSD	0,3	0,1	0,5	0,1	0,2	0,1
Heroin	0,1	0,0	0,2	0,1	0,2	0,1
Andere Opiate	–	–	–	0,2	0,2	0,1
Kokain	0,8	1,1	0,5	0,8	1,2	0,4
Crack	0,3	0,5	0,2	0,1	0,2	0,0
Schnüffelstoffe	0,4	0,3	0,5	–	–	–
Pilze	0,9	0,8	0,9	0,2	0,4	0,1
Spice	–	–	–	0,4	0,6	0,2

Abb. 4: 12-Monatsprävalenz des Konsums irgendeiner illegalen Droge, von Cannabis oder anderen Drogen als Cannabis bei Jugendlichen von 12 bis 17 Jahren (Drogenaffinitätsstudie 2008, BZgA, 2010) und Erwachsenen von 18 bis 64 Jahren (Epidemiologischer Suchtsurvey 2009, Pabst et al., 2010)

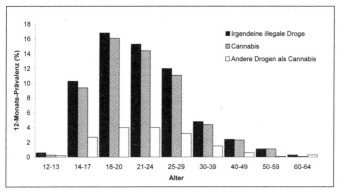

zigsten Lebensjahr liegt die 12-Monats-Prävalenz unter bzw. bei einem Prozent (Abbildung 4).

Trends

Sowohl bei Jugendlichen im Alter von 12 bis 17 Jahren als auch bei jungen Erwachsenen im Alter von 18 bis 39 Jahren hat die Konsumprävalenz irgendeiner illegalen Droge in den 1990er Jahren deutlich zugenommen (Kraus et al., 2010). Die 12-Monats-Prävalenz ist bei Jugendlichen von 5,6 % im Jahr 1993 auf 10,5 % im Jahr 2004 und bei Erwachsenen von 4,3 % im Jahr 1990 auf 12,2 % im Jahr 2003 angestiegen. Im Wesentlichen ist dieser Anstieg auf eine Zunahme des Cannabiskonsums zurückzuführen. Eine Ausnahme ist der Drogenkonsum Jugendlicher im Jahr 1997. Über den Cannabiskonsum hinaus spielte in diesem Jahr mit 2,6 % auch Ecstasy eine bedeutendere Rolle. In den letzten Erhebungen zeigt sich bei Jugendlichen ein Rückgang des Cannabiskonsums auf zuletzt 6,6 % im Jahr 2008 (Bundeszentrale für gesundheitliche Aufklä-

Abb. 5: Trends der 12-Monats-Prävalenz ausgesuchter illegaler Drogen bei Jugendlichen von 12 bis 17 Jahren (Drogen-affinitätsstudie 2008; BZgA, 2010) und bei Erwachsenen von 18 bis 39 Jahren (Epidemiologischer Suchtsurvey 2009, Kraus et al., 2010)

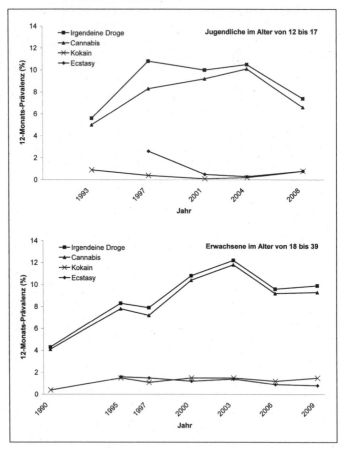

rung, 2010). Bei 18- bis 39-jährigen Erwachsenen war zwischen 2003 und 2006 ein Rückgang der Konsumprävalenz von Cannabis zu beobachten. Im Jahr 2009 beträgt die 12-Monats-Prävalenz des Cannabiskonsums in dieser Altersgruppe 9,3 % (Abbildung 5).

Substanzbezogene Störungen

Der größte Anteil an substanzbezogenen Störungen im Bereich illegaler Drogen geht auf Cannabis zurück.

Nach Schätzungen des Epidemiologischen Suchtsurveys 2009 (Pabst et al., 2010) liegt für 1,2 % der Gesamtbevölkerung zwischen 18 und 64 Jahren eine Cannabisabhängigkeit (oder problematischer Cannabiskonsum) gemäß der Severity of Dependence Skala (SDS) vor (95 % KI: 525.000–750.000 Personen). Mit 1,6 % sind Männer doppelt so häufig wie Frauen (0,8 %) und Erwachsene unter 30 Jahren (3,9 %) deutlich stärker als ältere Personen (0,4 %) betroffen. Im Vergleich zu 2006 (1,5 %) hat sich der Anteil Cannabisabhängiger (und Problemkonsumenten) gemäß der SDS unter 18- bis 59-Jährigen in 2009 (1,3 %) statistisch nicht signifikant verändert.

Die Schätzungen zur Prävalenz von Cannabisabhängigkeit nach SDS unterscheiden sich von Schätzungen nach den Kriterien des DSM-IV (0,7 % Missbrauch bzw. 0,4 % Abhängigkeit im Jahr 2006; Kraus, Pfeiffer-Gerschel, Pabst, 2008). Dies ist darauf zurückzuführen, dass die SDS eine Abhängigkeit nach DSM-IV überschätzt, da eine nicht vollkommene Spezifität des Instruments (korrekter Ausschluss einer Diagnose, wenn keine Abhängigkeit vorliegt) einen Teil von Personen ohne Abhängigkeitssymptomatik als „positiv" bewertet (Steiner, Baumeister, Kraus, 2008). Diese Gruppe weist in den allermeisten Fällen einen problematischen Konsum auf, so dass die Prävalenzschätzung mit dem SDS neben Cannabis-abhängigen auch Personen mit einem problematischen Cannabiskonsum einschließt.

Im Vergleich zu Cannabis ist der geschätzte Anteil an Abhängigen (und Problemkonsumenten) von Kokain (0,2 %) und Amphetaminen (0,1 %) gemäß der SDS und bezogen auf die 18- bis 64-jährige Allgemeinbevölkerung deutlich geringer (95 % KI; Kokain: 52.000–135.000 Personen; Amphetamine: 45.500–123.000 Personen). Auch für diese Zahlen gilt wie oben beschrieben dieselbe Problematik der Überschätzung der Abhängigkeit auf Grundlage der SDS gegenüber den Erhebungskriterien des DSM-IV. Geschlechtsunterschiede weisen auf eine höhere Verbreitung dieser substanzbezogenen Störungen unter Männern (Kokain/Amphetamine: 0,2 %) im Vergleich zu Frauen (Kokain/Amphetamine: 0,1 %) hin. Mit zunehmendem Alter nimmt die Prävalenz von Kokain- und Amphetaminabhängigkeit in der Bevölkerung deutlich ab. Während der Anteil an Kokainabhängigen gemäß der SDS bei unter 30-Jährigen etwa 0,6 % beträgt (Amphetamine: 0,7 %), tendiert die Verbreitung der Abhängigkeit von diesen Substanzen nach den Kriterien der SDS unter älteren Personen gegen Null.

Literatur

Bundeszentrale für gesundheitliche Aufklärung (Hrsg.) (2010): Die Drogenaffinität Jugendlicher in der Bundesrepublik Deutschland 2008. Verbreitung des Konsums illegaler Drogen bei Jugendlichen und jungen Erwachsenen. Köln

European Monitoring Centre for Drugs and Drug Addiction (2009): Jahresbericht 2009. Stand der Drogenproblematik in Europa. Luxemburg: Amt für amtliche Veröffentlichungen der Europäischen Gemeinschaften. Internet: http://www.emcdda. europa.eu/publications/annual-report/2009, Zugriff: 14.10.2010

European Monitoring Centre for Drugs and Drug Addiction (2010): Statistical bulletin 2010. Internet: http://www.emcdda.europa.eu/stats10, Zugriff: 13.10.2010

Kraus, L. (et al.) (2010): Trends des Substanzkonsums und substanzbezogener Störungen. Ergebnisse des Epidemiologischen Suchtsurveys 1995–2009. In: Sucht 56 (5), 337–347

Kraus, L. (et al.) (2003): Estimating prevalence of problem drug use at national level in countries of the European Union and Norway. In: Addiction, 98 (4), 471–485

Kraus, L., Pfeiffer-Gerschel, T. & Pabst, A. (2008): Cannabis und andere illegale Drogen: Prävalenz, Konsummuster und Trends. Ergebnisse des Epidemiologischen Suchtsurveys 2006. Sucht, 54 (Sonderheft 1), S16–S25

Pabst, A. (et al.) (2010): Substanzkonsum und substanzbezogene Störungen. Ergebnisse des Epidemiologischen Suchtsurveys 2009. In: Sucht 56 (5), 349–359

Rehm, J. (et al.) (2005): Problematic drug use and drug use disorders in EU countries and Norway: an overview of the epidemiology. In: European Neuropsychopharmacology, 15 (4), 389–397

Steiner, S., Baumeister, S. & Kraus, L. (2008): Severity of Dependence Scale – Establishing a cut-off point for cannabis dependence in the German adult population. Sucht, 54 (Sonderheft 1), S57–S63

World Health Organization (WHO) (2008): Global burden of disease (GBD) summary tables. Internet: http://www.who.int/evidence/bod, Zugriff: 08.12.2010

World Health Organization (WHO) (2009a): Global health risks. Mortality and burden of disease attributable to selected major risks. Geneva: WHO.

World Health Organization (WHO) (2009b): Global health risks summary tables.Internet: http://www.who.int/evidence/bod, Zugriff: 08.12.2010

2.5 Glücksspiel – Zahlen und Fakten

Gerhard Meyer

Zusammenfassung

Die Umsätze auf dem deutschen Glücksspiel-Markt sind in 2009 um 3,8 % auf 23,96 Mrd. Euro gesunken. Nach Inkrafttreten des Glücksspielstaatsvertrags (GlüStV) in 2008 verzeichnen die Anbieter damit einen Umsatzrückgang von 14 %, ohne Einbeziehung der Geldspielautomaten sogar um 22,9 %. Die Aufsteller von gewerblichen Geldspielautomaten konnten ihren Umsatz erneut um 2,8 % steigern. Die Zuwachsrate beträgt seit der Novellierung der Spielverordnung in 2006 stolze 42 %. Der erwirtschaftete Bruttospielertrag liegt bei 3,34 Mrd. Euro, der der Spielbanken nur noch bei 618 Mio. Euro. Auf dem unregulierten Glücksspiel-Markt (Online-Glücksspiele, Wetten) sollen Bruttospielerträge von rund 1,73 Mrd. Euro erzielt worden sein. Die staatlichen Einnahmen aus Glücksspielen gingen im Vergleich zum Vorjahr um 4,8 % auf 3,206 Mrd. Euro zurück, bzw. um 17,9 % im Vergleich mit 2007.

In 2009 ist erneut ein deutlicher Zuwachs in der ambulanten Behandlungsnachfrage von süchtigen Spielern erkennbar. Ihr Anteil in den Suchtberatungsstellen hat sich von 3,6 % auf 4,7 % (Einzeldiagnosen) bzw. von 3,2 % auf 4,2 % (Hauptdiagnosen) erhöht. Hochgerechnet haben rund 9.500 Glücksspieler ambulante Betreuungsangebote in Anspruch genommen, nach 7.300 in 2008 und 5.700 in 2007. Seit der Einführung des GlüStV ist die Behandlungsnachfrage um 67 % gestiegen. Die mit Abstand größte Gruppe bilden mit 72,3 % nach wie vor Spieler an Geldspielautomaten. In stationären Einrichtungen ist die Anzahl der Einzel- und Hauptdiagnosen pro Einrichtung im Vergleich zum Vorjahr mit 6,4 bzw. 2,8 Fällen nahezu konstant geblieben.

Nach repräsentativen Prävalenzstudien ist bei 0,19 % bis 0,64 % der bundesdeutschen Bevölkerung (98.000 – 347.000 Personen) ein problematisches Spielverhalten und bei 0,19 % bis 0,56 % (103.000 – 300.000 Personen) ein pathologisches Spielverhalten erkennbar (12-Monats-Prävalenz).

Abstract

The turnover of the German gambling market has decreased in 2009 by 3.8 % to 23.96 billion Euros. After the Gambling State Treaty has come into effect in 2008 gambling providers observe a turnover decline by 14 %, actually 22.9 % without involvement of private amusement with prizes (AWP) machines. Providers of AWP machines were once again able to increase their turnover by 2.8 %. Since the amendment of the Gambling Ordinance in 2006 the growth rate has amounted to impressive 42 %. They achieved a gross gambling revenue of 3.34 billion Euros whereas the casinos' revenue declined to 618 million Euros. The unregulated gambling market (online gambling, betting) is said to have achieved a gross gambling revenue of about 1.73 billion Euros. Compared to the previous year the state gambling revenue declined by 4.8 % to 3.206 billion Euros, respectively by 17.9 %, compared to 2007.

2009 again shows considerable increase in outpatient treatment of pathological gamblers. Their proportion in addiction treatment centers has risen from 3.6 % to 4.7 % (single diagnoses), respectively from 3.2 % to 4.2 % (main diagnoses).

A projected 9,500 gamblers contacted outpatient treatment centers, after 7,300 in 2008 and 5,700 in 2007. Since the introduction of the Gambling State Treaty treatment demand has increased by 67 %. The biggest group by far is still represented by AWP machine gamblers (72.3 %). The frequency of single and main diagnoses in inpatient treatment has remained approximately constant compared to the previous year with 6.4 respectively 2.8 cases per clinic.

Representative prevalence surveys show that 0.19 % to 0.64 % of German citizens (98,000 to 347,000 individuals) are problem gamblers and 0.19 % to 0.56 % (103,000 to 300,000) are pathological gamblers (12-months-prevalence).

Umsätze auf dem Glücksspiel-Markt

Die Umsätze auf dem deutschen Glücksspiel-Markt (ohne Soziallotterien, Telefon-Gewinnspiele, Sportwetten und Online-Glücksspiele von privaten und ausländischen Anbietern) beliefen sich in 2009 auf 23,96 Mrd. Euro, nach 24,90 Mrd. Euro in 2008 (Tab. 1). Nach Inkrafttreten des Glücksspielstaatsvertrages (GlüStV) in 2008 sind die Umsätze damit um 14 % zurückgegangen, ohne Einbezie-

110

hung der Geldspielautomaten sogar um 22,9 %. Der Rückgang um 3,8 % im Vergleich zum Vorjahr ist allerdings gekoppelt an die Verringerung des Brutto-Inlandprodukts um 4,9 %.

Gegen den Trend sind die Umsätze des Deutschen Lotto- und Totoblock um 3,1 % gestiegen, nicht zuletzt aufgrund der hohen Lotto-Jackpots im Januar und September 2009. Die höchsten Umsatzeinbußen mussten die Klassenlotterien mit bis zu 33,6 % und die Spielbanken mit 14,5 % hinnehmen.

Die gewerblichen Geldspielautomaten konnten dagegen ihren Umsatz um 2,8 % steigern. Damit erhöhte sich der Umsatz bereits zum vierten Mal in Folge nach der Novellierung der Spielverordnung im Januar 2006. Die Zuwachsrate beträgt stolze 42 % (im Vergleich mit 2005). Bei Spielergewinnen von mindestens 60 % verblieb den Aufstellern der Geldspielgeräte in 2009 ein Brutto-Spielertrag von 3,34[1] Mrd. Euro, nach 3,25 Mrd. Euro in 2008. Die Anzahl der aufgestellten Automaten in Gaststätten und Spielhallen verzeichnet im Vergleich zum Vorjahr einen Zuwachs um 1 % auf 212.000 Geräte (2008: 210.000 Geräte, korrigierter Wert). Mit der Novellierung der Spielverordnung ist ein Anstieg der Konzessionen für Spielhallen um 20,1 % von 10.189 in 2006 auf 12.240 in 2010 verbunden, wie Trümper und Heimann (2010) in einer bundesweiten Datenerhebung in Kommunen mit mehr als 10.000 Einwohnern festgestellt haben. Am stärksten ist der Zuwachs in Baden-Württemberg, Hessen und Bayern mit 53,2 %, 41,5 % bzw. 35,2 %. Die Zahl der Spielhallenstandorte stieg dagegen nur um 5,5 %. Der Trend geht in Richtung Großspielhalle mit mehreren Konzessionen.

Die Untersuchung zur Evaluierung der Fünften Novelle der Spielverordnung vom 17.12.2005 (Bühringer et al., 2010) bestätigt die wirtschaftlichen Erfolge, zeigt aber gleichzeitig unerwünschte und teilweise illegale Handlungen der Automatenindustrie und -aufsteller auf und belegt die schädlichen Auswirkungen auf die Handlungskontrolle der Spieler. So wird die maximale Obergrenze von 500 Euro Gewinn je Stunde durch eingeführte Punktesysteme (legal) umgangen, begleitet von rechtswidrigem „Vorheizen" der Geräte (Umwandlung von Geld in Punkte durch Mitarbeiter der Spiel-

---

1 Nach der Drucklegung dieses Beitrags veröffentlichte das Institut für Wirtschaftsforschung (München) korrigierte Zahlen für 2009 sowie Angaben für 2010. Danach lag der Bruttospielertrag in 2009 bei 3,7 Mrd. Euro (Umsatz: 9,25 Mrd. Euro). Dies entspricht einem Zuwachs von 57,4 % im Vergleich mit 2005. Die Anzahl der aufgestellten Geräte wird mit 227.00 angeben. In 2010 verzeichneten die Aufsteller einen Ertrag von 3,94 Mrd. Euro (Umsatz: 9,85 Mrd. Euro, Automaten: 235.700).

Tab. 1: Umsätze auf dem Glücksspiel-Markt (in Mio. Euro)

Glücksspiel	1974	1982	1992[1]	2002	2007	2008	2009	Veränderung in 2009 gegenüber Vorjahr in %
Spielbank[2]:								
– Glücksspielautomaten, Roulette, Black Jack etc.	1.023	3.426	6.854	10.900	10.260	8.030	6.862	–14,5
Spielhalle/Gaststätte[3]								
– Geldspielautomaten mit Gewinnmöglichkeit	–	–	–	5.710	7.625	8.125	8.350[5]	+2,8
Deutscher Lotto- und Toto-Block:								
– Zahlenlotto	1.407	2.634	4.144	5.309	4.974,6	4.387,4	4.499,7	+2,6
– Extralotto	–	–	–	–	–	–	36,3	+100,0
– Fußballtoto	143	166	168	95	78,1	49,8	52,3	+5,0
– Oddset	–	–	–	541	276,3	207,8	184,5	–11,2
– Spiel 77	–	438	802	1.044	991,0	877,1	891,5	+1,6
– Super 6[4]	–	13	229	733	705,1	621,0	636,3	+2,5
– Glücksspirale	55	42	159	245	189,7	200,7	248,2	+23,7
– Sofort-Lotterien[4]	–	–	287	269	219,2	208,3	227,2	+8,5
– Bingo	–	–	–	75	58,6	48,2	52,2	+7,3
– Keno	–	–	–	–	225,1	171,3	157,9	–7,8
– Plus 5	–	–	–	–	24,0	18,1	16,6	–8,4
Gesamt	**1.605**	**3.239**	**5.788**	**8.311**	**7.741,7**	**6.789,7**	**7.002,6**	**+3,1**
Klassenlotterie:								
– Nordwestdeutsche	46	93	419	558	435,7	317,5	269,7	–15,1
– Süddeutsche	–	139	522	778	636,6	470,0	312,0	–33,6

Erhebungsjahr

Tab. 1: Umsätze auf dem Glücksspiel-Markt (in Mio. Euro) (Fortsetzung)

Glücksspiel	1974	1982	1992[1]	2002	2007	2008	2009	Veränderung in 2009 gegenüber Vorjahr in %
Fernsehlotterie								
– ARD Fernsehlotterie	–	29	65	107	166	177,9	182,6	+2,6
– ZDF Aktion Mensch	–	100	107	320	435	451,2	447,6	–0,8
Sparkasse/Bank								
– PS–Sparen	–	162	255	296	288	280,5	273,5	–2,5
– Gewinnsparen	–	32	129	147	192	189,2	195,8	+3,5
Pferdewetten								
– Galopper (Totalisator)	53	99	130	103	48	39,2	37,4	–4,6
– Traber (Totalisator)	121	192	211	121	34	25,4	28,6	+12,8
– Buchmacher[5]	71	59	104	7	0,0	0,0	0,0	0,0
Gesamtumsatz				27.359	27.863	24.897,2	23.961,8	–3,8

Quelle: Archiv- und Informationsstelle der deutschen Lotto- und Toto-Unternehmen, Institut für Wirtschaftsforschung, eigene Erhebung

[1] Ab 1992 einschließlich neue Bundesländer
[2] Hochrechnung auf der Basis des Bruttospielertrages und einer durchschnittlichen Auszahlungsquote von 91 %
[3] Hochrechnung auf der Basis des Bruttospielertrages und einer durchschnittlichen Auszahlungsquote von 60 %
[4] Seit 1991, vorher Landeslotterien
[5] Hochrechnung/Steueraufkommen der Buchmacher
[6] Nach der aktuellen Korrektur des Bruttospielertrags liegt der Umsatz bei 9,25 Mrd. Euro

stätten) und illegalen Auszahlungen von Punktegewinnen. Nur 10 von 50 Spielhallen offenbarten bei Begehungen keine Mängel in den Aufstell- und Zugangsmerkmalen. Bei 42 % der befragten Spielerstichprobe in Spielhallen (N=447) wurde ein pathologisches Spielverhalten und bei 16 % ein problematisches Spielverhalten diagnostiziert. 37 % der Betreiber von Spielhallen (N=84) bestätigen, dass das Risiko für Spieler, die Kontrolle über das Automatenspiel zu verlieren, hoch oder sehr hoch ist.

Es besteht vor dem Hintergrund dieser Ergebnisse ohne Zweifel ein dringender Handlungsbedarf. Die Empfehlungen der Evaluationsstudie für notwendige Korrekturen, die weitgehend vom Bundesministerium für Wirtschaft und Technologie, BMWi (2010) übernommen wurden, setzen allerdings nicht an den eigentlichen Ursachen der Fehlentwicklungen an: der Aufrüstung der Spielgeräte mit Gewinnmöglichkeit zu Glücksspielautomaten. Die Spielanreize von Geldgewinnen mit Vermögenswert (im Sekundentakt) müssen auf ein Niveau reduziert werden, dass wieder der Unterhaltungsaspekt im Vordergrund steht (Dyckmans, 2010).[2] Der Maximalverlust pro Stunde muss sich an dem durchschnittlichen Nettostundenlohn eines Arbeitnehmers orientieren, um der Vorgabe der Gewerbeordnung (§33e(1)), die Gefahr unangemessen hoher Verluste in kurzer Zeit auszuschließen, gerecht zu werden.[3] Es bleibt abzuwarten, ob im Zuge der anstehenden Novellierung der Spielverordnung und der Neufassung des GlüStV tatsächlich ein Paradigmenwechsel stattfindet.[4]

Die Spielbanken landeten mit einem Umsatz von 6,86 Mrd. Euro nur noch auf Platz 3 der Umsatzträger (Abb. 1). Der Anteil am Gesamtumsatz der legalen Glücksspielanbieter betrug nur noch 28,6 % (Vorjahr: 32,3 %). Der Bruttospielertrag (ohne Kostenanrechnung) ging im Jahresvergleich um 105 Mio. Euro auf 618 Mio. Euro zu-

---

2 Die Probleme mit den Geräten begannen in Mitte der 1970er Jahre bei einem Höchstgewinn von 120 DM (rund 60 Euro). Mit einem Verbot von Merkmalsübertragungen (Punktetransfer, Sonder- und Freispiele) gilt es, der Umgehung des Höchstgewinns pro Spiel vorzubeugen.

3 Bei (gewerblichen) Pokerturnieren außerhalb von Spielbanken darf die Teilnehmergebühr auch nur höchstens 15 Euro betragen.

4 Entsprechende Impulse sind sicher nicht vom BMWi zu erwarten, das im Interesse der Automatenindustrie noch Mittel 2007 die Erhöhung der zulässigen Spielstellen bei Geldspielgeräten (von 2 auf 4) genehmigt und damit Jackpot-Anlagen (wie „Monopoly") wieder ermöglicht hat. Die aktuelle Umgehung des seit Januar 2011 geltenden Höchstgewinns von 1.000 Euro (Technische Richtlinie 4.1) durch die Verknüpfung des Gewinns mit Zusatzspielen (z.B. „Action Games"), die weitere Gewinne versprechen, ist außerdem bisher ohne Konsequenzen geblieben.

Abb. 1: Anteile am Gesamtumsatz der Glücksspiel-Anbieter in 2009

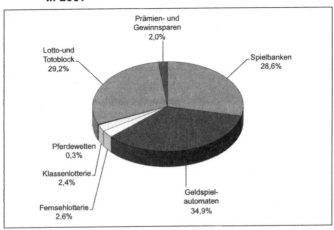

rück (Tab. 2). Bei den Tischspielen des „Großen Spiels" war ein Rückgang von 10,2 % zu verzeichnen, bei den Glücksspielautomaten um 16 %. Der Anteil des Automatenspiels am Gesamtertrag lag bei 62,4 % (nach 74,3 % in 2008). 106,6 Mio. Euro zahlten die rund 6,89 Mio. Besucher der Spielbanken (2008: 7,44 Mio.) zudem nach zwischenzeitlichen Gewinnen in den Tronc ein, die Trinkgeldkasse der Spielbanken (2008: 117,4 Mio. Euro).

Weitere Bruttospielerträge werden auf dem unregulierten deutschen Glücksspiel-Markt erzielt. Nach einer Analyse von Goldmedia (2010) entfielen in 2009 rund 17 % (1,73 Mrd. Euro) der Bruttospielerträge des Gesamtmarktes (10,3 Mrd. Euro) auf im Ausland

Tab. 2: Bruttospielertrag der Glücksspiele in Spielbanken (in Mio. Euro)

Glücksspiel	1993	1995	1997	1999	2001	2003	2005	2006	2007	2008	2009
Glücksspielautomaten	326	363	421	559	701	799	740	742	713	537	451
Roulette, Black Jack, Poker	341	309	323	325	296	211	212	198	210	186	167

Abb. 2: Öffentliche Einnahmen aus Glücksspielen

Jahr		Mrd. Euro
1970		0,658
1975		0,940
1980		1,522
1982		1,734
1985		1,905
1987		2,231
1989		2,368
1990		2,478
1991	inkl. neue Länder mit 117 Mio. Euro	2,831
1992	inkl. neue Länder mit 152 Mio. Euro	3,149
1993	inkl. neue Länder mit 146 Mio. Euro	3,171
1994	inkl. neue Länder mit 189 Mio. Euro	3,338
1995	inkl. neue Länder mit 225 Mio. Euro	3,479
1996	inkl. neue Länder mit 227 Mio. Euro	3,491
1997	inkl. neue Länder mit 238 Mio. Euro	3,489
1998	inkl. neue Länder mit 284 Mio. Euro	3,848
1999	inkl. neue Länder mit 379 Mio. Euro	4,204
2000	inkl. neue Länder mit 390 Mio. Euro	4,371
2001	inkl. neue Länder mit 410 Mio. Euro	4,597
2002	inkl. neue Länder mit 419 Mio. Euro	4,467
2003	inkl. neue Länder mit 424 Mio. Euro	4,393
2004	inkl. neue Länder mit 432 Mio. Euro	4,365
2005	inkl. neue Länder mit 454 Mio. Euro	4,254
2006	inkl. neue Länder mit 468 Mio. Euro	4,127
2007	inkl. neue Länder mit 394 Mio. Euro	3,905
2008	inkl. neue Länder mit 347 Mio. Euro	3,367
2009	inkl. neue Länder mit 342 Mio. Euro	3,206

Quelle: Statistisches Bundesamt

ansässige Betreiber von Online-Glücksspielen sowie private Wettanbieter und den Schwarzmarkt für Sportwetten.

Die Einnahmen des Staates aus Glücksspielen (über Rennwett- und Lotteriesteuer, Gewinnablieferungen verschiedener Lotterien, Spielbankabgabe) betrugen 3,206 Mrd. Euro in 2009, nach 3,367 Mrd. Euro in 2008. Dies entspricht einem Rückgang von 4,7 % im Vergleich zum Vorjahr und 17,9 % seit dem Inkrafttreten des GlüStV (Abb. 2). Von den Gesamteinnahmen wurden 342 Mio. Euro in den neuen Bundesländern erwirtschaftet (2008: 347 Mio. Euro). Der Ertragsrückgang dürfte u. a. eine Folge der Zunahme unregulierter und privater Spielangebote, wie auch der Geldspielautomaten mit keiner oder vergleichsweise geringer Steuer- und Abgabenlast, sein. Nach Angaben der Unterhaltungsautomatenwirtschaft beliefen sich die Gesamtzahlungen der Branche für Steuern und Sozialabgaben auf ca. 1,2 Mrd. Euro (einschließlich 300 Mio. Euro an kommunalen Vergnügungssteuern).

Die staatlichen Einnahmen aus Glücksspielen (ohne Geldspielau-tomaten) fielen in 2009 um 99 Mio. Euro geringer aus als die Erträ-ge aus alkoholbezogenen Steuern. In 2008 waren noch Mehreinnah-men von 42 Mio. Euro erzielt worden.

Pathologisches Spielverhalten

Nach der Deutschen Suchthilfestatistik 2009 für ambulante Bera-tungs- und/oder Behandlungsstellen, Fach- und Institutsambu-lanzen (Pfeiffer-Gerschel, Kipke & Steppan, 2010a) ist in 576 Ein-richtungen bei 5.220 Klienten die Einzeldiagnose „Pathologisches Spielverhalten" gestellt worden (Tab. 3). Die durchschnittliche An-zahl betreuter Spieler pro Einrichtung hat sich auf 10,2 Fälle erneut deutlich erhöht (Vorjahr: 7,8 Fälle). Der Anteil bezogen auf die Ge-samtzahl der Klienten (mit abgeschlossener Diagnosestellung) ist auf 4,7 % gestiegen (Männer: 5,5 %; Frauen: 2,0 %). Die Diagnose betraf 4.047 Männer und 426 Frauen in den alten sowie 656 Männer und 91 Frauen in den neuen Bundesländern (Frauenanteil: 9,9 %).

Die Anzahl der Hauptdiagnosen betrug 4.668 (West: 3.962; Ost: 706). Mit 9,1 Fällen pro Einrichtung ist im Vergleich zum Vorjahr (6,8 Fälle) ebenfalls ein deutlicher Anstieg zu beobachten. Der An-teil an der Gesamtzahl der Klienten (mit Diagnose) ist von 3,2 % auf 4,2 % gestiegen (Männer: 4,9 %; Frauen: 1,9 %).

Hochgerechnet auf die Gesamtzahl der betreuten Spieler in den bundesweit 934 Suchtberatungsstellen haben sich in 2009 rund 9.500 Glücksspieler in ambulante Betreuung begeben, nach 7.300 in[5] 2008.

Nach Inkrafttreten des GlüStV ist die Beratungsnachfrage um rund 67 % gestiegen. Der starke Anstieg dürfte auf die Zunahme und Erhöhung der Spielanreize illegaler und gewerblicher Spielan-gebote (Online-Poker, Geldspielautomaten) sowie die Umsetzung von Maßnahmen des GlüStV, wie Aufklärungskampagnen und der Ausbau des Hilfesystems, zurückzuführen sein.

Spieler an Geldspielautomaten bilden in den Einrichtungen nach wie vor mit Abstand die größte Gruppe. Bei 72,3 % der Klienten (bezogen auf Mehrfachnennungen der Spieler) wurde ein patholo-

---

5 Eine eigene Abfrage der ambulanten Beratungsnachfrage über die Länderkoordinatoren für den Bereich Glücksspielsuchtprävention (ohne Sachsen) ergab eine Anzahl von 8.754 Klienten (Mehrfachkontakte) in 2009, nach 5.808 Klienten in 2008.

Tab. 3: Pathologisches Spielverhalten bei Klienten ambulanter Beratungs- und/oder Behandlungsstellen, Zugänge: Einzeldiagnosen

Einzeldiagnose	1994	1996	1998	2000	2002	2004	2006	2007	2008	2009
Anzahl der Beratungsstellen (N)	396	436	467	401	454	591	595	431	558	514
Pathologisches Spielverhalten Ost	130	166	227	244	434	397	511	413	603	747
West	1.091	1.354	1.161	1.058	1.293	2.568	2.407	2.226	3.726	4.473
Gesamt	1.221	1.520	1.388	1.302	1.727	2.965	2.918	2.639	4.329	5.220
Durchschnittliche Anzahl behandelter Spieler pro Einrichtung	3,1	3,5	3,0	3,2	3,8	5,0	4,9	6,1	7,8	10,2
Prozentsatz bezogen auf die Gesamtzahl der Klienten (%)	2,5	2,3	2,0	2,3	2,3	2,8	2,6	3,1	3,6	4,7
Gesamtzahl der Klienten (100 %)	49.563	65.573	69.972	57.647	74.097	105.183	110.625	86.254	119.292	110.668

Quelle: Pfeiffer-Gerschel, Kipke & Steppan (2010a)

gisches Spielverhalten in Bezug auf Geldspielautomaten diagnostiziert (2008: 72,8 %), in 27,7 % der Fälle bezüglich Glücksspielen in Spielbanken (7,5 %), Wetten (5,4 %) und anderen Spielformen (14,9 %).

Diese Größenordnungen werden auch durch das mittlerweile abgeschlossene Bundesmodellprojekt „Frühe Intervention beim Pathologischen Glücksspielen" der Deutschen Hauptstelle für Suchtfragen (2011) weitgehend bestätigt. Im Zuge des Dokumentationszeitraumes (31 Monate) sind in 17 ambulanten Suchtberatungsstellen deutschlandweit insgesamt 1.422 Spieler erreicht worden (Frauenanteil: 9,5 %). Die Betroffenen waren mehrheitlich zwischen 30 und 49 Jahre alt (58,7 %); bei 86,6 % galt die Beteiligung am gewerblichen Automatenspiel als problembehaftet.

Die Deutsche Suchthilfestatistik 2009 für stationäre Einrichtungen (Pfeiffer-Gerschel, Kipke & Steppan, 2010b) weist 769 Einzeldiagnosen und 336 Hauptdiagnosen in 121 Einrichtungen aus (Tab. 4). Die Anzahl der Einzel- und Hauptdiagnosen pro Einrichtung ist im Vergleich zum Vorjahr mit 6,4 bzw. 2,8 Fällen nahezu konstant geblieben. Der Anteil pathologischer Spieler an der Gesamtzahl der Patienten ist mit 3,6 % (Einzeldiagnosen) bzw. 1,6 % (Hauptdiagnosen) leicht gestiegen.

Eine Auswahl stationärer Einrichtungen, die sowohl Suchtfachkliniken als auch psychosomatische Fachkliniken und entsprechende Abteilungen einbezieht, belegt eine deutlich höhere Anzahl behandelter Spieler (Tab. 5). Insgesamt wurden in den Einrichtungen 1.307 pathologische Spieler in 2009 therapiert (Hauptdiagnosen: 1.004; Nebendiagnosen: 303), nach 1.131 in 2008.

Die Adressenlisten der Selbsthilfegruppen der „Anonymen Spieler (GA)" in Hamburg und der „Fachstelle Glücksspielsucht" in Neuss weisen im Jahr 2009 auf 181 Spieler-Selbsthilfegruppen in 124 Städten hin (Abb. 3).

Anzahl problematischer und pathologischer Spieler

Daten zur Prävalenz des problematischen und pathologischen Spielverhaltens in Deutschland sind in fünf repräsentativen Bevölkerungsstudien erhoben worden (Tab. 6). Der Vergleich der ermittelten Prävalenzraten wird erschwert durch Unterschiede in den eingesetzten Erhebungsinstrumenten und diagnostischen Kriterien, der Methodik der Datenerhebung, der Einbeziehung von Filteritems

Tab. 4: Einzel- und Hauptdiagnose „Pathologisches Spielverhalten" in stationären Einrichtungen

Einrichtungen / Einzel-/ Hauptdiagnose		2000 N= 83		2002 N=85		2004 N=72/102		2005 N=45/140		2006 N=40/157		2007 N=131		2008 N=127		2009 N=121	
		E	H	E	H	E	H	E	H	E	H	E	H	E	H	E	H
Pathologisches Spielverhalten	n	264	33	131	136	288	337	47	341	37	358	663	367	833	333	769	336
	%	2,2	0,3	0,6	0,6	2,0	1,3	0,7	1,1	0,7	1,1	2,9	1,6	3,3	1,3	3,6	1,6
Gesamtzahl der Patienten (100 %)		12.195		23.201		14.711/ 25.854		6.764/ 31.565		5.310/ 31.269		22.718		25.426		21.521	

Quelle: Pfeiffer-Gerschel, Kipke & Steppan (2010b)

Tab. 5: Anzahl der behandelten Glücksspieler in ausgewählten stationären Versorgungseinrichtungen

Stationäre Einrichtungen	Erhebungsjahr											
	1985	1987	1991	1997	1999	2002	2004	2005	2006	2007	2008	2009
Fachkliniken Nordfriesland, Bredstedt (S+P)	1	12	47	44	69	75	64	65	85	87	84	73
Allgemeines Krankenhaus Ochsenzoll, Hamburg (S)	30/40	38	64	18	23	26	31	21	32	33	38	37
Bernhard-Salzmann-Klinik, Gütersloh (S)	1	18	16	41	51	57	82	57	51	62	65	105
Therapiezentrum Münzesheim, Kraichtal (S)	3	10	28	37	29	47	52	63	70	87	120	141
Fachklinik Münchwies, Neunkirchen-Saar (S+P)	–	7	51	104	84	128	174	208	205	253	257	281
Klinik Schweriner See, Lübstorf (S+P)	–	–	–	18	27	78	99	96	109	105	115	122
Asklepios Fachklinikum, Wildenfels (S)	–	–	–	–	6	27	39	54	49	56	65	85
Fachklinik Wigbertshöhe, Bad Hersfeld (S)	–	–	–	21	27	96	147	139	167	158	166	210
Klinik Berus, Überherrn-Berus (P)	–	–	–	26	35	47	54	60	59	80	70	67
Fachklinik Fredeburg, Bad Fredeburg (S)	–	–	–	18	25	45	57	35	30	39	41	55
Fachklinik Hochsauerland,Bad Fredeburg (P)	–	–	–	29	61	78	105	105	88	79	110	131
Gesamt	–	–	–	356	437	704	904	903	945	1.039	1.131	1.307

S: Suchtfachklinik bzw. -abteilung
P: Psychosomatische Fachklinik bzw. Abteilung
Quelle: Eigene Erhebung

Abb. 3: Anzahl der Selbsthilfegruppen für Glücksspieler

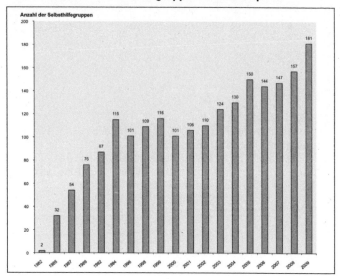

Quelle: Adressenlisten der „Anonymen Spieler" und der „Fachstelle Glücksspielsucht" in Neuss

und den Antwortraten. Der Referenzzeitraum bezieht sich jeweils auf die letzten 12 Monate.

Ein „problematisches Spielverhalten" wurde durch drei oder vier zutreffende DSM-IV-Kriterien (F 63.0) bzw. drei oder vier Punkte im South Oaks Gambling Screen (SOGS) erfasst. Es ist gekennzeichnet durch deutliche glücksspielbedingte Probleme, kurz vor der Schwelle einer klinischen Diagnose. In Analogie zu stoffgebundenen Abhängigkeiten lässt es sich auch als eine missbräuchliche Nutzung des Glücksspiels charakterisieren. In Abgrenzung dazu liegt ein „pathologisches Spielverhalten" vor, wenn fünf oder mehr Kriterien des DSM-IV erfüllt sind bzw. fünf oder mehr Punkte im SOGS erzielt werden und sich damit eine klinisch relevante Ausprägung des Verhaltens und Erlebens in Verbindung mit dem Glücksspiel zeigt.

Nach den ermittelten Prävalenzraten zeigen 0,19 % bis 0,64 % der bundesdeutschen Bevölkerung ein problematisches Spielverhalten bezogen auf die vergangenen 12 Monate. Hochgerechnet auf die

Tab. 6: Pathologisches und problematisches Spielverhalten in Deutschland: Ergebnisse von Repräsentativbefragungen (12-Monats-Prävalenz)

	Bühringer et al. (2007)	Buth & Stöver (2008)	BZgA (2008)	BZgA (2010)	Kraus et al. (2010)
Erhebungsjahr	2006	2006	2007	2009	2009
Stichprobe	7.817 (18–64 Jahre)	7.980 (18–65 Jahre)	10.001 (16–65 Jahre)	10.000 (16–65 Jahre)	8.030 (18–64 Jahre)
Methodik	Schriftliche und telefonische Befragung	Telefonische Befragung und Online-Access-Panel	Telefonische Befragung	Telefonische Befragung	Schriftliche und telefonische Befragung
Antwortrate	48 %	56 %/68 %	63 %	62 %	50 %
Klassifikation	DSM-IV-TR	DSM-IV	South Oaks Gambling Screen	SOGS	DSM-IV-TR
Problematisches Spielverhalten	0,29 % (149.000)	0,64 % (340.000)	0,41 % (225.000)	0,64 % (347.000)	0,19 % (98.000)
Pathologisches Spielverhalten	0,20 % (103.000)	0,56 % (290.000)	0,19 % (100.000)	0,45 % (242.000)	0,27 % (139.000)

Bevölkerung sind 98.000 bis 347.000 Personen davon betroffen. Bei 0,19 % bis 0,56 % der Bundesbürger ist ein pathologisches Spielverhalten erkennbar. Die Anzahl der pathologischen Spieler lässt sich entsprechend auf 103.000 bis 300.000 beziffern. Im internationalen Vergleich liegen die bundesdeutschen Werte im unteren Bereich des Spektrums (vgl. Meyer & Hayer, 2010).

Eine aktuelle Studie zur Lebenszeitprävalenz der Universitäten Greifswald und Lübeck kommt auf der Grundlage einer repräsentativen Festnetztelefonstichprobe (N=14.022) zu dem Ergebnis, dass 0,9 % der 14- bis 64-jährigen bundesdeutschen Bevölkerung (481.000 Personen) die Kriterien für ein pathologisches und 1,4 % für ein problematisches Spielverhalten (757.000) erfüllt. Unter Einbeziehung einer Mobilfunkstichprobe (N=1.000) ist nach vorläufigen Daten eine Erhöhung des Anteils um 0,1 % zu erwarten (Pressemitteilung der DHS vom 16.02.2011).

Weitere Hinweise auf die Größenordnung der Problematik liefert die Deutsche Sperrdatenbank, die Spielsperren im Spielbank- und Lotteriebereich (Oddset, Toto, Keno) erfasst. Ende 2009 enthielt die Datenbank insgesamt 19.041 Sperrsätze (2008: 27.485), davon entfielen 213 Sperren (2008: 92) auf den Lotteriebereich. Der deutliche Rückgang ist dadurch zu erklären, dass die Spielbanken ihren Sperrdatenbestand in 2009 um Dubletten und so genannte Störersperren, die keine Spielsuchtsperren im Sinne des GlüStV darstellen, bereinigt haben. Nach wie vor sollen aber Doppelerfassungen möglich sein, wenn mehrere Gesellschaften zur gleichen Person eine Sperre melden oder zu einer Person mehrere Sperrsätze mit unterschiedlichen Namensschreibweisen erfasst wurden.

Die Zahl der Selbstsperren von Spielern ist von 3.328 in 2008 auf 2.130 in 2009 zurückgegangen (Tab. 7). Der Anteil der Fremdsper-

Tab. 7: Anzahl der Spielsperren, Anträge auf Entsperrung und Teilnahmeversuche gesperrter Spieler

Jahr	Selbst-sperren	Fremdsperren		Anträge auf Ent-sperrung	Aufge-hobene Sperren	Teilnahme-versuche gesperrter Spieler
		Hinweise durch Dritte	Hinweise durch Personal			
2008	3.328	291	278	1.007	348	1.742
2009	2.130	184	205	696	316	753

Quelle: Stellungnahme der Bundesländer zum Glücksspielstaatsvertrag

ren aufgrund der Hinweise durch Dritte oder Personal ist mit 14,6 % bzw. 15,4 % vergleichsweise gering. Die Anzahl der Anträge auf Entsperrung und Teilnahmeversuche gesperrter Spieler haben sich in 2009 deutlich verringert, während sich die Zahl der aufgehobenen Sperren kaum verändert hat.

Verschuldung

Ein Vergleich der ambulant betreuten Klienten mit unterschiedlichen Hauptdiagnosen hinsichtlich der Verschuldung zeigt auf (Tab. 8), dass pathologische Spieler die höchsten Schulden aufweisen. Der Anteil der Betroffenen, die keine Schulden haben, ist mit 32,1 % vergleichsweise gering. Bei 19,4 % beträgt die Verschuldung mehr als 25.000 Euro, während dies beispielsweise nur 4,6 % der Alkoholabhängigen und 9,0 % der Kokainabhängigen betrifft.

Betreuungsverlauf

Für die Klienten der Suchtberatungsstellen, die in 2009 eine Betreuung planmäßig beendet haben, konnte aus Sicht der Mitarbeiter am Tag nach Betreuungsende ein bemerkenswertes Ergebnis erzielt werden (Abb. 4). Bei 36,5 % wurde die ambulante Betreuung als

Abb. 4: Problematik am Tag nach Betreuungsende bei planmä-ßiger/vorzeitiger Beendigung ambulanter Betreuung

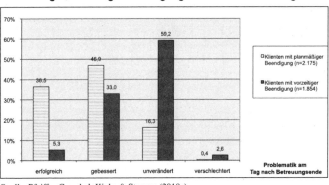

Quelle: Pfeiffer-Gerschel, Kipke & Steppan (2010a)

Tab. 8: Hauptdiagnose und Verschuldung bei Klienten ambulanter Beratungs- und Behandlungsstellen (Zugänge 2009)

Hauptdiagnose		keine Schulden in %	Ausmaß der Verschuldung (in Euro)			
			bis 10.000 in %	bis 25.000 in %	bis 50.000 in %	über 50.000 in %
Alkohol	(n=44.506)	72,4	18,1	4,8	2,5	2,1
Opioide	(n=12.050)	42,1	43,5	9,5	3,1	1,9
Cannabinoide	(n=9.747)	70,9	23,6	3,7	1,1	0,6
Sedativa/Hypnotika	(n=642)	73,1	17,3	5,0	3,1	1,6
Kokain	(n=1.616)	44,8	34,3	11,8	4,5	4,5
Stimulanzien	(n=1.894)	59,6	30,2	6,5	2,5	1,2
Essstörungen	(n=568)	91,2	6,5	1,4	0,4	0,5
Pathologisches Spielverhalten	(n=3.064)	32,1	32,0	16,4	11,1	8,3

Quelle: Pfeiffer-Gerschel, Kipke & Steppan (2010a)

erfolgreich gewertet und bei 46,9 % zeigte sich eine Besserung in der Symptomatik. Wurde die Betreuung allerdings vorzeitig beendet, war bei mehr als der Hälfte der Klienten (59,2 %) keine Veränderung im Suchtverhalten erkennbar. Der Anteil der Abbrüche durch die spielsüchtigen Klienten ist bei den Männern mit 45,2 % unter allen Suchtkranken (z. B. Alkohol: 32,3 %; Kokain: 30,1 %) weiterhin am höchsten (Abbruchquote bei den Frauen: 48,2 %).

Literatur

Bühringer, G.; Kraus, L.; Höhne, B.; Küfner, H. & Künzel, J. (2010). Abschlussbericht: Untersuchung zur Evaluierung der Fünften Novelle der Spielverordnung vom 17.12.2005. München: IFT.

Bühringer, G.; Kraus, L.; Sonntag, D.; Pfeiffer-Gerschel, T. & Steiner, S. (2007). Pathologisches Glücksspiel in Deutschland: Spiel- und Bevölkerungsrisiken. Sucht, 53, 296–307.

Bundesministerium für Wirtschaft und Technologie (2010). Evaluierung der Novelle der Spielverordnung (im Hinblick auf die Problematik des pathologischen Glücksspiels). Berlin: Bundesministerium für Wirtschaft und Technologie.

Bundeszentrale für gesundheitliche Aufklärung, BZgA (2008). Glücksspielverhalten und problematisches Glücksspielen in Deutschland 2007. Köln: BZgA.

Bundeszentrale für gesundheitliche Aufklärung, BZgA (2010). Glücksspielverhalten und Glücksspielprobleme in Deutschland in 2007 und 2009: Ergebnisse aus zwei repräsentativen Bevölkerungsbefragungen. Köln: BZgA.

Buth, S. & Stöver, H. (2008). Glücksspielteilnahme und Glücksspielprobleme in Deutschland: Ergebnisse einer bundesweiten Repräsentativbefragung. Suchttherapie, 9, 3–11.

Deutsche Hauptstelle für Suchtfragen (2011). Abschlussbericht der wissenschaftlichen Begleitung: Modellprojekt des Bundesministeriums für Gesundheit (BMG) „Frühe Intervention beim Pathologischen Glücksspielen". Hamm: DHS.

Dyckmans, M. (2010). Sucht- und Drogenpolitik aus Sicht der Drogenbeauftragten. Sucht, 56, 309–311.

Goldmedia (2010). Glücksspielmarkt Deutschland 2015. Berlin: Goldmedia

Kraus, L.; Sassen, M.; Pabst, A. & Bühringer, G. (2010). Kurzbericht Epidemiologischer Suchtsurvey 2009. Zusatzauswertungen zum Glücksspielverhalten: Prävalenz des (pathologischen) Glücksspiels. Online verfügbar unter: http://www.ift.de/index.php?id=408.

Meyer, G. & Hayer, T. (2010). Glücksspielsucht: Epidemiologie und Prävention. Bundesgesundheitsblatt, 53 (4), 295–305.

Pfeiffer-Gerschel, T.; Kipke, I. & Steppan, M. (2010a). Deutsche Suchthilfestatistik 2009. Alle Bundesländer. Tabellenband für ambulante Beratungsstellen. Bezugsgruppe: Zugänge/Beender ohne Einmalkontakte. München: IFT.

Pfeiffer-Gerschel, T.; Kipke, I. & Steppan, M. & (2010b). Deutsche Suchthilfestatistik 2009. Alle Bundesländer. (Teil-)Stationäre Rehabilitationseinrichtungen und Adaptationseinrichtungen. Bezugsgruppe: Beender. München: IFT.

Trümper, J. & Heimann, C. (2010). Angebotsstruktur der Spielhallen und Geldspielgeräte in Deutschland, Stand: 1.1.2010. Unna: Arbeitskreis gegen Spielsucht e.V.

2.6 Essstörungen

Eva Wunderer, Sigrid Borse, Andreas Schnebel

Zusammenfassung

Essstörungen sind lebensbedrohliche psychosomatische Erkrankungen mit Suchtcharakter. Unterschieden werden die Anorexia nervosa (Magersucht), die Bulimia nervosa (Ess-Brecht-Sucht) und die atypischen Essstörungen (z. B. die Binge-Eating-Störung). Die meisten Erkrankten leiden zusätzlich an weiteren psychischen Störungen. Verlässliche Aussagen über die Verbreitung von Essstörungen sind schwierig, unter anderem aufgrund der hohen Dunkelziffer und Schwierigkeiten bei der diagnostischen Abgrenzung der verschiedenen Essstörungen. Repräsentative Daten liefert die KiGGS-Studie des Robert Koch-Institutes. Allerdings wurden dabei nur Hinweise für gestörtes Essverhalten im Jugendalter erfasst; sie finden sich bei mehr als einem Fünftel der Befragten. Es ist davon auszugehen, dass die Punktprävalenz für Anorexie bei jungen Frauen bei ca. 0,3 % liegt, für Bulimie bei ca. 1 % und für atypische Essstörungen bei 2–4 %, mit insgesamt eher abnehmender Tendenz. Männer sind in maximal jedem 10. Fall betroffen. Nur ein geringer Teil der Betroffenen erhält adäquate professionelle Hilfe.

Abstract

Eating disorders are life-threatening psychosomatic disorders which in many aspects are similar to addictive behaviour. Diagnostic categories are anorexia nervosa, bulimia nervosa and atypical eating disorders (e.g., binge eating disorder). Psychiatric comorbidity is very high among patients with eating disorders. It is difficult to give reliable epidemiological information, as patients try to keep the disorder secret and diagnostic classification is complicated. The representative KiGGS-study of the German Robert Koch-Institute only uses a screening instrument, thus not distinguishing clinical from subclinical eating disorders. Besides, it only considers adolescents and comes to the result that more than one fifth of them show symptoms of eating disorders. Assumably, the point prevalence of eating disorders in young females is about 0.3 % for ano-

rexia nervosa, about 1 % for bulimia nervosa and about 2 to 4 % for
atypical eating disorders; prevalence rates seem to have reached a
plateau or even decrease. 1/10 of the patients are male at most.
Only a small part of persons suffering from eating disorders receive
adequate professional help.

Arten der Essstörungen

Essstörungen zählen nicht zu den Suchterkrankungen, es sind vielmehr psychosomatische Störungen, die jedoch einen deutlichen Suchtcharakter aufweisen (Wunderer, Schnebel, 2008). Unterschieden werden in den gängigen Klassifikationssystemen ICD-10 und DSM-IV-TR drei Diagnosen: (1) Anorexia nervosa, (2) Bulimia nervosa und (3) die atypischen Essstörungen (ICD) bzw. nicht näher bezeichneten Essstörungen (DSM), unter die auch die Binge-Eating-Störung fällt.

Diagnostische Kriterien

Anorexia nervosa

Die augenfälligste Essstörung ist die Anorexia nervosa („nervöse Appetitlosigkeit") oder Magersucht. Diagnostisches Kriterium ist ein Gewicht von weniger als 85 % des gemäß Alter und Größe zu erwartenden Gewichts, bei Erwachsenen wird ein Body-Mass-Index (BMI= Gewicht in kg/(Größe in m)^2) von 17,5 kg/m^2 als Grenzwert angesetzt. Der Gewichtsverlust ist dabei selbst herbeigeführt, entweder durch Fasten, exzessive körperliche Aktivität oder durch der Gewichtszunahme entgegen wirkende Maßnahmen, wie Erbrechen oder Missbrauch von Abführ- oder Entwässerungsmitteln. In der Folge kommt es zu endokrinen Störungen, deren erkennbares Zeichen bei Mädchen und Frauen das Ausbleiben der Menstruationsblutung ist; bei männlichen Patienten kommt es zu Libido- und Potenzverlust.

Trotz ihres meist erheblichen Untergewichts fühlen sich die Betroffenen zu dick (Körperschemastörung) und haben panische Angst zuzunehmen („Gewichtsphobie"). Sie machen ihren Selbstwert in hohem Maße von Essen, Figur und Gewicht abhängig, jedes Pfund mehr auf der Waage wird als persönliches Versagen erlebt. Nur wenige Betroffene schaffen es dabei, auf längere Sicht ihre selbst auferlegte „Diät" durchzuhalten. Durch die Nahrungsrestriktion werden Heißhungeranfälle provoziert, denen die Betroffenen wiederum durch Erbrechen, Sport oder Abführmittel entgegenwirken. Bleibt Untergewicht bestehen, so spricht man dann von einer bulimischen Anorexie oder einer Anorexie vom binge eating-/ purging Typus (binge eating= Essgelage, purging= reinigen, abführen). Beim restriktiven Typ wird hingegen konsequent gefastet.

Bulimia nervosa

Der Übergang zur Bulimie (Ess-Brech-Sucht; von griechisch bous= Ochse und limos = Hunger) ist fließend, ein guter Teil der bulimischen Patienten hatte eine Anorexie in der Vorgeschichte. Kernsymptomatik der Bulimia nervosa sind Heißhungeranfälle und anschließende gegenregulierende Maßnahmen, wie Erbrechen, missbräuchliche Medikamenteneinnahme oder exzessive körperliche Betätigung. Bei den Essanfällen nehmen die Betroffenen in kurzer Zeit große Mengen von Nahrungsmitteln zu sich, bevorzugt solche, die sie sich sonst verbieten, weil sie viel Fett oder Kohlenhydrate enthalten. Auch für die Bulimie ist eine Körperschemastörung kennzeichnend. Das Gewicht bewegt sich jedoch im Gegensatz zur Anorexie im Normalbereich.

Binge-Eating-Störung und atypische Essstörungen

Die Binge-Eating-Störung (Ess-Sucht) ist ebenfalls durch Essanfälle gekennzeichnet, jedoch fehlen gegenregulierende Maßnahmen. In der Folge nehmen die Betroffenen meist deutlich an Gewicht zu, viele sind übergewichtig, bis zu 40 % adipös. Die Binge-Eating-Störung zählt zu den „nicht näher bezeichneten Essstörungen" nach DSM-IV bzw. den „atypischen Essstörungen" nach ICD-10.

Dazu gehören alle Essstörungen klinischen Ausmaßes, die nicht die oben beschriebenen Kriterien der Anorexie oder Bulimie erfüllen, also beispielsweise auch eine Magersucht ohne Ausbleiben der Menstruationsblutung bei einer Frau. Schätzungen zufolge fallen bis zu 60 % aller Essstörungen in diese Kategorie, weswegen sich Forscher teilweise dafür aussprechen, eine einzige Essstörungskategorie ohne weitere Unterscheidungen in Anorexie, Bulimie usw. zu schaffen (Fairburn, Bohn, 2005).

Verlauf und Prognose

Magersucht ist lebensgefährlich, gemessen an der Mortalität gilt sie als die gefährlichste psychiatrische Erkrankung des Kindes- und Jugendalters (BPS, 2004). Die Mortalitätsraten schwanken deutlich je nach Studie (Neumärker, 2000), liegen im Schnitt bei rund 5 % und steigen mit zunehmender Länge des Katamnesezeitraums (Steinhausen, 2002). In einer Langzeituntersuchung von Zipfel et al. (2000) waren 21 Jahre nach der ersten stationären Aufnahme 15,6 % der Patienten an den Folgen der Krankheit verstorben. Die Mortalitätsrate der Bulimie ist wesentlich niedriger als die der Anorexie, sie liegt bei 0–3 % (Keel, Mitchell, 1997) und ist offenbar gegenüber der Allgemeinbevölkerung nicht signifikant erhöht (Keel et al., 2003).

Andererseits ist rund die Hälfte der Patienten mit Anorexie wie Bulimie in Langzeitkatamnesen mehr als ein Jahrzehnt nach Behandlungsbeginn vollständig genesen (Fichter et al., 2006; Keel et al., 1999; Keel, Mitchell, 1997; Löwe et al., 2001; Steinhausen, 2002). 10–20 % zeigen chronische Verläufe, der Rest subklinische Symptome. Die Binge-Eating-Störung hat die günstigste Prognose, allerdings bleibt oft Übergewicht bestehen.

Komorbidität

Die meisten EssstörungspatientInnen weisen komorbid ein oder mehrere weitere Störungsbilder auf. In klinischen Stichproben finden sich bei mindestens 80 % weitere psychiatrische Diagnosen (Fichter et al., 2006; Fichter, Quadflieg, 2004; Blinder et al., 2006; Herpertz-Dahlmann et al., 2001). Besonders häufig sind depressive Störungen, Angststörungen, Zwangsstörungen, Persönlichkeitsstörungen sowie Suchterkrankungen.

Epidemiologie

Ansätze bei der Ermittlung verlässlicher Zahlen

Die genaue Verbreitung von Essstörungen ist nicht leicht zu ermitteln. Zum ersten gibt es eine hohe Dunkelziffer. Gerade Betroffene mit Bulimie haben oft starke Scham- und Schuldgefühle und verheimlichen die Erkrankung jahrelang selbst vor Freunden und Familienangehörigen. Im Mittel liegt die Erkrankungsdauer vor Beginn einer professionellen Behandlung bei sechs Jahren (Keel et al., 1999). Zum zweiten haben Essstörungen zwar einen klaren Häufigkeitsgipfel im Jugendalter, jedoch scheint die Tendenz zu einer breiteren Streuung des Alters bei Erkrankungsbeginn zu gehen. So finden sich schon im Grundschul- und teilweise im Kindergartenalter Hinweise auf Essstörungsverhalten (siehe unten), weiterhin deutet sich ein zweiter Gipfel bei Frauen in der Lebensmitte an. Zum dritten beziehen etliche Studien nur bestimmte Personengruppen ein, beispielsweise Studierende, und lassen daher keine Verallgemeinerung auf die Gesamtbevölkerung zu. Zum vierten können diagnostische Schwierigkeiten, wie sie oben beschrieben wurden, die Ergebnisse epidemiologischer Studien beeinträchtigen. Die Diagnosen überschneiden sich teilweise erheblich, viele Störungsbilder fallen in die Kategorie der atypischen Essstörungen. Dies ist zum Beispiel der Fall, wenn eine magersüchtige Patientin im Laufe des Genesungsprozesses einen BMI von mehr als 17,5 kg/m² erreicht – teilweise wird sie aber weiterhin der Kategorie „Anorexia nervosa" zugeordnet. Die „Restkategorie" der atypischen Essstörungen wiederum ist vergleichsweise inhomogen und wenig beforscht. Schließlich, zum fünften, ist gestörtes Essverhalten in subklinischem Ausmaß ausgesprochen weit verbreitet. Genauere Daten dazu zu erheben, ist gerade für die Prävention von Essstörungen zentral, allerdings stellt sich hierbei wiederum die Frage: Wo ist die Grenze zu dem, was in unserer Gesellschaft noch als normal erachtet wird?

Die KiGGS-Studie: repräsentative Daten für gestörtes Essverhalten

Eine Operationalisierung liefert das Kinder- und Jugendgesundheitssurvey (KiGGS) des Robert Koch-Institutes (Bundeszentrale für gesundheitliche Aufklärung; Robert Koch-Institut, 2008; Hölling, Schlack, 2007). 6634 Jugendliche zwischen 11 und 17 Jahren füllten den SCOFF-Screening-Fragebogen aus, der fünf Fragen enthielt, die Kernsymptome der Anorexia und Bulimia nervosa abbilden sollen: Erbrechen bei Völlegefühl; Sorgen, nicht mit dem Essen aufhören zu können; deutliche Gewichtsabnahme; sich zu dick fühlen, obschon andere dies verneinen und großer Einfluss des Themas Essen auf das eigene Leben. Wurden mindestens zwei Fragen bejaht, liegt der Verdacht auf eine Essstörung vor.

Abb. 1: Hinweise auf Essstörungen in der KiGGS-Studie im Altersverlauf (nach Hölling, Schlack, 2007, S. 796)

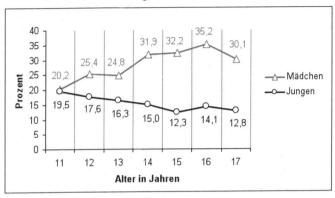

Somit erhebt die KiGGS-Studie nicht die Verbreitung von Essstörungen, die die oben beschriebenen Klassifikationskriterien erfüllen, unterscheidet also nicht zwischen klinischem und subklinischem Ausmaß und auch nicht nach der Art der Essstörung. Da es sich um ein Screening-Instrument handelt, wird die Häufigkeit von Essstörungen überschätzt – die Falsch-Positiv-Rate beträgt 12,5 %.

Das Ergebnis der Befragung: Bei mehr als einem Fünftel der Kinder und Jugendlichen von 11 bis 17 Jahren finden sich Hinweise auf ein gestörtes Essverhalten. Dabei sind Mädchen insgesamt deutlich stärker betroffen, insbesondere im Alter zwischen 14 und 17 Jahren (vgl. Abbildung 1). Signifikante Unterschiede für Stadt vs. Land ergeben sich nicht, wohl aber nach Migrationsstatus und sozioökonomischen Status (vgl. Tabelle 1): MigrantInnen sind deutlich häufiger betroffen, ebenso Jugendliche mit niedrigerem sozialen Status. Dies steht der weit verbreiteten Meinung gegenüber, Essstörungen seien eine „Wohlstandskrankheit" und träten vor allem in mittleren und oberen Schichten auf. Allerdings ist diese These mittlerweile umstritten (Gard, Freeman, 1996). Zudem sind die Jugendlichen, die im KiGGS-Fragebogen als auffällig klassifiziert wurden, zu 35 % und damit überproportional häufig übergewichtig, hingegen seltener untergewichtig als die Jugendlichen mit unauffälligen Werten. Das heißt, die KiGGS-Studie erfasst in vielen Fällen Hinweise auf gestörtes Essverhalten in Kombination mit Übergewicht, wie es bei-

133

Tab. 1: Hinweise auf Essstörungen in der KiGGS-Studie nach Geschlecht, sozioökonomischem Status und Migrationsstatus (nach Hölling, Schlack, 2007, S. 796)

	Altersgruppen		Gesamt
	11–13 Jahre	14–17 Jahre	
Geschlecht			
Jungen %	17,8	13,5	15,2
Mädchen %	23,5	32,3	28,9
Migrationsstatus			
Migrant %	30,1	30,4	30,3
Nicht-Migrant %	18,5	21,2	20,2
Sozioökonomischer Status			
Niedrig %	28,3	27,2	27,6
Mittel %	19,1	22,6	21,3
Hoch %	13,2	17,2	15,6
Gesamt			
%	20,6	22,7	21,9

spielsweise bei einer Binge-Eating-Störung vorkommt (Herpertz-Dahlmann et al., 2008). Übergewicht und Adipositas sind in niedrigeren sozialen Schichten deutlich häufiger als in höheren.

Weitere Studien zur Verbreitung subklinischer Essstörungen

Mit der KiGGS-Studie liegen erstmals bundesweit repräsentative Daten zum Gesundheitszustand von Kindern und Jugendlichen vor. Die Ergebnisse zur Verbreitung von Essstörungen sind vergleichbar mit denen, die Aschenbrenner et al. (2004) in ihrer Studie mit deutschen SchülerInnen und StudentInnen ermittelten: fast 29 % der Frauen und 13 % der Männer zeigten Frühzeichen von Essstörungen, dazu zählten unter anderem Essanfälle und gewichtsregulierende Maßnahmen. Mehr als 40 % der befragten Frauen und 20 % der befragten Männer gaben an, in den vergangenen 12 Monaten eine Diät gemacht zu haben.

Leider erfasste die KiGGS-Studie erst Personen ab 11 Jahren. Neuere Untersuchungen sprechen dafür, dass immer mehr Kinder von Essstörungen betroffen sind (Halmi, 2009). Anzeichen dafür findet eine Studie von Berger et al. (2005) an deutschen Schüler-Innen der 3. und 4. Klasse: 17 % der normalgewichtigen Kinder glaubten, sie seien zu dick, 32 % wollten gerne dünner sein. Zudem hatten 32 % der normalgewichtigen Kinder schon einmal versucht abzunehmen, bei den Übergewichtigen waren es 88 %. Lamerz et al. (2005) untersuchten mehr als 2000 5- bis 6-jährige Kinder in Aachen und fanden bei immerhin 2 % episodisch auftretendes Binge-Eating, bei übergewichtigen Kindern (BMI ≥ 90. Perzentil) waren es gut 6 %.

Zur Epidemiologie klinischer Essstörungen

Thiels und Garthe (2000) kommen bei einer Stichprobe von deutschen weiblichen Studierenden auf eine Punktprävalenz von 0,8 % für die Bulimie, von 0,3 % für die Anorexie und von 3,8 % für die Binge-Eating-Störung. Ähnliche Werte für Anorexie und Bulimie berichtet Hoek (2006) in seinem Überblick für westliche Industrienationen (Punktprävalenz von 0,3 % für Anorexie und ca. 1 % für Bulimie bei jungen Frauen). Eine repräsentative Studie an Schülerinnen und Studentinnen in Portugal erbrachte eine Prävalenz von 2,37 % für atypische Essstörungen (Anorexie: 0,39 %, Bulimie 0,3 %) (Machado et al., 2007).

Die Lebenszeitprävalenz für Anorexia nervosa liegt in verschiedenen Studien in Nordeuropa bei Frauen bei 1–2 %, für Bulimia nervosa werden ähnliche Werte berichtet (Hoek, 2006; Hoek, van Hoeken, 2003; Hach et al., 2005). Favaro et al. (2003) fanden bei einer großen Stichprobe 18- bis 25-jähriger Frauen in Italien eine Lebenszeitprävalenz von 2 % für Anorexie, 4,6 % für Bulimie und 4,7 % für atypische Essstörungen. Die Lebenszeitprävalenz für die Binge-Eating-Störung wird auf 1–5 % geschätzt (Zipfel, Groß, 2005). Jährlich erkranken rund 8 von 100.000 Personen neu an Anorexie und 12 von 100.000 neu an Bulimie (Hoek, 2006; Hoek, van Hoeken, 2003). Insgesamt ist davon auszugehen, dass die Auftretenshäufigkeit von Essstörungen in epidemiologischen Studien eher unterschätzt wird (Hoek, van Hoeken, 2003). Dies gilt aufgrund der hohen Dunkelziffer besonders für die Bulimie (siehe oben).

Sehr wenige Daten liegen zur Prävalenz von Essstörungen bei Männern vor. Es ist davon auszugehen, dass auf zehn an Anorexie und Bulimie erkrankten Frauen maximal ein erkrankter Mann kommt. Die Inzidenz wird auf 0,5 bis 1 je 100.000 pro Jahr bei Anorexie geschätzt und auf 0,8 je 100.000 bei Bulimie (Hoek, van Hoeken, 2003). Die Binge-Eating-Störung betrifft zu mindestens 25 % Männer (Fairburn, Harrison, 2003).

Trends in der Prävalenz von Essstörungen

Westenhöfer (2001) untersuchte repräsentative deutsche Stichproben in den Jahren 1990 und 1997 und fand in diesem Zeitraum eine abnehmende Häufigkeit von Binge-Eating und dem Einsatz von Maßnahmen zur Gewichtskontrolle. In internationalen Studien finden sich Hinweise auf einen signifikanten Rückgang der Punktprävalenz der Bulimia nervosa in der Allgemeinbevölkerung (Keel et al., 2005; Hoek, 2006). Bis zu den 70er Jahren des letzten Jahrhunderts nahm die Anzahl magersüchtiger Patientinnen in der medizinischen Versorgung zu, nunmehr scheint – nach Maßgabe verschiedener Studien in der Schweiz und Nordeuropa – ein Plateau erreicht zu sein (Hoek, 2006).

Inanspruchnahme professioneller Hilfe

Es ist davon auszugehen, dass nur ein geringer Teil der Betroffenen professionelle Hilfe erhält. Auswertungen im Rahmen des Bundesgesundheitssurveys erbrachten, dass 47 % der Erwachsenen mit einer Essstörung jedweder Art mindestens einmal in ihrem Leben mindestens „minimale professionelle Hilfe" in Anspruch genommen haben (Jacobi et al., 2004). Dies war operationalisiert als: jemals aufgrund von psychischen, psychosomatischen oder Suchtproblemen eine Behandlung aufgesucht oder vom Arzt eine entsprechende Empfehlung bekommen haben. Allerdings bleibt unklar, ob sich die Hilfe direkt auf die Essstörung bezog, zudem umfasste die Stichprobe erst Personen ab 18 Jahren.

Der niederländische Forscher Hoek (Hoek, 2006; Hoek, van Hoeken, 2003) geht davon aus, dass von 370 je 100.000 an Anorexie erkrankten Mädchen und jungen Frauen in der Allgemeinbevölkerung (1-Jahresprävalenz) bei 160 in der ärztlichen Primärversorgung die Magersucht erkannt wird, wovon 127 dann eine weitere ambulante oder stationäre Versorgung erhalten. Bei der Bulimie wird von 1.500 Erkrankten in der Primärversorgung bei schätzungsweise 170 die Essstörung festgestellt, 87 davon beanspruchen weitergehende professionelle Hilfe. Somit erhalten nur rund ein Drittel aller magersüchtigen und 6 % aller bulimischen Betroffenen eine weitergehende Versorgung im psychiatrischen, psychotherapeutischen oder psychosomatischen Bereich. Zwar stützen sich die Berechnungen vorwiegend auf Daten aus den Niederlanden, doch weist auch eine deutsche Studie auf ähnliche Defizite hin: Wie die Untersuchung einer repräsentativen Stichprobe von mehr als 1.500 jungen Frauen zeigte, wird die Essstörung in der ärztlichen Primärversorgung nur in jedem fünften Fall diagnostiziert, obschon entsprechende physische und psychische Probleme bekannt sind (z. B. Depressionen, Gewichtsverlust, unregelmäßiger Menstruationszyklus) (Hach et al., 2005). Reich et al. (2005) kommen in ihrer Praxisstudie zur Beratung und ambulanten Versorgung von Mädchen und Frauen mit Essstörungen ebenfalls zu dem Schluss, dass Ärzte sowie andere Multiplikatoren (z. B. Lehrer) noch stärker als bisher für die Anzeichen von Essstörungen zu sensibilisieren sind. Die Autoren empfehlen eine Versorgungskette, die von niedrigschwelligen Beratungsmöglichkeiten für Betroffene und Angehörige zu differenzierten längerfristigen Beratungs- und Behandlungsformen reicht – ein Anliegen, um das sich auch der Bundes Fachverband Essstörungen BFE e.V. als Zusammenschluss von Einrichtungen und Experten im Essstörungsbereich bemüht.

Literatur

Aschenbrenner, K. et al. (2004): Störungen des Essverhaltens bei Gymnasiasten und Studenten. In: Psychotherapie, Psychosomatik, Medizinische Psychologie, 54, 259–263

Berger, U.; Schilke, C.; Strauss, B. (2005): Gewichtssorgen und Diätverhalten bei Kindern in der 3. und 4. Klasse. In: Psychotherapie, Psychosomatik, Medizinische-Psychologie, 55, 331–338

Blinder, B.J.; Cumella, E.J.; Sanathara, V.A. (2006): Psychiatric comorbidities of female inpatients with eating disorders. In: Psychosomatic Medicine, 68, 454–462

BPS British Psychological Society & Gaskell (Eds.) (2004). Eating disorders: Core interventions in the treatment and management of anorexia nervosa, bulimia nervosa and related eating disorders. National Clinical Practice Guideline Number CG9.

Bundeszentrale für gesundheitliche Aufklärung; Robert Koch-Institut (Hrsg.) (2008): Erkennen – Bewerten – Handeln. Zur Gesundheit von Kindern und Jugendlichen in Deutschland. Berlin; Köln

Diagnostisches und Statistisches Manual psychischer Störungen. Textrevision, DSM-IV-TR (2003). Deutsche Bearbeitung von H. Saß, H.-U. Wittchen; M. Zaudig; I. Houben. Göttingen: Hogrefe. (Originalausgabe: American Psychiatric Association APA: Diagnostic and Statistical manual of mental disorders DSM-IV)

Fairburn, C.G.; Bohn, K. (2005): Eating disorder NOS (EDNOS). An example of the troublesome "not otherwise specified" (NOS) category in DSM-IV. In: Behaviour Research and Therapy, 43(6), 691–701

Fairburn, C.G.; Harrison, P.J. (2003): Eating disorders. In: The Lancet, 361, 407–416

Favaro, A.; Ferrara, S.; Santonastaso, P. (2003): The spectrum of eating disorders in young women. A prevalence study in a general population sample. In: Psychosomatic Medicine, 65, 701–708

Fichter, M.M.; Quadflieg, N. (2004): Twelve-year course and outcome of bulimia nervosa. In: Psychological Medicine, 34, 1395–1406

Fichter, M.M.; Quadflieg, N.; Hedlund, S. (2006): Twelve-year course and outcome predictors of anorexia nervosa. In: International Journal of Eating Disorders, 39, 87–100

Gard, M.C.E.; Freeman, C.P. (1996): The dismantling of a myth: a review of eating disorders and socioeconomic status. In: International Journal of Eating Disorders, 20, 1–12

Hach, I. et. al. (2005): Recognition and therapy of eating disorders in young women in primary care. In: Journal of Public Health, 13, 160–165

Halmi, K. (2009): Anorexia nervosa: an increasing problem in children and adolescents. In: Dialogues in Clinical Neuroscience, 11(1), 100–103

Herpertz-Dahlmann, B. et al. (2008): Disordered eating behaviour and attitudes, associated psychopathology and health-related quality of life: results of the BELLA study. In: European Child and Adolescent Psychiatry, 17(Supplement 1), 82–91

Herpertz-Dahlmann, B. et al. (2001): Prospective 10-year follow-up in adolescent anorexia nervosa – course, outcome, psychiatric comorbidity, and psychosocial adaptation. In: Journal of Child Psychology and Psychiatry, 42, 603–612

Hoek, H.W. (2006): Incidence, prevalence and mortality of anorexia nervosa and other eating disorders. In: Current Opinion in Psychiatry, 19, 389–394

Hoek, H.W.; van Hoeken, D. (2003): Review of the prevalence and incidence of eating disorders. In: International Journal of Eating Disorders, 34, 383–396

Hölling, H.; Schlack, R. (2007): Essstörungen im Kindes- und Jugendalter. Erste Ergebnisse aus dem Kinder- und Jugendgesundheitssurvey (KiGGS). In: Bundesgesundheitsblatt – Gesundheitsforschung – Gesundheitsschutz, 50, 794–799

Internationale Klassifikation psychischer Störungen ICD-10 (1993) der WHO. Deutsche Bearbeitung von H. Dilling; W. Mombour; M.H- Schmidt. Bern: Huber

Jacobi, F. (et al.) (2004): Prevalence, co-morbidity and correlates of mental disorders in the general population: results from the German Health Interview and Examination Survey (GHS). In: Psychological Medicine, 34(4), 594–611

Keel, P.K. et al. (2003): Predictors of mortality in eating disorders. In: Archives of General Psychiatry, 60, 179–183

Keel, P.K. et al. (2005): Point prevalence of bulimia nervosa in 1982, 1992 and 2002. In: Psychological Medicine, 35, 1–9

Keel, P.K.; Mitchell, J.E. (1997): Outcome in bulimia nervosa. In: American Journal of Psychiatry, 154, 313–321

Keel, P.K. et al. (1999): Long-term outcome of bulimia nervosa. In: Archives of General Psychiatry, 56, 63–69

Lamerz, A. et al. (2005): Prevalence of obesity, binge eating, and night eating in a cross-sectional field survey of 6-year-old children and their parents in a German urban population. In: Journal of Child Psychology and Psychiatry, 46, 385–393

Löwe, B. et al. (2001): Long-term outcome of anorexia nervosa in a prospective 21-year follow-up study. In: Psychological Medicine, 31, 881–890

Machado, P.P. et al. (2007): The prevalences of eating disorders not otherwise specified. In: International Journal of Eating Disorders, 40(3), 212–217

Neumärker, K.J. (2000): Mortality rates and causes of death. In: European Eating Disorders Review, 8, 181–187

Reich, G.; Witte-Lakemann, G.; Killius, U. (2005): Qualitätssicherung in Beratung und ambulanter Therapie von Frauen und Mädchen mit Essstörungen. Göttingen: Vandenhoeck & Rupprecht

Steinhausen, H.C. (2002): The outcome of anorexia nervosa in the 20th century. In: American Journal of Psychiatry, 159, 1284–1293

Thiels, C.; Garthe, R. (2000): Prävalenz von Essstörungen unter Studierenden. In: Der Nervenarzt, 71, 552–558

Westenhöfer, J. (2001): Prevalence of eating disorders and weight control practices in Germany in 1990 and 1997. In: International Journal of Eating Disorders, 29, 477–481

Wunderer, E.; Schnebel, A. (2008): Interdisziplinäre Essstörungstherapie. Weinheim: Beltz

Zipfel, S.; Groß, G. (2005): Epidemiologie, Diagnostik und Differenzialdiagnostik von Essstörungen. In: Psychotherapie in Psychiatrie, Psychotherapeutischer Medizin und Klinischer Psychologie, 10, 54–60

Zipfel, S. et al. (2000): Long-term prognosis in anorexia nervosa: lessons from a 21-year follow-up study. In: Lancet, 355, 721–722

2.7 Rauschgiftlage 2009

Klaus Stempel

Zusammenfassung

Für das Jahr 2009 konnten aus polizeilicher Sicht folgende prägnante Entwicklungen der Drogenkriminalität in Deutschland festgestellt werden:

Die Zahl der in der Polizeilichen Kriminalstatistik erfassten Rauschgiftdelikte war bei nahezu allen Drogenarten rückläufig, wobei die Rückgänge bei Cannabis und Amphetamin am niedrigsten, bei Ecstasy und LSD am deutlichsten ausfielen.

Erneut wurde in großem Umfang Cannabis auf Außenflächen und in Gebäuden kultiviert. Darüber hinaus wurden in Deutschland auf einem dem Vorjahr vergleichbaren Niveau synthetische Drogen produziert.

Bei den Sicherstellungsmengen waren im Jahr 2009 merkliche Anstiege bei Heroin, Kokain und Amphetamin/Methamphetamin, ein starker Rückgang hingegen bei den Cannabisprodukten zu verzeichnen (dieser statistische Rückgang resultiert insbesondere aus zwei Großsicherstellungen im Jahr 2008).

Wiederum wurden die Niederlande bei nahezu allen Drogenarten häufig als Beschaffungsstaat für Konsumenten und Kleinhändler aus Deutschland festgestellt. Die herausragende Stellung der Niederlande als Hauptherkunftsstaat von in Deutschland sichergestelltem Amphetamin bestätigte sich auch im Jahr 2009.

Die Zahl der polizeilich erstauffälligen Konsumenten harter Drogen (EKhD) sank im Jahr 2009 um 6 %, wobei diese Entwicklung nahezu alle relevanten Drogenarten betraf. Wie bereits seit mehreren Jahren bilden die erstauffälligen Konsumenten synthetischer Drogen des Amphetamintyps die weitaus größte Gruppe unter den EKhD.

Nachdem die Zahl der Rauschgifttodesfälle in den beiden Vorjahren jeweils angestiegen war, sank sie im Jahr 2009 um 8 % auf 1.331 Personen. Im Vergleich der letzten zehn Jahre bedeutet dies den drittniedrigsten Stand. Der seit Jahren feststellbare Trend des Anstiegs des Durchschnittsalters der Drogentoten setzt sich fort.

Abstract

From the police point of view, the following chief developments were identified in the area of drug crime in Germany:

The number of drug offences recorded in the Police Crime Statistics declined for almost all types of drugs, with the decrease being the lowest for cannabis and amphetamine and the highest for ecstasy and LSD.

Cannabis was cultivated again on a large scale outdoors and indoors. Furthermore, synthetic drugs were produced in Germany at a similar level compared to the previous year.

As to the quantities seized, a significant increase was observed in 2009 for heroin, cocaine and amphetamine/methamphetamine, a strong decrease, however, for cannabis products (this statistical decline is primarily the result of two major seizures in the year 2008).

The Netherlands have again been observed to be the country where consumers and small-scale dealers from Germany frequently procure almost all kinds of drugs. The outstanding position of the Netherlands as the main country of origin of amphetamine seized in Germany was confirmed again in 2009.

The number of users of hard drugs who came to police notice for the first time (EKhD) dropped by 6 % in the year 2009, a development which affected almost all relevant drug types. As in previous years, the users of amphetamine-type synthetic drugs constitute by far the biggest group among the users of hard drugs who came to police notice for the first time.

After the number of drug deaths had increased in the two previous years, it dropped by 8 % to 1,331 individuals in 2009. This is the third lowest level in ten years. The trend for an increase in the average age of those who died from drugs, which has been observed for several years now, continues.

Deliktentwicklung

Die Zahl der in der PKS erfassten Rauschgiftdelikte sank 2009 mit 235.842 Straftaten (–2 %) zum fünften Mal in Folge. Die Aufklärungsquote entsprach mit 95 % ebenso dem Wert der Vorjahre wie auch der Anteil der Rauschgiftdelikte an der Gesamtkriminalität (4 %).

Abb. 1: Rauschgiftdelikte in der Bundesrepublik Deutschland (2000–2009)

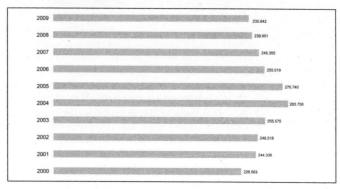

2009	235.842
2008	239.951
2007	248.355
2006	255.019
2005	276.740
2004	283.708
2003	255.575
2002	246.518
2001	244.336
2000	226.563

Quelle: Polizeiliche Kriminalstatistik

Während die Zahl der konsumnahen Delikte mit 169.689 Straftaten dem Vorjahresniveau entsprach, war ein erneuter deutlicher Rückgang bei den Handelsdelikten um 9 % auf 50.965 Straftaten festzustellen. Dabei sank sowohl die Fallzahl des illegalen Handels

Abb. 2: Rauschgiftdelikte in den Ländern 2009 (Häufigkeitszahl*)

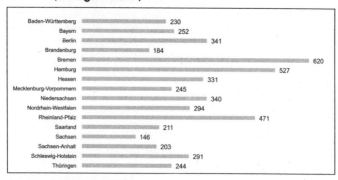

Baden-Württemberg	230
Bayern	252
Berlin	341
Brandenburg	184
Bremen	620
Hamburg	527
Hessen	331
Mecklenburg-Vorpommern	245
Niedersachsen	340
Nordrhein-Westfalen	294
Rheinland-Pfalz	471
Saarland	211
Sachsen	146
Sachsen-Anhalt	203
Schleswig-Holstein	291
Thüringen	244

* Delikte pro 100.000 Einwohner
Quelle: Polizeiliche Kriminalstatistik

und Schmuggels von Rauschgiften (–9 %) als auch die der illegalen Einfuhr (–11 %). Die Zahl der sonstigen Verstöße stieg um 4 % auf nunmehr 15.188 Straftaten an.

Die Zahl der Delikte der direkten Beschaffungskriminalität, die überwiegend von Rauschgift- bzw. Medikamentenabhängigen zur Beschaffung von Drogen und Ersatzstoffen begangen werden, sank im Jahr 2009 um 8 % auf 2.479 Straftaten.

Im Zusammenhang mit Rauschgiftdelikten wurden insgesamt 194.075 Tatverdächtige registriert, wobei der Anteil der männlichen Tatverdächtigen wie im Vorjahr bei rund 88 % lag.

Es wurden 38.904 nichtdeutsche Tatverdächtige ermittelt. Der Anteil dieser Personen an allen wegen Rauschgiftdelikten ermittelten Tatverdächtigen belief sich wie schon in den Vorjahren auf 20 %. Bei den konsumnahen Delikten fiel ihre Beteiligung mit 18 % geringer aus als bei den Handelsdelikten (27 %).

Rauschgiftsicherstellungen

Heroin

Im Jahr 2009 wurden in 6.183 Fällen 758 kg Heroin sichergestellt. Damit sank die Zahl der Fälle um 7 %, wohingegen die beschlagnahmte Menge um 51 % stieg. Der Anstieg der Gesamtmenge ist vor allem auf eine deutliche Zunahme sichergestellter Mengen im zweistelligen Kilogrammbereich zurückzuführen und bestätigt den anhaltenden Zufuhrdruck von Heroin nach Deutschland.

In der weit überwiegenden Zahl der Fälle wurde Heroin im Rahmen von Beschaffungsfahrten aus den Niederlanden nach Deutschland geschmuggelt. Im Zusammenhang mit größeren Heroinsicherstellungen in Deutschland wurde insbesondere die Türkei als Herkunfts- bzw. Transitstaat ermittelt, von wo aus das Rauschgift über die verschiedenen Transportwege in Südosteuropa nach Deutschland verbracht wurde.

Bei rund 80 % der im Jahr 2009 im Zusammenhang mit Heroindelikten ermittelten Tatverdächtigen handelte es sich um deutsche Staatsangehörige. Unter den nichtdeutschen Tatverdächtigen dominierten türkische (25 %) vor italienischen (8 %) und russischen (5 %) Staatsangehörigen. Im Bereich der konsumnahen Delikte spielten bei den nichtdeutschen Tatverdächtigen darüber hinaus auch polnische Tatverdächtige eine Rolle.

Abb. 3: Heroinsicherstellungen (2000–2009)

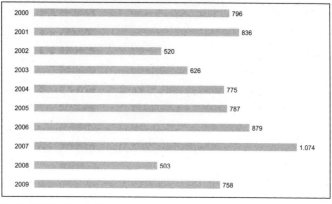

2000 796
2001 836
2002 520
2003 626
2004 775
2005 787
2006 879
2007 1.074
2008 503
2009 758

Quelle: Falldatei Rauschgift

Kokain/Crack

Im Jahr 2009 wurden in 3.858 Fällen insgesamt 1.707 kg Kokain sichergestellt. Gegenüber dem Vorjahr entsprach dies einem Rückgang der Fallzahl um 2 % bei einer deutlich gestiegenen Gesamtmenge um 60 %.

Der Einfuhrschmuggel von Kokain wurde häufig im Rahmen von Beschaffungsfahrten aus den Niederlanden nach Deutschland betrieben.

Im Vergleich zum Vorjahr wurden in 2009 größere Einzelmengen beschlagnahmt.

Da Ermittlungen zur Herkunft von in Deutschland sichergestelltem Kokain häufig nicht bis in die Ursprungsstaaten geführt werden können, verwundert es nicht, dass Kolumbien auch im Jahr 2009 nur in vergleichsweise seltenen Fällen mit allerdings jeweils durchschnittlich größeren Einzelmengen als Ausgangspunkt ermittelt wurde. Bei dem in hoher Frequenz betriebenen Schmuggel auf dem Luftweg aus Südamerika nach Deutschland wurden vor allem Brasilien und Argentinien als bedeutende Herkunfts- bzw. Transitstaaten ermittelt.

Der Anteil der Nichtdeutschen an der Gesamtzahl der ermittelten Tatverdächtigen lag auch im Jahr 2009 mit 34 % höher als bei ande-

Abb. 4: Kokainsicherstellungen (2000–2009)

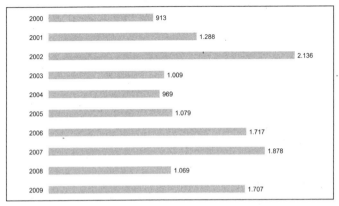

2000	913
2001	1.288
2002	2.136
2003	1.009
2004	969
2005	1.079
2006	1.717
2007	1.878
2008	1.069
2009	1.707

Quelle: Falldatei Rauschgift

ren Rauschgiftarten. Es dominierten türkische (24 %) vor italienischen (9 %) Staatsangehörigen. Im Zusammenhang mit konsumnahen Delikten traten des Öfteren auch marokkanische, bei den
Handelsdelikten libanesische Straftäter in Erscheinung.

Bei Crack sanken sowohl die Zahl der Sicherstellungen im Jahr
2009 um 32 % auf 1.111 Fälle als auch die beschlagnahmte Menge
um 44 % auf rund 4,6 kg deutlich. Der weitaus größte Teil der registrierten Sicherstellungsmenge entfiel wie in den Vorjahren auf
Hamburg.

Bundesweit wurden im Jahr 2009 im Zusammenhang mit Sicherstellungen von Crack in Deutschland hauptsächlich deutsche, gefolgt von türkischen Tatverdächtigen registriert.

Synthetische Drogen

Amphetamin/Methamphetamin

Im Jahr 2009 wurden in 8.081 Fällen 1.383 kg Amphetamin und
Methamphetamin sichergestellt. Trotz eines Rückgangs der Fallzahl (–4 %) stieg die beschlagnahmte Menge (+ 8 %) im nunmehr
achten Jahr in Folge an. Nachdem im Jahr 2008 die mit 284 kg bis
dahin größte Einzelsicherstellung von Amphetamin in Deutschland

145

erfolgte, wurde diese Menge im Jahr 2009 mit einer Beschlagnahme von 360 kg in Niedersachsen nochmals übertroffen.

Die herausragende Stellung der Niederlande als Hauptherkunftsstaat von in Deutschland sichergestelltem Amphetamin bestätigte sich auch in 2009. Ferner wurde das Rauschgift wie in den Vorjahren in mehreren Fällen aus Belgien und auch Polen nach Deutschland eingeführt; zudem fand ein reger so genannter Ameisenschmuggel mit Kleinstmengen zum Eigenkonsum aus der Tschechischen Republik in das Bundesgebiet statt.

Der Anteil der Nichtdeutschen an der Gesamtzahl der ermittelten Tatverdächtigen betrug rund 10 %. In dieser Gruppe dominierten türkische (23 %) vor polnischen und tschechischen Staatsangehörigen (jeweils 9 %).

Ähnlich wie bei Amphetamin wurde auch Methamphetamin in kristalliner Form wieder häufig im Wege des „Ameisenschmuggels" aus der Tschechischen Republik nach Deutschland verbracht. Die Zahl der Sicherstellungen von so genanntem Crystal stieg um 25 % auf 446 Fälle, die beschlagnahmte Gesamtmenge um 71 % auf etwas mehr als 7 kg. Rund 64 % dieser Menge wurden in Sachsen und Bayern sichergestellt. Wie schon in den Vorjahren wurden auch in Thüringen zahlreiche Sicherstellungsfälle registriert, bei denen allerdings durchschnittlich weitaus geringere Einzelmengen beschlagnahmt wurden.

Abb. 5: Amphetamin-/Methamphetaminsicherstellungen (2000–2009)

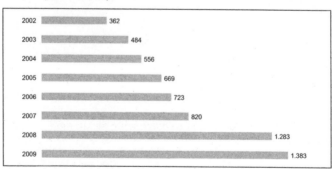

Jahr	Fälle
2002	362
2003	484
2004	556
2005	669
2006	723
2007	820
2008	1.283
2009	1.383

Quelle: Falldatei Rauschgift

Ecstasy

Nach zwei Jahren des Anstiegs im mittleren bis hohen einstelligen Prozentbereich sank die Zahl der Sicherstellungen von Ecstasy im Jahr 2009 um 35 % auf 1.761 Fälle. Auch die beschlagnahmte Menge fiel mit 521.272 Tabletten und damit um 31 % deutlich geringer aus als im Vorjahr.

Die Tabletten wurden fast ausschließlich aus den Niederlanden in das Bundesgebiet geschmuggelt. Als Tatverdächtige spielten deutsche Staatsangehörige mit rund 87 % die deutlich führende Rolle. Unter den Nichtdeutschen dominierten türkische (19 %) vor niederländischen (11 %) Staatsangehörigen.

Abb. 6: Ecstasysicherstellungen (2000–2009)

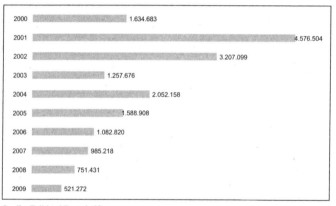

Quelle: Falldatei Rauschgift

Cannabisprodukte

Im Jahr 2009 wurden in 33.429 Fällen 6.518 kg Cannabisprodukte in Deutschland sichergestellt. Damit sank die Fallzahl gegenüber dem Vorjahr um 4 % und die beschlagnahmte Menge um 61 %. Die deutlich geringere Sicherstellungsmenge resultiert insbesondere aus zwei Großsicherstellungen im Jahr 2008, bei denen im Hamburger Hafen 5.470 kg Marihuana und rund 4.000 kg Haschisch beschlagnahmt worden waren.

Bei den im Zusammenhang mit Cannabisdelikten registrierten Tatverdächtigen handelte es sich zu 79 % um deutsche Staatsangehörige. Unter den nichtdeutschen Nationalitäten dominierten türkische (25 %) vor italienischen (8 %) Staatsangehörigen.

Cannabisanbau in Deutschland

Wie in den Vorjahren wurde auch 2009 in Deutschland umfangreich Cannabis auf Außenflächen und in Gebäuden kultiviert. Die Zahl der Sicherstellungen von Cannabispflanzen sank mit insgesamt 1.359 Fällen gegenüber dem Vorjahr zwar um rund 11 %, dagegen stieg die Sicherstellungsmenge mit 127.718 Pflanzen um 5 %.

Erneut von Bedeutung war der Anbau in so genannten Cannabis-Indoorplantagen, wenngleich die Zahl der sichergestellten Anlagen mit 342 gegenüber 2008 sank (–18 %). Im Jahr 2009 wurden bundesweit innerhalb von Gebäuden 26 Profiplantagen mit insgesamt 47.741 Pflanzen, 98 Großplantagen mit 34.369 Pflanzen und 218 Kleinplantagen mit 9.200 Pflanzen sichergestellt.

Biogene Drogen

Als biogene Drogen werden Stoffe und Zubereitungen bezeichnet, die primär aus Pflanzen oder tierischen Organismen gewonnen werden.

Khat

Im Jahr 2009 wurden in 121 Fällen (–4 %) rund 24.005 kg (–19 %) Khat sichergestellt. Erneut erfolgten mehrere Sicherstellungen, bei denen Khatmengen im hohen dreistelligen Kilogramm- bis in den Tonnenbereich beschlagnahmt wurden. In der Regel handelte es sich auch im Jahr 2009 um Fälle des beabsichtigten Transports mittels PKW oder Kleintransporter aus den Niederlanden über Norddeutschland nach Skandinavien, bei denen insbesondere somalische oder somalisch-stämmige Tatverdächtige mit niederländischer Staatsangehörigkeit in Erscheinung traten.

Psychoaktive Pilze

Bei den psilocybinhaltigen Pilzen setzte sich die rückläufige Entwicklung der Vorjahre fort. Sowohl die Zahl der Sicherstellungen sank um 48 % auf 263 Fälle als auch die beschlagnahmte Menge um 31 % auf rund 12 kg.

Kräutermischungen

Im Jahr 2009 wurden 158 Sachverhalte im Zusammenhang mit Kräutermischungen (wie zum Beispiel „Spice") registriert. Der Großteil betraf Fälle, in denen die Droge im Inland oder im benachbarten Ausland zum Teil in Head- oder über Onlineshops bezogen wurde. Mit der am 22.01.2010 in Kraft getretenen 24. BtMÄndV (Verordnung zur Änderung betäubungsmittel-rechtlicher Vorschriften) wurden verschiedene als Wirkstoffe in so genannten „Spice"-Produkten identifizierte Substanzen (synthetische Cannabinoide und Aminoalkylindole) dem Betäubungsmittelgesetz (Anlage II, verkehrsfähige, nicht verschreibungspflichtige BtM) unterstellt.

Neue Drogenerscheinungsformen

Als neue Drogenerscheinungsform wurde im Jahr 2009 die unter der Bezeichnung Mephedron (chem.: 4-Methylmethcathinon) geläufige synthetische Droge als Wirkstoff in Kräutermischungen und so genannten „Legal Highs" festgestellt. Die Substanz wurde inzwischen im Rahmen der 24. BtMÄndV dem Betäubungsmittelgesetz (Anlage I, nicht verkehrsfähige BtM) unterstellt.

Bei „Legal Highs" handelt es sich um häufig als Badesalz, Lufterfrischer, Pflanzendüngemittel oder ähnlich deklarierte Produkte, welche oftmals als legale Alternativen zu verbotenen Betäubungsmitteln über Online-Shops im Internet sowie in Head- und Smartshops angeboten werden.

Mephedron wurde in Deutschland erstmals im März 2009 als Wirkstoff in einer Menge von 4.400 Ecstasytabletten sichergestellt. Im Laufe des Jahres kam es zu weiteren Sicherstellungen kleinerer Mephedronmengen.

Mephedron ist seit 2009 nicht nur auf dem deutschen Rauschgiftmarkt, sondern auch in anderen europäischen Ländern verbreitet.

Illegale Labore

Im Jahr 2009 wurden in Deutschland 24 illegale Rauschgiftlabore zur Herstellung von Betäubungsmitteln sichergestellt, was etwa dem Vorjahresniveau (25 Labore) entspricht. Mit Ausnahme zweier Produktionsstätten, welche offensichtlich für die Herstellung von Handelsmengen in mittleren Größenordnungen ausgelegt waren, verfügten die Labore nur über geringe Produktionskapazitäten zur Deckung des Eigenbedarfs oder zur Versorgung eines begrenzten lokalen Abnehmerkreises.

Bei 22 Laboren handelte es sich um Produktionsstätten zur Synthese von synthetischen Drogen des Amphetamintyps, in zwei Laboren wurde GHB (Gamma-Hydroxybuttersäure) hergestellt.

Erneut wurden zahlreiche „Küchenlabore" (17) zur Herstellung von Methamphetamin sichergestellt. Fast immer wurden darin in Deutschland erhältliche Fertigarzneimittel verwendet, um daraus den benötigten Grundstoff zur Herstellung des Rauschgiftes zu extrahieren.

Die Labore befanden sich hauptsächlich in Bayern und Sachsen.

Rauschgiftkonsum

Erstauffällige Konsumenten harter Drogen (EKhD)

Als „Erstauffällige Konsumenten harter Drogen" werden Personen bezeichnet, die im jeweiligen Berichtsjahr erstmals von den Strafverfolgungsbehörden in Verbindung mit dem Missbrauch so genannter harter Drogen (Opiate, Kokain/Crack, Amphetamin/Methamphetamin, Ecstasy) bekannt wurden.

Im Jahr 2009 wurden in Deutschland 18.139 Erstauffällige Konsumenten harter Drogen (EKhD) registriert. Gegenüber dem Vorjahr sank die Zahl der Personen um 6 % auf den niedrigsten Stand seit dem Jahr 2004.

Die prozentuale Verteilung der EKhD nach Geschlecht zeigte im Verlauf der letzten zehn Jahre keine nennenswerten Abweichungen. Im Jahr 2009 betrug der Anteil der männlichen EKhD wie schon in den beiden Vorjahren 84 %.

Erneut stieg die Zahl der erstauffälligen Amphetaminkonsumenten um 1 % an (10.315 Personen) und erreichte im Jahr 2009 ihren bisherigen Höchststand. Hingegen sanken die Zahlen der erstauffälligen

Abb. 7: Erstauffällige Konsumenten harter Drogen (2000–2009)

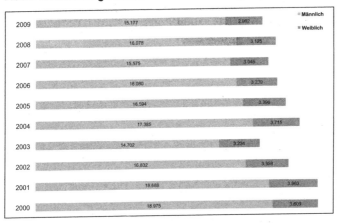

Quelle: INPOL

Tab. 1: Erstauffällige Konsumenten harter Drogen nach Rausch-giftart (2005–2009)

	Gesamt	Heroin	Kokain	Amphe-tamin	Ecstasy	LSD	Sonstige
2005	19.990	4.637	4.489	9.339	3.145	147	269
		20,6 %	20,0 %	41,6 %	14,0 %	0,7 %	1,2 %
2006	19.319	4.489	4.225	9.835	2.319	125	269
		20,8 %	19,5 %	45,5 %	10,7 %	0,6 %	1,2 %
2007	18.620	4.153	3.812	9.949	2.038	145	311
		19,9 %	18,2 %	47,6 %	9,7 %	0,7 %	1,5 %
2008	19.203	3.900	3.970	10.631	2.174	158	286
		18,2 %	18,5 %	49,5 %	10,1 %	0,7 %	1,3 %
2009	18.139	3.592	3.591	10.315	1.357	127	321
		18,6 %	18,6 %	53,4 %	7,0 %	0,7 %	1,7 %

Quelle: INPOL

Anmerkung: EKhD, die mit mehreren Rauschgiftarten in Erscheinung getreten sind, werden jeweils unter den betreffenden Drogenarten aufgeführt. Aufgrund dieser Mehrfacherfassung ist die Summe der EKhD der einzelnen Rauschgifte höher als die ausgewiesene Gesamtzahl.

Konsumenten von Heroin um 8 % (3.592 Personen) und von Kokain um 10 % (3.591 Personen) auf ein nahezu identisches Niveau. Gegenüber dem Vorjahr wurden zudem 38 % weniger erstauffällige Ecstasykonsumenten verzeichnet, deren Zahl (1.357 Personen) auf das niedrigste Niveau der letzten zehn Jahre sank.

Bereits seit mehreren Jahren bilden die erstauffälligen Konsumenten synthetischer Drogen des Amphetamintyps die weitaus größte Gruppe unter den EKhD. Bei Betrachtung der prozentualen Verteilung nach konsumierten Rauschgiften belief sich der Gesamtanteil von Amphetamin, Methamphetamin und Ecstasy auf nahezu 61 % (11.672 Personen). Dieser neuerliche Höchststand ist ausschließlich auf die Entwicklung bei Amphetamin zurückzuführen. Innerhalb der letzten zehn Jahre stieg der Anteil dieser Drogen an den bei den EKhD registrierten Rauschgiften um mehr als 20 %.

Der Altersdurchschnitt der EKhD ist seit dem Jahr 2004 (25,9 Jahre) stetig angestiegen und lag 2009 bei 28,1 Jahren (2008: 27,5 Jahre). Der Anstieg des Durchschnittsalters war bei allen Rauschgiftarten zu verzeichnen.

Rauschgifttote

Nachdem die Zahl der Rauschgifttodesfälle in den beiden Vorjahren jeweils angestiegen war, sank sie im Jahr 2009 um rund 8 % auf 1.331 Personen. Im Vergleich der letzten zehn Jahre bedeutet dies den drittniedrigsten Stand.

Bei Betrachtung der Bundesländer entfielen im Jahr 2009 die höchsten Anteile an der Gesamtzahl der Rauschgifttodesfälle auf Nordrhein-Westfalen mit 26 %, Bayern mit 19 %, Berlin mit 12 % und Baden-Württemberg mit 10 %.

Gemessen an den Einwohnerzahlen waren Berlin, Bremen und Hamburg die am stärksten belasteten Bundesländer. Die geringsten Belastungen wiesen Mecklenburg-Vorpommern und Sachsen auf.

Die Zahl der Fälle von Heroinüberdosierungen ausschließlich oder in Verbindung mit anderen Drogen stieg im Jahr 2009 auf rund 70 % an.

Erneut wurde eine prozentuale Zunahme der „Langzeitschäden" bei den Todesursachen festgestellt. Der Anteil dieser Todesursache an allen Drogentodesfällen stieg in den letzten Jahren kontinuierlich an und betrug im Jahr 2009 rund 20 %.

Abb. 8: Rauschgifttote (2000–2009)

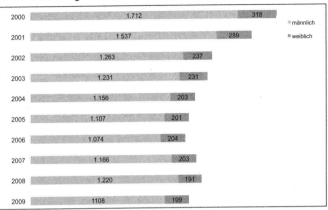

Quelle: Falldatei Rauschgift
Anmerkung: Bedingt durch unvollständige Erfassungen sowie Verknüpfungsfehler kommt
es zu Abweichungen bezüglich der Gesamtzahl der Rauschgifttoten. Die insoweit nicht aus-
wertbaren Fälle werden als unbekannt erfasst.

Tab. 2: Rauschgifttote – Aufschlüsselung nach Ländern (2005–2009)

	2005	2006	2007	2008	2009
Deutschland Gesamt	**1.326**	**1.296**	**1.396**	**1.449**	**1.331**
Baden-Württemberg	156	159	155	192	133
Bayern	197	191	242	247	250
Berlin	195	173	158	152	155
Brandenburg	5	6	12	7	9
Bremen	42	40	38	31	28
Hamburg	61	55	59	58	65
Hessen	103	95	120	118	110
Mecklenburg-Vorpommern	2	5	3	9	4
Niedersachsen	80	75	74	94	82
Nordrhein-Westfalen	350	350	374	380	344
Rheinland-Pfalz	53	77	60	57	60
Saarland	12	10	13	18	19
Sachsen	20	15	24	18	12
Sachsen-Anhalt	9	8	13	6	9
Schleswig-Holstein	40	30	44	48	39
Thüringen	1	7	5	14	12

Quelle: Falldatei Rauschgift

153

Das Durchschnittsalter der Rauschgifttoten (36,0 Jahre) ist gegenüber dem Vorjahr leicht angestiegen.

Literatur

Detaillierte Informationen zur aktuellen Rauschgiftsituation in Deutschland finden
sich auf der Homepage des Bundeskriminalamts http://www.bka.de (siehe insbesondere die Rubrik „Kriminalitätslageberichte").

2.8 Delikte unter Alkoholeinfluss

Rudolf Egg

Das Thema Alkohol(missbrauch) und Kriminalität wird unter drei verschiedenen Aspekten betrachtet. Zunächst werden auf der Grundlage der Polizeilichen Kriminalstatistik (PKS) und anderer Datenquellen aktuelle Angaben zu Umfang und Qualität der alkoholbeeinflussten Straffälligkeit in Deutschland vorgestellt. Der nächste Abschnitt behandelt fünf verschiedene Hauptbereiche der alkoholbezogenen Kriminalität, z. B. die Straffälligkeit Alkoholkranker sowie den Alkoholismus von Rückfalltätern. Den unterschiedlichen Möglichkeiten der Verknüpfung von Alkohol und Kriminalität ist ein weiterer Abschnitt gewidmet, wobei vier verschiedene Verbindungsarten, u. a. auch Scheinzusammenhänge, diskutiert werden. Bezüglich der Frage, welche präventiven Schritte gegen Alkoholmissbrauch möglich sind, werden abschließend drei Modelle vorgestellt. Angesichts des Umfangs der alkoholbezogenen Kriminalität wird die Notwendigkeit betont, bei präventiven Maßnahmen im Suchtbereich neben den illegalen Drogen verstärkt auch das Problemfeld Alkohol zu berücksichtigen.

Abstract

The topic alcohol (abuse) and crime is regarded under three different aspects. First on the basis of the police crime statistics (PKS) and other data sources current information are presented on range and quality of the alcohol-affected punishability in Germany. The next section treats five different main areas of the alcohol-referred crime, e.g. the punishability of alcohol patients as well as the alcoholism of relapse perpetrators. A further section is dedicated to the different possibilities of the link of alcohol and crime, whereby four different connecting kinds, among other things also illusory connections, are discussed. Concerning the question, which preventive step are possible against alcohol abuse, three models are finally presented. In view of the range of the alcohol-referred crime the necessity is stressed to consider in addiction preventive measures rather the problem field alcohol beside illegal drugs.

Einleitung

Zu den ältesten und am besten untersuchten wissenschaftlichen Erkenntnissen über die Ursachen von Straffälligkeit zählt die enge Verknüpfung von Alkoholkonsum und Straftaten, insbesondere von Gewaltdelikten (Streng, 2009). So stellte bereits Gustav Aschaffenburg, ein Nestor der Kriminologie, vor über 100 Jahren fest, dass eine Vielzahl von Verbrechen in „mehr oder weniger ursächlichem Zusammenhange mit dem Branntwein" stehe (Aschaffenburg, 1900). Als Beleg dafür zitierte er unter anderem Wochentagsstatistiken, die zeigten, dass Straftaten allgemein, vor allem aber Körperverletzungen, am Wochenende – als Folge des größeren Alkoholkonsums – deutlich häufiger registriert werden als an gewöhnlichen Wochentagen. Zahlreiche weitere empirische Studien belegten und belegen bis heute einen engen Zusammenhang zwischen Alkohol und Kriminalität (Schwind, 2010, § 26). Dabei ist Alkohol häufig nicht als unmittelbar tatauslösende Ursache zu sehen (Kreuzer, 1998, § 3, Rn. 280), sondern eher eine das Tatgeschehen begleitende und mitgestaltende Bedingung (siehe dazu Abschn. 4).

Alkohol und Kriminalität im Spiegel der Kriminalstatistik

Die Polizeiliche Kriminalstatistik (PKS) des Bundeskriminalamtes stellt für alle aufgeklärten Delikte sowie für ausgewählte Straftatengruppen den bei den Tatverdächtigen registrierten Alkoholeinfluss dar (PKS, Tabelle 22). Danach wurde im Jahre 2009 für 13,7 % aller Tatverdächtigen ein Alkoholeinfluss bei der Tatbegehung festgestellt. Neben Straftaten mit geringeren prozentualen Anteilen an alkoholbeeinflussten Tatverdächtigen, wie z. B. Betrug (2,3 %), Hehlerei (1,6 %) und Unterschlagung (2,4 %), finden sich im Bereich der Gewaltkriminalität auch deutlich höhere Werte bis über 50 % (siehe Tabelle).

Besonders hohe, ansteigende Werte werden seit einiger Zeit bei jungen Tatverdächtigen beobachtet. So stellt ein vom LKA Niedersachsen herausgegebener „Jahresbericht Jugendkriminalität und Jugendgefährdung" (Landeskriminalamt Niedersachsen, 2010) für die letzten zehn Jahre eine deutlich steigende Zahl junger Tatverdächtiger unter Alkoholeinfluss fest. Bei Minderjährigen (unter 18 Jahre) betrug diese Steigerungsrate zwischen 2000 und 2007 rd.

Alkoholeinfluss bei Tatverdächtigen 2009

Ausgewählte Straftatengruppen mit besonders hohen Anteilen; Bundesgebiet insgesamt

Straftaten(gruppen)	insgesamt	mit Alkohol-einfluss	in %
Widerstand gegen die Staatsgewalt	25.972	16.994	65,4
Gewaltkriminalität (insgesamt)	216.443	68.856	31,8
– Mord	909	194	21,3
– Totschlag und Tötung auf Verlangen	1.945	780	40,1
– Vergewaltigung und sexuelle Nötigung	6.273	1.838	29,3
– Sonstige sexuelle Nötigung	4.935	1.119	22,7
– Raub, räuberische Erpressung etc.	34.418	6.709	19,5
– Zechanschlussraub	73	42	57,5
– Körperverletzung mit Todesfolge	103	30	29,1
– Gefährliche und schwere Körper-verletzung	167.860	58.186	34,7
Sachbeschädigung	177.728	49.855	28,1
(Vorsätzliche) Brandstiftung etc.	4.685	860	18,4
Alle Tatverdächtigen	2.187.217	299.040	13,7

(Quelle: PKS 2009, Tab. 22)

73 %, bei Heranwachsenden (zwischen 18 und 21 Jahre) sogar 97 %. Seit 2008 zeigt sich hier zwar erfreulicherweise eine rückläufige Tendenz, doch liegen die Zahlen für 2009 immer noch mit 41 % (Minderjährige) bzw. 80 % (Heranwachsende) über den Werten von 2000 (a. a. O., S. 86).

Diese Entwicklung im kriminalstatistischen Hellfeld korrespondiert mit entsprechenden Ergebnissen für den Alkoholkonsum von Jugendlichen, wie dies z. B. aktuelle Repräsentativbefragungen der Bundeszentrale für gesundheitliche Aufklärung (2009) zeigen. Danach tranken im Jahre 2008 etwa 17,4 % der 12- bis 17-Jährigen mindestens einmal in der Woche Alkohol (2007: 21,6 %; a. a. O., S. 35 ff.). Einen riskanten Alkoholkonsum mit mindestens fünf Gläsern oder mehr bei einer Gelegenheit (sog. Binge-Trinken) gaben 2008 20,4 % der 12- bis 17-Jährigen für die letzten 30 Tage an (2007: 25,5 %). Ein wöchentliches Binge-Trinken nannten 5,8 %, dagegen bezeichneten sich 54,7 % der Jugendlichen als abstinent (a. a. O., S. 41). Dabei zeigten sich für männliche Jugendliche durchwegs höhere Werte als für weibliche, wenngleich ähnliche Trends für Zu- und Abnahme im Verlauf der seit 2004 durchgeführten Erhebungen.

Eine beträchtliche Rolle spielt der Alkoholeinfluss auch im Bereich von Straßenverkehrsdelikten (Krüger, 1995, 1998; vgl. auch Zweiter PSB, 2006, Abschn. 3.6). Nach der Statistik der Straßenverkehrsunfälle (Statistisches Bundesamt, 2010) ergab sich zwar für das Jahr 2009 eine weitere Abnahme der sog. Alkoholunfälle, also der Unfälle, bei denen mindestens ein Beteiligter alkoholisiert war (seit 2007: −14 %, seit 1995: −52 %), dennoch wurde 2009 bei 5,6 % aller Unfälle mit Personenschaden bei mindestens einem Beteiligten Alkohol festgestellt; 10,6 % aller Verkehrstoten (N = 440 Getötete) starben infolge eines Alkoholunfalls, 6.159 Personen (9,0 %) wurden schwer- und 15.576 (4,7 %) leicht verletzt (a. a. O., S. 118). Bei gerichtlich verfügten Entziehungen der Fahrerlaubnis (nach § 69 StGB) stellen Verkehrsverstöße mit Alkohol oder anderen Drogen nach Angabe des Kraftfahrt-Bundesamtes (2010, S. 14) den entscheidenden Grund dar (rd. 91 % aller Fälle), wobei auch hier die Gesamtzahl der Fälle rückläufig ist (−14,9 % seit 2007).

Besonders hoch war in der Vergangenheit auch bei alkoholbedingten Unfällen der Anteil an jungen Leuten, insbesondere zwischen 18 und 24 Jahren. Zur Reduzierung solcher Unfälle hat die Bundesregierung per Gesetz ab 1. August 2007 ein Alkoholverbot für Fahranfänger und Fahranfängerinnen eingeführt (BGBl 2007, Teil I, Nr. 33). Diese Maßnahme scheint inzwischen Wirkung zu zeigen: So ging nach einer Pressemitteilung des Statistischen Bundesamtes (Nr. 253 vom 08.07.2009) bereits 2008 bei Unfällen mit Personenschaden die Zahl der beteiligten alkoholisierten Pkw-Fahranfänger im Alter von 18 bis 20 Jahren um 11 % gegenüber 2007 zurück (6,4 % bei allen Pkw-Fahrern). Einen besonders positiven Einfluss scheint das Alkoholverbot bei Jugendlichen im Alter von 15 bis 17 Jahren ausgeübt zu haben. In dieser Altersgruppe, in der beispielsweise Führerscheine für Mofa, Moped oder ein Leichtkraftrad erworben werden können, wurden 2008 insgesamt sogar 19 % weniger alkoholisierte Unfallbeteiligte gezählt als ein Jahr zuvor. 2009 zeigten sich für diese Altersgruppen erneut Rückgänge, die jedoch weniger stark ausfielen als bei den Verkehrsbeteiligten insgesamt und darum nicht so eindeutig zu interpretieren sind (Statistisches Bundesamt, 2010). Hier ist zu berücksichtigen, dass die

Dunkelziffer bei Alkoholfahrten traditionell sehr hoch geschätzt wird (ca. 600:1; Kazenwadel & Vollrath, 1995; Löbmann, 2001); der Erfolg gesetzlicher Maßnahmen dürfte daher jenseits registrierter Verkehrsunfälle schwer feststellbar sein.

Während in der kriminalpolitischen Diskussion die im Umfeld des Drogenmissbrauchs existierende Kriminalität oft eine große Rolle spielt, wird die alkoholbezogene Kriminalität bisweilen weniger beachtet. Dies ist allerdings schon deshalb problematisch, weil die Zahl der Alkoholabhängigen erheblich größer ist als die der Drogenabhängigen. Zudem zeigt sich, dass die Drogenkriminalität keineswegs die traditionelle alkoholbezogene Kriminalität verdrängt, sondern vielmehr zusätzliche Probleme schafft (Sagel-Grande, 2009).

Alkohol und Kriminalität – fünf Hauptbereiche

In Anlehnung an Kerner (1993, S. 6 f.) lassen sich bei der Analyse der Verknüpfung von Alkohol und Kriminalität fünf verschiedene Hauptbereiche unterscheiden (Kaiser, 1997, S. 341 f.), die sich allerdings überschneiden.

1) Alkoholismus als kriminalisiertes Verhalten
Dieser Bereich betrifft Staaten mit puritanischer Tradition (z. B. USA) oder auch einige arabische Staaten, in denen schon das alkoholisiertes Auftreten in der Öffentlichkeit als soziale Verfehlung gilt, die (straf)rechtliche Konsequenzen nach sich ziehen kann. In Deutschland wie in vielen anderen europäischen Ländern sind dagegen Zwangseingriffe gegenüber Alkoholkranken nur in besonderen Ausnahmefällen, z. B. aus dringenden fürsorge- oder strafrechtlichen Gründen, zulässig.

2) Die Straffälligkeit chronischer Alkoholiker
Statistische Analysen zeigen eine durchweg hohe Vorstrafenbelastung von Alkoholikern (bis zu 40 % und mehr). Dabei dominieren Gewaltdelikte, aber auch bei Sexualdelikten findet sich ein nicht geringer Anteil an alkoholabhängigen Tätern. Bei Alkoholfahrten im Straßenverkehr zeigen oft schon die ermittelten (hohen) Werte für die Blutalkoholkonzentration, dass es sich dabei vielfach nicht um alkoholisierte Autofahrer, sondern um autofahrende Trinker

handelt (Krüger et al., 1995, S. 54 ff.; Stephan, 1988). Bei sozial desintegrierten Alkoholikern finden sich zudem viele Ordnungswidrigkeiten in der Öffentlichkeit (z. B. Ruhestörung) und Bagatelltaten wie Bettelei und Hausfriedensbruch.

3) Alkoholismus bei chronisch Straffälligen
Kriminologische Studien über Insassen des Strafvollzuges belegen regelmäßig hohe Prävalenzraten der Alkoholabhängigkeit von Strafgefangenen. Während für die Allgemeinbevölkerung ein Wert von 3,1 % angenommen wird (Kraus, 2008), liegt dieser Wert bei Inhaftierten, je nach Alter, Delikt und Vorstrafenzahl, erheblich höher, teilweise sogar über 20 % (Demmerling, 2006, S. 115–134; Heimerdinger, 2006, S. 63–90). Die kriminologische Erklärung dieses Zusammenhangs besteht im Wesentlichen darin, dass sowohl Alkoholproblematik wie Straffälligkeit als Symptome einer dissozialen Entwicklung anzusehen sind, wobei sich beide Phänomene wechselseitig verstärken dürften (siehe unten Abschn. 4, Punkt 3).

4) Spezifische Rauschtaten im Grenzbereich der Schuldfähigkeit
Damit gemeint sind – neben psychiatrisch bedeutsamen Zuständen der Alkoholintoleranz bei Hirngeschädigten und des pathologischen Rausches – vor allem die Fälle des § 323a StGB (Vollrausch). Die Strafverfolgungsstatistik 2008 (Statistisches Bundesamt, 2009) gibt diesbezüglich insgesamt 3.200 Verurteilte an, davon rd. 89 % Männer. Dabei geht es vor allem um Aggressionsdelikte (Körperverletzung, Sachbeschädigung etc.), während Eigentums- und Sexualdelikte vergleichsweise seltener vorkommen. Straßenverkehrsdelikte betragen rd. 15 % der zugrundeliegenden Straftaten.

5) Alkoholbeeinflusste Alltagskriminalität
Dieser letzte Bereich bildet die zahlenmäßig größte Teilgruppe der alkoholbeeinflussten Kriminalität, wenngleich sich viele Überschneidungen zu den vier anderen Bereichen ergeben. Aufgrund verschiedener empirischer Untersuchungen ist davon auszugehen, dass eine große Zahl von Straftaten, namentlich Gewaltdelikte, unter dem Einfluss von Alkohol begangen werden, ohne dass jeweils eine spezifische Alkoholabhängigkeit vorliegt. Auch wenn dies noch wenig über die tatauslösende oder -verstärkende Wirkung des Alkoholeinflusses besagt, zumal auch Tatopfer häufig alkoholisiert sind und Alkoholkonsum allgemein weit verbreitet ist, ist es sinn-

voll, den Einfluss des Alkohols auf das alltägliche Kriminalitätsge-
schehen zu betrachten.

Alkohol und Kriminalität – Möglichkeiten der Verbindung

In welcher Weise sind Alkohol und Kriminalität miteinander ver-
bunden? In der Fachliteratur werden dazu meist vier verschiedene
Möglichkeiten diskutiert (Kaiser, 1997, S. 330 f.; Schneider, 1987,
S. 466 f.; Kerner, 2000):

1) Es besteht lediglich ein Scheinzusammenhang
Unter Alkoholeinfluss stehende Personen benehmen sich oft auffällig (Gang, Sprechweise, Lautstärke etc.) und machen sich deshalb
bei der Begehung von Straftaten eher verdächtig als andere. In solchen Fällen führt der Alkoholeinfluss also lediglich zu einer leich-
teren Überführung und Bestrafung von Tätern. Andererseits könnten
ertappte Straftäter einen angeblichen Alkoholkonsum auch lediglich als Schutzbehauptung benutzen, um milder bestraft zu werden,
speziell in Bezug auf die Anwendung von § 21 StGB (verminderte
Schuldfähigkeit). Schließlich ist zu berücksichtigen, dass der Konsum von Alkohol auch in der Normalbevölkerung weit verbreitet ist
(vgl. Kap. 2.1), so dass von vornherein mit einem gewissen Anteil
alkoholisierter Personen auch unter Straftätern zu rechnen ist. Für
die Analyse der Verknüpfung von Alkoholkonsum und Kriminalität
bei Straftätern müsste daher das Trinkverhalten nicht-straffälliger
Personen differenzierter erfasst und berücksichtigt werden.

2) Alkohol hat eine enthemmende Wirkung
Dieser Ansatz ist vor allem für die Erklärung von Aggressionsde-
likten von Bedeutung. Bekanntlich reduziert Alkoholkonsum häufig
Ängste und Hemmungen, die Betroffenen fühlen sich deshalb
furchtloser und mutiger, sind aber auch leichter reizbar. Daraus
folgt eine geringere Selbstkontrolle sowie eine erhöhte Aggressi-
onsneigung, auch bei ansonsten friedfertigen, ruhigen Personen.
Der Alkohol verändert also hier die Stimmungslage (aufgehellt, er-
regbar, risikobereit) und stellt damit eine innere Bereitschaft für
Aggressionshandlungen her, durch die nachfolgend eine Straftat
ausgelöst wird. Dies muss freilich nicht zufällig oder unabsichtlich
erfolgen; vielmehr kann sich ein Täter auch gezielt „Mut antrin-

ken", um eine Tat zu begehen, zu der er im nüchternen Zustand nicht in der Lage wäre.

3) Wechselseitiges Bedingen von Alkohol und Kriminalität

Ein drittes Erklärungsmodell zielt auf unmittelbare, wechselseitige Zusammenhänge zwischen Alkohol und Kriminalität ab. Danach verursacht Alkoholmissbrauch kriminelles Verhalten und Kriminalität. So führt intensiver, wiederholter Alkoholmissbrauch oft zu starken Konflikten in Partnerschaft, Familie und Beruf sowie zu finanziellen Problemen. Diese soziale Problemlage begünstigt das Abgleiten in kriminelle Verhaltensweisen. Umgekehrt kann erhöhter Alkoholkonsum aber auch die Folge einer dissozialen, kriminellen Entwicklung sein, etwa um den durch Kriminalität und Bestrafung verschlechterten Lebensverhältnissen kurzfristig zu entfliehen. Dies kann aber – im Sinne eines Circulus vitiosus – erneut zu Straftaten führen.

4) Gemeinsame Ursache von Kriminalität und Alkoholmissbrauch

Dieses Erklärungsmodell betrachtet Alkoholmissbrauch und Kriminalität nicht als voneinander abhängig, sondern führt beide Formen abweichenden Verhaltens auf gemeinsame oder zumindest ähnliche Ursachen zurück, namentlich auf Defizite in der sozialen Entwicklung (z. B. bezüglich Bindung, Risikobereitschaft, Empathie, Normorientierung) oder auch auf aktuelle Konflikte in zentralen Lebensbereichen (z. B. Arbeitslosigkeit, Partnerverlust, hohe Verschuldung, sozialer Abstieg).

Bekämpfung der alkoholbedingten Kriminalität

Bei Programmen zur Reduzierung von Alkoholmissbrauch und alkoholbedingter Kriminalität lassen sich grundsätzlich präventive Konzepte und therapeutische Ansätze unterscheiden. Zu der ersten Gruppe zählen die folgenden Modelle (Schneider, 1987, S. 467):

1) Erschwerung des Zugangs

Dazu zählen Beschränkungen der Produktion (Branntwein-Konzession) und des Verkaufs (z. B. keine Abgabe an Jugendliche, § 9 JuSchG), indirekte Produktionsbeschränkungen durch Besteuerung von Sekt, Branntwein, Alkopops (Alkopopsteuergesetz, 2004) etc.

sowie eine Begrenzung der Alkoholwerbung (z. B. bezüglich Inhalt, Umfang, Aussage, Werbeträger), aber auch behördliche Auflagen für Gaststätten (z. B. Sperrstunde, Anbieten preisgünstiger alkoholfreier Getränke). Zur Reduktion alkoholbedingter Unfälle im Straßenverkehr werden neben Altersbegrenzungen auch Promillegrenzen diskutiert (siehe Exkurs).

2) Prävention durch Information

Hier sind z. B. Plakataktionen, Informationsbroschüren, TV-Spots oder Internetkampagnen gegen Alkoholmissbrauch zu nennen, namentlich die von der Polizeilichen Kriminalprävention initiierte Aktion „Don't drink much – STAY GOLD", die im Jahre 2009 weiter ausgebaut wurde (www.staygold.eu). Weitere Beispiele sind spezielle Unterrichtseinheiten in Schulen oder lokale Informationsveranstaltungen und Präventionsprojekte von Kommunen (z. B. die Aktion „Keine Kurzen für die Kurzen" in Köln und anderen Orten).

3) Das soziokulturelle Entwicklungsmodell

Bei diesem Ansatz wird die Erkenntnis, dass Alkoholkonsum auch das Ergebnis sozialer Lernprozesse ist, in praktische Schritte umgesetzt. Anstatt Alkoholkonsum pauschal zu verurteilen, soll dabei der maßvolle, sozial verantwortliche Umgang mit alkoholischen Getränken vermittelt werden (Alkohol als Genussmittel, nicht als Lebensmittel oder gar als „Problemlöser"). Dies setzt freilich voraus, dass die als Modellpersonen fungierenden Erwachsenen das Konzept eines maßvollen Trinkverhaltens in ihrem Alltag auch glaubhaft repräsentieren.

Die zweite Hauptgruppe von Maßnahmen, die therapeutische Behandlung alkoholkranker Straftäter, steht quasi am anderen Ende der Bekämpfung der alkoholbedingten Kriminalität. Solche Therapien können in freien Einrichtungen, im Maßregelvollzug (Entziehungsanstalt gem. § 64 StGB), begrenzt auch im Strafvollzug erfolgen. Anders als bei Drogenabhängigen gibt es hier bislang jedoch nicht die Möglichkeit einer Therapie im Rahmen einer Zurückstellung der Strafvollstreckung analog § 35 BtMG (Egg, 1992; Kurze, 1994). Eine im Auftrag des Bundesministeriums der Justiz durchgeführte Studie der KrimZ (Heimerdinger, 2006) ergab einerseits einen hohen Bedarf für eine solche Regelung (namentlich wegen der großen Zahl behandlungsbedürftiger Gefangener) und andererseits auch eine hinreichende Bereitschaft der (Justiz-)Praxis zu deren Implementation.

Literatur

Alkopopsteuergesetz (2004). Gesetz über die Erhebung einer Sondersteuer auf alkoholhaltige Süßgetränke (Alkopops) zum Schutz junger Menschen (Alkopopsteuergesetz – AlkopopStG) vom 23.07.2004. In: Bundesgesetzblatt (2004), Teil 1, S. 1857

Aschaffenburg, Gustav (1900): Alkoholgenuß und Verbrechen. Eine kriminalpsychologische Studie. In: Zeitschrift für die gesamte Strafrechtswissenschaft, 20, 80–100

Bundeskriminalamt (Hrsg.) (2010): Polizeiliche Kriminalstatistik 2009. Bundesrepublik Deutschland. Wiesbaden

Bundesministerium des Innern; Bundesministerium der Justiz (Hrsg.) (2006): Zweiter Periodischer Sicherheitsbericht. Berlin. Internet: http://www.bmj.bund.de/files/-/1481/PSB.pdf, Zugriff: 08.10.2010

Bundeszentrale für gesundheitliche Aufklärung (Hrsg.) (2009). Die Drogenaffinität Jugendlicher in der Bundesrepublik Deutschland 2008. Eine Wiederholungsbefragung der Bundeszentrale für gesundheitliche Aufklärung. Verbreitung des Alkoholkonsums bei Jugendlichen und jungen Erwachsenen. Köln. Internet: http://www.bzga.de/forschung/studien-untersuchungen/studien/?sid=-1&sub=1, Zugriff: 08.10.2010

Demmerling, Rita (2006): Persönlichkeitseigenschaften, Persönlichkeitsstörungen und Alkoholmissbrauch bei Gewalttätern. Hamburg: Kovaç. (Psychologische Forschungsergebnisse; 115)

Egg, Rudolf (Hrsg.) (1992): Die Therapieregelungen des Betäubungsmittelrechts – deutsche und ausländische Erfahrungen. Wiesbaden: Kriminologische Zentralstelle. (Kriminologie und Praxis; 9)

Egg, Rudolf; Geisler, Claudius (Hrsg.) (2000): Alkohol, Strafrecht und Kriminalität. Wiesbaden: Kriminologische Zentralstelle. (Kriminologie und Praxis; 30).

Gesetz zur Einführung eines Alkoholverbots für Fahranfänger und Fahranfängerinnen vom 19. Juli 2007. In: Bundesgesetzblatt (2007), Teil I, Nr. 33

Göppinger, Hans (1980): Kriminologie. 4., neubearb. u. erw. Auflage. München: Beck

Heimerdinger, A. (2006): Alkoholabhängiger Täter: Justizielle Praxis und Strafvollzug. Wiesbaden: Kriminologische Zentralstelle. (Kriminologie und Praxis; 52)

Hibell, Björn et al. (2009): The 2007 ESPAD Report. Substance Use Among Students in 35 European Countries. Stockholm: The Swedish Council for Information on Alcohol and other Drugs (CAN)

Jugendschutzgesetz (JuSchG), § 9 Alkoholische Getränke. Stand: 1. Juli 2008. Internet: http://bundesrecht.juris.de/bundesrecht/juschg/gesamt.pdf, Zugriff: 08.10.2010Kaiser, Günther (1997): Kriminologie. Eine Einführung in die Grundlagen. 10., völlig neubearb. Aufl. Heidelberg: Müller

Kazenwadel, J.; Vollrath, M. (1995): Das Dunkelfeld der Trunkenheitsfahrten. In: Krüger, H.P. (Hrsg.): Das Unfallrisiko unter Alkohol. Analyse – Konsequenzen – Maßnahmen. Stuttgart: G. Fischer. 115–124

Kerner, H.-J. (1993): Alkohol und Kriminalität. In: Kaiser, Günther (u. a.) (Hrsg.): Kleines Kriminologisches Wörterbuch. 3., völlig neubearb. u. erw. Auflage. Heidelberg: Müller. 5–9

Kerner, H.-J. (2000): Alkohol, Strafrecht und Kriminalität. In: Egg, R.; Geisler, C. (Hrsg.): Alkohol, Strafrecht und Kriminalität. Wiesbaden: Kriminologische Zentralstelle. 1–26

Kraftfahrt-Bundesamt (2010): Fahrerlaubnismaßnahmen 2009. Flensburg. Internet: http://www.kbashop.de/wcsstore/KBA/Attachment/Kostenlose_Produkte/fe_m_2009.pdf, Zugriff: 08.10.2010

Kraus, L. (Gastherausgeber) (2008): Epidemiologischer Suchtsurvey 2006. Repräsentativerhebung zum Gebrauch und Missbrauch psychoaktiver Substanzen bei Erwachsenen in Deutschland. In: Sucht, 54, Sonderheft 1

Kreuzer, A. (Hrsg.) (1998): Handbuch des Betäubungsmittelstrafrechts. München: Beck

Krüger, H.-P. (Hrsg.) (1995): Das Unfallrisiko unter Alkohol. Analyse – Konsequenzen – Maßnahmen. Stuttgart: G. Fischer

Krüger, H.-P. (1998): Fahren unter Alkohol in Deutschland. Stuttgart: G. Fischer

Krüger, H.-P.; Kazenwadel, J.; Vollrath, M. (1995): Das Unfallrisiko unter Alkohol mit besonderer Berücksichtigung risikoerhöhender Faktoren. In: Krüger, H.-P. (Hrsg.): Das Unfallrisiko unter Alkohol. Analyse – Konsequenzen – Maßnahmen. Stuttgart: G. Fischer. 1–113

Kurze, M. (1994): Strafrechtspraxis und Drogentherapie. Eine Implementationsstudie zu den Therapieregelungen des Betäubungsmittelrechts. 2., ergänzte Auflage. Wiesbaden: Kriminologische Zentralstelle. (Kriminologie und Praxis; 12)

Landeskriminalamt Niedersachsen (Hrsg.) (2010): Jahresbericht Jugendkriminalität und Jugendgefährdung in Niedersachsen. Hannover. Internet: http://www.lka.niedersachsen.de/praevention/kinder_jugend/Jahresbericht_2009_Endfassung.pdf, Zugriff: 08.10.2010

Löbmann, Rebecca (2001): Alkohol im Straßenverkehr. Entdeckungswahrscheinlichkeit und ihre Wahrnehmung. München: Fink. (Neue kriminologische Studien; 23)

Richter, M. (u. a.) (Hrsg.): Gesundheit, Ungleichheit und jugendliche Lebenswelten. Ergebnisse der zweiten internationalen Vergleichsstudie im Auftrag der Weltgesundheitsorganisation WHO. Weinheim; München: Juventa

Sagel-Grande, Irene (2009): Drogen, Alkohol und Verbrechen. In: Schneider, H. J. (Hrsg.): Internationales Handbuch der Kriminologie. Band 2: Besondere Probleme der Kriminologie Berlin: De Gruyter. 507–543

Schneider, H. J. (1987): Kriminologie. Berlin: De Gruyter

Schwind, H.-D. (2010): Kriminologie. Eine praxisorientierte Einführung mit Beispielen. 20. neubearb. u. erw. Aufl. Heidelberg: Kriminalistik-Verlag

Shults, Ruth A. et al. (2001): Reviews of Evidence Regarding Interventions to Reduce Alcohol-Impaired Driving. In: American Journal of Preventive Medicine, 21(4S), 66–88

Statistisches Bundesamt (Hrsg.) (2009): Strafverfolgung 2007. Wiesbaden. (Fachserie 10, Reihe 3)

Statistisches Bundesamt (Hrsg.) (2010): Verkehrsunfälle. Zeitreihen. Wiesbaden

Stephan, E. (1988): Trunkenheitsdelikte im Verkehr und behandlungsbedürftige Alkoholkonsumenten. In: Suchtgefahren, 34(6), 464–471

Stephan, E. (1991): Leistungsmindernde Suchtstoffe im Straßenverkehr. In: Deutsche Hauptstelle gegen die Suchtgefahren (Hrsg.), Jahrbuch Sucht 1991. Hamburg: Neuland. 103–114

Straßenverkehrsgesetz (StVG) in der Fassung vom 5. März 2003 (BGBl. I S. 310, 919), zuletzt geändert durch Artikel 3 des Gesetzes vom 31. Juli 2009 (BGBl. I S. 2507)

Streng, F. (2009): Kriminologische und strafrechtliche Befunde zum Thema „Alkohol und Kriminalität". In: Deutsche Vereinigung für Jugendgerichte und Jugendgerichtshilfen e.V., Regionalgruppe Nordbayern (Hrsg.), Ursachen und Sanktionierung von Jugendkriminalität Erlangen. 7–25

Wagenaar, A. C.; Toomey, T. L. (2002): Effects of Minimum Drinking Age Laws. Review and Analyses of the Literature from 1960 to 2000. In: Journal of Studies on Alcohol, Supplement 14, 206–225

Exkurs: Alkohol im Straßenverkehr – Die Wirkung von Alters- und Promillegrenzen

Zur Reduktion alkoholbedingter Unfälle im Straßenverkehr werden in der rechtspolitischen Diskussion neben Altersbegrenzungen (der Alkoholabgabe) auch Promillegrenzen (im Straßenverkehr) erörtert. So wurde in Deutschland ab 01.08.2007 ein Alkoholverbot für Fahranfänger eingeführt (§ 24c StVG), das neben der generellen 0,5-Promille-Grenze (§ 24a StVG) eine Null-Promille-Grenze während der zweijährigen Probezeit (nach § 2a StVG) oder vor Vollendung des 21. Lebensjahres vorschreibt. Zur Wirksamkeit solcher Regelungen gibt es zahlreiche empirische Studien, die auch in internationalen Reviews zusammengefasst wurden. Eine vergleichende Darstellung von sechs Studien, die zwischen 1984 und 1999 in den USA und Australien erstellt wurden (Shults et al., 2002) zeigt als Haupteffekt einen signifikanten Rückgang der Unfallraten junger Kraftfahrer nach der jeweiligen Gesetzesänderung. Dabei erfassten drei Studien tödliche Unfälle (Rückgang: 24 %, 17 % und 9 %), zwei weitere Studien alle Unfälle mit schweren oder auch tödlichen Verletzungen (Rückgang: 17 % und 3,8 %), eine Studie bezog sich auf die polizeiliche Einschätzung des Alkoholisierungsgrades von Fahrern bei Unfällen (Rückgang: 11 %). Diese positiven Erfahrungen decken sich mit den seit 2007 in Deutschland gemachten Erfahrungen (siehe Kap. 2).

Eine weitere Gruppe von Forschungsarbeiten befasst sich mit den Auswirkungen der gesetzlichen Altersgrenze für den Erwerb alkoholischer Getränke (Minimum Legal Drinking Age – MLDA) auf die Unfallraten. Während in Deutschland für die Abgabe von Spirituosen ein Mindestalter von 18 Jahren (für andere alkoholische Getränke: 16 Jahre) gilt (§ 9 JuSchG), gibt es in anderen Ländern teilweise höhere Grenzen. In den USA ergab sich dabei in der Vergangenheit eine Art natürliches Experiment: Nach der Zeit der Alkoholprohibition (1919-1933) galt in fast allen US-Staaten ein MLDA von 21 Jahren, zwischen 1970 und 1979 senkten aber 29 Staaten diese Grenze auf 18, 19 oder 20 Jahre. In der Folge stieg die Unfallrate junger Fahrer in diesen Staaten teilweise erheblich an; daraufhin kehrten 16 Staaten (zwischen 1976 und 1983) wieder auf die frühere Altersgrenze von 21 Jahren zurück. Seit 1984 gilt dieser Wert durch ein Bundesgesetz für alle US-Staaten. In mehr als 70 empirischen Studien wurden die Auswirkungen dieser zweimal geänderten Altersgrenzen untersucht (z. B. Shults et al., 2001, Wagenaar; Toomey, 2002). Die Ergebnisse sind zwar (erwartungsgemäß) nicht völlig einheitlich, in der Summe jedoch sehr eindeutig: Es zeigt sich ein deutlicher Rückgang alkoholbezogener Unfälle sowie der Todes- und Verletzungsraten bei Erhöhung der MLDA (auf 21 Jahre) und umgekehrt ein Anstieg solcher Unfälle und deren Folgen bei einer Senkung der Altersgrenzen. Das gängige Gegenargument, dass solche Vorschriften wirkungslos seien, weil junge Menschen trotz entsprechender Verbote Alkohol erwerben und konsumieren würden, ist aus empirischer Sicht zumindest insoweit einzuschränken, dass bei höheren Altersgrenzen junge Menschen offenbar weniger trinken wird und auch weniger alkoholbedingte Unfälle erleiden.

Freilich lassen sich diese Ergebnisse nicht ohne weiteres auf Deutschland übertragen. So wäre eine Erhöhung der Altersgrenze für den Erwerb von Spirituosen auf 21 Jahre ein europaweit einmalig hoher Wert (meist 18 Jahre, in skandinavischen Ländern 20 Jahre) und somit politisch kaum durchsetzbar. Zudem zeigen internationale Vergleichsstudien zum Alkoholkonsum junger Menschen, dass restriktive Gesetze für Alkoholverkauf nicht automatisch niedrige Konsumwerte bedeuten und umgekehrt (z. B. Hibell et al., 2009). Neben den gesetzlichen Regelungen sind für das tatsächliche Verhalten auch die jeweiligen nationalen oder regionalen „Gewohnheiten" für den Konsum alkoholischer Getränke maßgeblich.

2.9 Suchtmittel im Straßenverkehr 2009 – Zahlen und Fakten

Martina Albrecht, Stefanie Heinrich,
Horst Schulze

Zusammenfassung

Alkohol im Straßenverkehr

Zwischen 1999 und 2009 hat die Zahl der bei Unfällen mit Personenschäden Beteiligten unter Alkoholeinfluss um knapp 39 % abgenommen. Im gleichen Umfang (39 %) hat sich auch die Anzahl der Alkoholunfälle mit Personenschaden reduziert.

Nach wie vor am häufigsten tritt bei Pkw-Fahrern Alkohol als Unfallursache in der Altersgruppe der 21- bis 24jährigen Männer auf, mit Abstand gefolgt von den Gruppen der männlichen 18- bis 20jährigen Fahrer und der 25- bis 34jährigen. Der Anteil der an Unfällen mit Personenschaden beteiligten alkoholisierten männlichen Pkw-Fahrer fällt gut 7mal so hoch aus wie der der weiblichen.

Alkoholunfälle mit Personenschaden ereignen sich am häufigsten in den Abend- und frühen Morgenstunden und insbesondere in den Wochenendnächten. Unter den Verursachern dieser nächtlichen Freizeitunfälle sind junge Erwachsene überproportional häufig vertreten.

Bereits seit 1998 galt in Deutschland eine zweistufige Promille-Grenze, wonach bereits ab 0,5 Promille eine Ordnungswidrigkeit angezeigt war, ein Fahrverbot aber erst ab 0,8 Promille drohte. Zur weiteren Erhöhung der Verkehrssicherheit hat das Bundesministerium für Verkehr, Bau- und Wohnungswesen (heute Bundesministerium für Verkehr Bau und Stadtentwicklung) zum 1. April 2001 die 0,5-Promille-Grenze anstelle der alten 0,8-Promille-Grenze mit voller Strafbewehrung in Kraft gesetzt. Im Januar 2005 wurde eine Null-Promille-Grenze für Gefahrguttransporte eingeführt. Am 1. August 2007 ist das Alkoholverbot für Fahranfänger in Kraft getreten. Die Null-Promille-Grenze gilt für alle jungen Fahrer unter 21 Jahren, sowie für Fahranfänger, die sich noch in der zweijährigen Probezeit befinden, unabhängig von ihrem Alter.

Drogen im Straßenverkehr

Die Gefährdung der Verkehrssicherheit durch drogenbeeinflusste Kraftfahrer hat in den letzten Jahren an Bedeutung gewonnen. Daher wurden Ausbildungsmaßnahmen für Polizeibeamte zur besseren Erkennung einer Drogenwirkung auf den Kraftfahrer begonnen. In den Jahren 1998 und 1999 traten darüber hinaus verschiedene gesetzliche Neuregelungen in Kraft. Vor diesem Hintergrund ist die Dokumentation der Unfallursache „andere berauschende Mittel" mit Ausnahme der Jahre 2005 und 2006 kontinuierlich angestiegen. Im Jahr 2009 ist diese Zahl wieder auf das Niveau von 2005/2006 gesunken.

Abstract

Alcohol

Between 1999 and 2009 the number of persons involved under the influence of alcohol, concerning accidents with personal injury, decreased by 39 %. At about the same extent (39 %) the number of accidents under the influence of alcohol decreased. Drivers by car under the influence of alcohol still most often occur within the age group of 21–24-year-old male drivers, followed with a distance by the age group of 18–20-year-old drivers and the age group of 25–34-year-olds. The proportion of accidents with personal injury caused by alcoholised male car drivers is over 7-times higher than those caused by alcoholised female car drivers. Accidents under the influence of alcohol with personal injury happen most often during the evening and early morning hours, especially during weekend nights. Among the responsible parties of these "leisure-time-accidents" at night young adults occur disproportionately.

Drugs

The risk to traffic safety presented by drivers who are under the influence of drugs has increased over the last few years. For this reason a training programme for policemen was started to improve recognition of the effects of drugs on drivers. In 1998 and 1999 new legislative regulations came into force. Against this background there has been a continuous increase in the documentation regarding "other intoxicating substances" as the cause of accidents (with

an exception in the years 2005 and 2006). In 2009 a decrease to the
2005/2006 level is observed.

Alkohol im Straßenverkehr

Alkoholunfälle im Straßenverkehr sind Unfälle, bei denen mindestens einer der Beteiligten (Fahrer oder Fußgänger) alkoholisiert war. Alkoholeinfluss wird von der Polizei ab einer Blutalkoholkonzentration (BAK) von 0,3 Promille bzw. einer Atemalkoholkonzentration (AAK) von 0,15 mg/l angenommen.

2009 standen bei Unfällen mit Personenschaden insgesamt 17.658 Beteiligte unter Alkoholeinfluss (Tab. 1). Dies ist gegenüber 1999 eine Abnahme alkoholisierter Unfallbeteiligter um 39 %, und gegenüber dem Vorjahr eine Abnahme um etwa 11 %. Mit etwa 56 % stellen die Führer von Pkw den weitaus größten Anteil an allen alkoholisierten Unfallbeteiligten. Frauen (2.120) sind unter den alkoholisierten unfallbeteiligten Fahrern von Pkw mit 12 % eine Minderheit, die jedoch gegenüber 9 % im Jahr 1999 allmählich zugenommen hat.

Insgesamt ereigneten sich 2009 17.434 Alkoholunfälle mit Personenschaden. Gegenüber 1999 bedeutet das einen Rückgang um 39 %. Bei diesen Unfällen verunglückten 22.175 Menschen, wovon 440 starben. Von den insgesamt 4.152 im Straßenverkehr getöteten Verkehrsteilnehmern machte dies 2009 einen Anteil von 10,5 % aus. 1999 lag der Anteil der bei Alkoholunfällen getöteten Personen mit 14,3 % noch deutlich höher.

Das Problem „Alkohol und Fahren" trägt eindeutige alters- und geschlechtsspezifische Züge. Aus Abb. 1 geht hervor, dass die Unfähigkeit, Trinken und Fahren zu trennen, in erster Linie ein Problem von Männern ist, und dass die Unfallursache Alkohol mit Abstand am häufigsten in der Altersgruppe von 21 bis 24 Jahren auftritt. Es wird weiterhin erkennbar, dass Trink-/Fahrkonflikte bei Männern ab dem Alter von 35 Jahren aufwärts mit Fortschreiten im Lebenszyklus kontinuierlich abnehmen.

Bei Frauen steigt dagegen der Anteil der unfallbeteiligten Pkw-Fahrerinnen unter Alkoholeinfluss – auf einem deutlich niedrigeren Niveau als bei den Männern – zwischen dem 18. und 44. Lebensjahr tendenziell an, und nimmt dann ab 55 Jahren wieder ab. Bei der Interpretation der Häufigkeitsverteilung des Alkoholisierungsgrades, mit dem Fahrer von Pkw bei Unfällen mit Personenschaden

Tab. 1: Alkoholunfälle mit Personenschaden und alkoholisierte Beteiligte 1999–2009

	1999	2000	2001	2002	2003	2004	2005	2006	2007	2008	2009
Alkoholunfälle	28.350	27.375	25.690	25.333	24.245	22.548	22.004	20.685	20.785	19.603	17.434
Dabei Getötete	1.114	1.022	909	932	817	704	603	599	565	523	440
alkoholisierte Beteiligte	28.769	27.749	26.023	25.701	24.554	22.849	22.345	20.966	21.072	19.864	17.658
darunter: Frauen	2.709	2.696	2.459	2.637	2.472	2.366	2.410	2.323	2.377	2.290	2.120
Männer	25.999	24.987	23.517	23.023	22.032	20.429	19.908	18.615	18.667	17.535	15.521
Pkw-Fahrer	18.089	17.555	16.156	15.975	14.665	13.778	12.830	11.940	11.792	11.035	9.890
mittlere BAK [0/00]	1,62	1,61	1,60	1,60	1,60	1,61	162	1,62	1,60	1,62	1,62

Abb. 1: Alkoholisierte Beteiligte je 1.000 beteiligte Pkw-Fahrer an Unfällen mit Personenschaden 2009

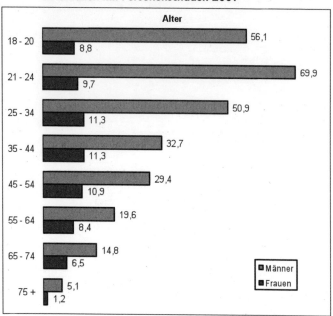

auffallen (Abb. 2), ist zu berücksichtigen, dass diese durch zwei gegensinnig zusammenwirkende Bedingungen entsteht: Es kommt wesentlich häufiger vor, dass mit niedriger Blutalkoholkonzentration am Straßenverkehr teilgenommen wird als mit hoher. Andererseits steigt die Wahrscheinlichkeit der Unfallbeteiligung unter Alkoholeinfluss an, je höher die BAK ist.

Im Zusammenwirken dieser beiden Faktoren ergibt sich dann eine Verteilungsform, bei der der Häufigkeitsgipfel zwischen 1,4 und 1,7 Promille liegt.

Aus dieser Verteilung wird erneut ersichtlich, dass der Anteil der an Unfällen mit Personenschaden beteiligten alkoholisierten Pkw-Fahrer rund 7-mal so hoch ausfällt wie der der Fahrerinnen.

Berücksichtigt man – wie in Abb. 3 – bei den männlichen Pkw-Fahrern das Lebensalter der an Alkoholunfällen Beteiligten, so fällt

Abb. 2: An Unfällen mit Personenschaden beteiligte Pkw-Fahrer unter Alkoholeinfluss 2009

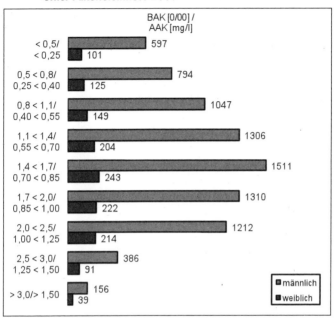

auf, dass jüngere Fahrer (18 bis 20 Jahre) auch schon bei vergleichs-weise niedrigeren Promillewerten im Zusammenhang mit Unfällen mehr auffallen als ältere (40- bis 44 Jahre).

Da Alkohol von jungen Erwachsenen sehr häufig außer Haus ge-trunken wird, sind junge Fahrer oft dem Trink-Fahr-Konflikt ausge-setzt. Die falsche Lösung bei diesem Konflikt erhöht offensichtlich schon bei geringer BAK das Risiko deutlich. Eine Entscheidung für oder gegen das Fahren findet insbesondere bei den Nachtfahrten statt, die an sich bereits schwierige Fahraufgaben darstellen (Schul-ze, 1998).

Die Verteilungen der Alkoholunfälle mit Personenschaden auf Wochentage (Abb. 4) und Tageszeiten (Abb. 5) veranschaulichen die Einbettung des Trink-/Fahrproblems in das Freizeitverhalten. Fast die Hälfte aller Alkoholunfälle mit Personenschaden ereignet

Abb. 3: An Unfällen mit Personenschaden beteiligte männliche Pkw-Fahrer unter Alkoholeinfluss in zwei Altersgruppen 2009

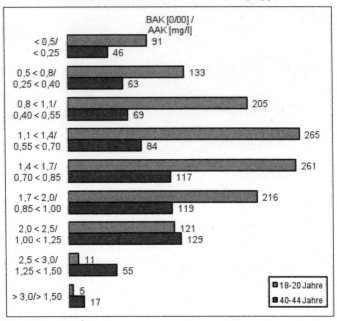

sich ausschließlich an den Wochenendtagen. Zusammen mit dem Freizeitbeginn am Freitag werden am Wochenende sogar weit über die Hälfte aller alkoholbedingten Unfälle registriert, die sich, wie aus Abb. 5 hervorgeht, überdurchschnittlich häufig in den Abend- und frühen Morgenstunden und insbesondere in den Wochenendnächten ereignen. Etwa 59 % aller an Unfällen beteiligten alkoholisierten Pkw-Fahrer sind an Wochenenden an einem Unfall beteiligt, die meisten (42,5 %) in der Nacht (Freitag auf Samstag, Samstag auf Sonntag, Sonntag bis Mitternacht) und 16,5 % tagsüber.

Trotz der insgesamt günstigen Abwärtsentwicklung beim alkoholbedingten Unfallgeschehen stellt Alkoholkonsum als Unfallursache in Deutschland nach wie vor ein bedeutsames Sicherheitsproblem dar.

**Abb. 4: Prozentuale Verteilung von Alkoholunfällen mit Personen-
schaden auf die Wochentage 2009**

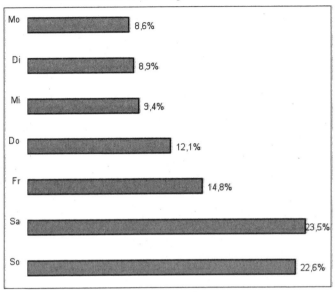

Das Bundesministerium für Verkehr, Bau- und Wohnungswesen
(heute: Bundesministerium für Verkehr Bau und Stadtentwicklung)
hat zur Erhöhung der Verkehrssicherheit zum 1. April 2001 die
0,5-Promille-Grenze anstelle der alten 0,8-Promille-Grenze mit
voller Strafbewehrung in Kraft gesetzt. Die Zahl der Alkoholunfälle
sowie die der dabei Verunglückten sank daraufhin kontinuierlich,
auch die Zahlen des Jahres 2009 zeigen erneut Rückgänge bei der
Zahl der Verunglückten und Getöteten und bestätigen damit den positiven Trend der letzten Jahre.

Abb. 5: Prozentuale Verteilung von Alkoholunfällen mit Personenschaden auf die Tagesstunden 2009

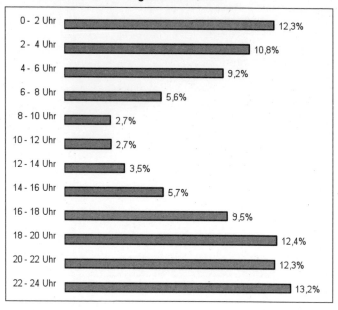

Drogen im Straßenverkehr

Gesetzeslage

Bis zum Jahre 1998 war die Beeinflussung eines Kraftfahrers durch illegale Drogen gesetzlich nicht explizit geregelt. Der Drogeneinfluss am Steuer wurde dem Einfluss „anderer berauschender Mittel" zugeordnet und nach dem Strafgesetzbuch geahndet, wenn Fahruntüchtigkeit nachweisbar war. Im Gegensatz zur Rechtsprechung bei der Beeinflussung durch Alkohol, bei der eine Blutalkoholkonzentration von 1,1 Promille zum Beweis der absoluten Fahruntüchtigkeit ausreicht, gibt es bei den „anderen berauschenden Mitteln" keine Grenzwerte. Neben dem jeweiligen Substanznachweis im Blut müssen weitere Anzeichen, zum Beispiel Fahrfehler oder Verhaltensauffälligkeiten, vorliegen, die den Straftatbestand der Fahruntüchtigkeit beweisen und zu einer Ahndung nach §§ 315, 316c des Strafgesetzbuches (StGB) führen können.

In den Jahren 1998 und 1999 erfolgten im Hinblick auf Drogen im Straßenverkehr legislative Veränderungen auf verschiedenen Ebenen. Im August 1998 trat die Ergänzung des § 24a Straßenverkehrsgesetz (StVG) in Kraft. Danach handelt derjenige ordnungswidrig, der unter der Wirkung von bestimmten Drogen im Straßenverkehr ein Kraftfahrzeug führt. Eine solche Wirkung liegt dann vor, wenn die aktive Substanz im Blut nachgewiesen wird. Der Nachweis der Fahruntüchtigkeit ist somit für die Ahndung der Fahrt unter Drogen nach § 24a StVG nicht notwendig. Die Anlage zu § 24a StVG (Liste der berauschenden Mittel und Substanzen) wurde in 2007 erweitert. Die Liste der Substanzen umfasst derzeit THC, Morphin, Cocain, Benzoylecgonin, Amfetamin, MDA, MDE, MDMA und Metamfetamin. Von der fachübergreifenden Grenzwertkommission wurden Grenzwerte definiert, unterhalb derer die Annahme eines zeitnahen Konsums in der Regel nicht mehr gerechtfertigt ist. Das Bundesverfassungsgericht hat im Beschluss vom 21.12.2004 (BVerfG, 1 BvR 2652/03) dargelegt, dass eine Konzentration festgestellt werden muss, die es als möglich erscheinen lässt, dass die Fahrtüchtigkeit eingeschränkt war. Bei THC wird hier ein THC-Wert im Blut von 1 ng/ml zugrunde gelegt.

Seit Januar 1999 kann die Polizei nach § 2 Absatz 12 StVG Informationen über Fahreignungszweifel den Fahrerlaubnisbehörden übermitteln, soweit sie dieses für erforderlich hält. Die im Januar 1999 in Kraft getretene Fahrerlaubnis-Verordnung besagt in § 14, dass die Fahrerlaubnisbehörde bei der Entscheidung über die Erteilung oder Verlängerung der Fahrerlaubnis zur Klärung von Eignungszweifeln im Hinblick auf Betäubungsmittel und Arzneimittel die Beibringung eines ärztlichen Gutachtens anordnet, wenn Tatsachen die Annahme begründen, dass Abhängigkeit von Betäubungsmitteln im Sinne des geltenden Betäubungsmittelgesetzes oder anderen psychoaktiv wirkenden Stoffen vorliegt, dass Betäubungsmittel im Sinne des geltenden Betäubungsmittelgesetzes eingenommen werden oder eine missbräuchliche Einnahme von psychoaktiv wirkenden Arzneimitteln oder anderen psychoaktiv wirkenden Stoffen erfolgt. Die Beibringung eines ärztlichen Gutachtens kann angeordnet werden, wenn der Betroffene Betäubungsmittel im Sinne des geltenden Betäubungsmittelgesetzes widerrechtlich besitzt oder besessen hat. Die Beibringung eines medizinisch-psychologischen Gutachtens kann angeordnet werden, wenn eine gelegentliche Einnahme von Cannabis vorliegt und weitere Tatsachen Zweifel an der Eignung begründen. In einem grundlegenden Beschluss hat das Bundesverfassungsgericht am 20.06.2002 (BVerfG, 1 BvR 2062/96) festgestellt, dass der alleinige Besitz einer geringen Menge Haschisch ohne weiteren hinreichenden Verdacht auf einen Eignungsmangel nicht die behördliche Forderung zur Beibringung eines Drogenscreenings rechtfertige. Die Differenzierung nach gelegentlichem und regelmäßigem Cannabiskonsum als Kriterium für die Fahreignung wird in den letzten Jahren zunehmend kontrovers diskutiert (Müller et al, 2007).

Entdeckung der Fahrt unter Drogen

Während der Fahrer unter Alkoholeinfluss relativ leicht an dem typischen Atemgeruch erkannt werden kann, ist die Entdeckung eines drogen- oder arzneimittelbeeinflussten Fahrers deutlich schwieriger. Die Polizei ist darauf angewiesen, durch das Erkennen von Auffälligkeiten im Verhalten und Erscheinungsbild des Fahrers oder durch die Entdeckung von Drogenutensilien im Fahrzeug einen Anfangsverdacht auf aktuellen Konsum zu erhalten.

Den Innenministern der Bundesländer wurde deshalb von der Bundesanstalt für Straßenwesen das Schulungsprogramm für Polizeibeamte „Drogenerkennung im Straßenverkehr" (Bundesanstalt für Straßenwesen, 1998) zur Verfügung gestellt. Die Ergebnisse einer Evaluation des Programms zeigen, dass mittlerweile alle Bundesländer ein Drogenerkennungsprogramm einsetzen. Meist wird das BASt-Programm als Ausgangsbasis verwendet und eigene Ergänzungen und Modifizierungen vorgenommen. Das zugrunde liegende Konzept (Ausbildung von Polizeibeamten als sogenannte Multiplikatoren, die dann ihr Wissen an Kollegen weitergeben) hat sich bewährt. Mit zunehmender Fähigkeit der Polizeibeamten, die Drogenbeeinflussung eines Kraftfahrers zu erkennen, hat sich die Dunkelziffer der folgenlosen Drogenfahrten reduziert, die Unfallursache „andere berauschende Mittel" wurde häufiger dokumentiert und die entsprechenden Zahlen in den amtlichen Statistiken stiegen an.

Schnelltest-Verfahren

Einen beweissicheren Schnelltest wie die Atemalkoholmessung, die am Straßenrand erfolgen kann, gibt es für Drogen zurzeit noch nicht. In vielen Bundesländern werden aber Schnelltests, die Drogen im Speichel, Schweiß oder Urin feststellen können, als Vortest von den Polizeibeamten eingesetzt. Eine Laboranalyse zur Bestätigung ist für die Beweissicherung jedoch weiterhin notwendig.

Unfallursache „andere berauschende Mittel"

Die Zahl der Verkehrsunfälle mit Personenschaden und der Unfallursache „andere berauschende Mittel" steigt seit 1999 deutlich an. Die Zeitreihe (Abb. 6) zeigt, dass es zwischen 1999 und 2009 zu einem Anstieg um 50 % gekommen ist. Während die Zahl dieser Unfälle bis 2004 kontinuierlich anstieg, war in 2005 und 2006 erstmalig ein Rückgang zu verzeichnen. In den Jahren 2007 und 2008 nahm die Zahl dieser Unfälle, verglichen mit dem Vorjahr, jedoch

Abb. 6: Entwicklung der Verkehrsunfälle mit Personenschaden U(P) insgesamt, Alkoholunfälle mit Personenschaden U(P)alk und Unfallursache "andere berauschende Mittel" U(P)UuabM

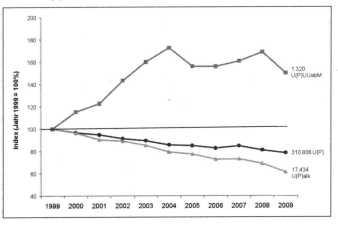

wieder leicht zu. Dieser Trend setzt sich im Jahr 2009 jedoch nicht fort, so dass in 2009 mit 1.320 Fällen wieder nahezu das Niveau von 2005/2006 mit rund 1.370 Fällen erreicht wurde. 2004 ist, mit 1.521 Fällen, die bisher höchste Zahl dokumentiert worden. Die Gesamtzahl aller Verkehrsunfälle mit Personenschaden ging im Zeitraum 1999 bis 2009 um ca. 22 % zurück.

Schlussfolgerungen

Anhand des vorhandenen Datenmaterials zeigt sich, dass die Häufigkeit der von der Polizei entdeckten Fahrten unter Drogeneinfluss in den letzten Jahren insgesamt angestiegen ist. Die Unfallursache „andere berauschende Mittel" wird vom Statistischen Bundesamt häufiger dokumentiert. Ursachen für den Anstieg der Entdeckungshäufigkeit sind in den beschriebenen Gesetzesänderungen und in der Schulung der Polizei, drogenbeeinflusste Fahrer entdecken zu können, zu sehen. Es ist weiterhin mit einer relativ hohen Dunkelziffer zu rechnen. Die Zahlen in 2005, 2006 und erneut in 2009 sind wieder rückläufig. Das spricht dafür, dass der über Jahre ansteigende Trend sich möglicherweise nun auf diesem Niveau stabilisiert hat.

Literatur

Bundesanstalt für Straßenwesen (1998): Drogenerkennung im Straßenverkehr – Schulungsprogramm für Polizeibeamte. Bremerhaven: Wirtschaftsverlag NW. (Reihe Mensch und Sicherheit; Heft M 96)

Bundesverfassungsgericht: BVerfG 1 BvR 2652/03 vom 21.12.2004, Absatz-Nr. (1–34). Internet: http://www.bundesverfassungsgericht.de/entscheidungen/rk20041221_1bvr265203.html, Zugriff: :. 08.10.2010

Bundesverfassungsgericht: BVerfG, 1 BvR 2062/96 vom 20.6.2002, Absatz-Nr. (1–61). Internet: http://www.bundesverfassungsgericht.de/entscheidungen/rk20020620_1bvr206296.html, Zugriff: 08.10.2010

Müller Ch.; Topic, B.; Huston, J.P. (2006): Cannabis und Verkehrssicherheit. Mangelnde Fahreignung nach Cannabiskonsum. Leistungsdefizite, psychologische Indikatoren und analytischer Nachweis. Bremerhaven: Wirtschaftsverlag NW. (Reihe Mensch und Sicherheit; Heft M 182)

Schulze, H. (1998): Nächtliche Freizeitunfälle junger Fahrerinnen und Fahrer. Bremerhaven: Wirtschaftsverlag NW. (Reihe Mensch und Sicherheit; Heft M 91)

3 Suchtkrankenhilfe in Deutschland

3.1 Versorgung abhängigkeitskranker Menschen in Deutschland

Jost Leune

Zusammenfassung

Die Suchthilfe hat in Deutschland ein differenziertes Angebot entwickelt, um durch Suchtverhalten oder Suchtmittelkonsum gefährdete oder abhängig gewordenen Menschen die „Teilhabe" (gemäß Sozialgesetzbuch IX) an Arbeit und am Leben in der Gemeinschaft zu erhalten, zu verbessern oder wieder herzustellen. Ersthilfe wird den Betroffenen in niedrigschwelligen Angeboten gewährt. Beratungsstellen entwickeln individuelle Angebote, mit denen u. a. der qualifizierte Entzug und die medizinische Rehabilitation vorbereitet werden. Teilhabe an Arbeit wird im Rahmen der ambulanten oder stationären Rehabilitation und durch Arbeits- und Qualifizierungsprojekte trainiert und eingeleitet. Der Teilhabe am Leben in der Gemeinschaft dienen sowohl Angebote des Betreuten Wohnens als auch Wohnprojekte für chronisch mehrfach abhängige Menschen. Wohnortnahe Selbsthilfeangebote sind Standard.

Suchthilfe ist in Deutschland eng untereinander aber auch mit anderen Arbeitsfeldern vernetzt. Hervorzuheben sind hierbei die Kooperation mit den Einrichtungen der psychiatrischen Versorgung und die Querschnittsaufgabe der Substitution von Opiatabhängigen gemeinsam mit Ärztinnen und Ärzten sowie die großen Anstrengungen zur Verbesserung der Hilfen für Schwangere, Kinder und Jugendliche. Insgesamt wenden Kommunen, Bundesländer und Sozialleistungsträger ca. 750.000.000 € zur Finanzierung der Suchthilfe auf (Hessische Landesstelle), wobei mehr als die Hälfte dieses Betrags aus Sozialversicherungsbeiträgen stammt (und der Rest aus

Steuermitteln, die ebenfalls eine Leistung der Bürger für das Funktionieren des Gemeinwesens sind).

Abstract

The addiction assistance developed a differentiated range of treatment in Germany, in order to maintain, improve or restore addicted or addiction endangered persons the participation in work and community life (according to Social Security Code IX). First aid is granted the persons concerned in low-threshold offers. Advisory boards develop individual offers, with which the qualified withdrawal and the medical rehabilitation are prepared among other things. Participation in work is trained and introduced in the context of the ambulatory or stationary rehabilitation and by work and qualification projects.

Participation in community life is met by offers of assisted living as well as housing projects for chronically multiple addicted persons. Offers of self-help close to the domicile are standard. Addiction assistance in Germany is closely interlaced among itself as in addition, with other fields of work. It is to emphasize here the cooperation with the facilities of the psychiatric supply and the cross-sectional task of the substitution of opiate-addicted by physicians as well as the large efforts toward the improvement of the assistance for pregnant woman, children and young people. Altogether municipalities, Federal states and social service providers spend approx. 750,000,000 € for the financing of the addiction assistance, whereby more than half of this amount originates from social security contributions (and the rest by taxation, which is likewise an achievement of the citizens for functioning the community).

Un-Abhängige Teilhabe möglich machen!

Um Hilfen für durch Suchtverhalten oder Suchtmittelkonsum gefährdete oder abhängig gewordenen Menschen anbieten zu können haben Träger vorrangig aus dem Bereich der freien Wohlfahrtspflege und der kommunalen Gebietskörperschaften ein differenziertes, wirksames, leistungsfähiges und vernetztes Angebot entwickelt, das sich übergreifend „Suchthilfe" nennt und gelegentlich noch in „Drogenhilfe" ausdifferenziert wird, wenn es um Menschen mit überwiegendem Konsum illegaler Drogen geht.

Menschen mit einer Abhängigkeitserkrankung soll dadurch eine „unabhängige" Teilhabe ermöglicht werden. Schwierig ist es, dieses Angebot zu quantifizieren: Weder der Suchthilfestatistik noch den Veröffentlichungen der Bundes- und Landesregierungen kann man Details zum Umfang dieses Netzwerkes entnehmen. Auch in anderen Quellen bleibt die Suche regelmäßig erfolglos. Daher werden im Folgenden die letzten bekannten und aus dem Jahr 2004 stammenden Zahlen fortgeschrieben. Sie kommen – so viel ist sicher – der Realität nahe genug, um glaubhaft zu sein.

Suchthilfe fördert Teilhabe

Menschen mit einer Abhängigkeitserkrankung gelten als behindert im Sinne des SGB IX (Rehabilitation und Teilhabe behinderter Menschen), wenn ihre körperliche Funktion, geistige Fähigkeit oder seelische Gesundheit mit hoher Wahrscheinlichkeit länger als sechs Monate von dem für das Lebensalter typischen Zustand abweichen und daher ihre Teilhabe am Leben in der Gesellschaft beeinträchtigt ist. Damit rückt der Begriff der „Teilhabe" in den Mittelpunkt der Leistungen, die die Suchthilfe in Deutschland anbietet.
Sie werden umgesetzt vor allem durch
- Angebote der Suchtprävention
- Beratung und Basishilfen (Niedrigschwellige Hilfen, Suchtberatung, Psychosoziale Begleitung, Nachsorge, Selbsthilfe)
- Medizinische Hilfen (Frühintervention, Akutbehandlung, Substitution, Entgiftung, medizinische Rehabilitation, psychiatrische Behandlung)
- Eingliederungshilfe (v. a. Wohnheime und Tagesstätten)
- Arbeitsförderung (Ausbildung, Beschäftigung, Qualifizierung)

Prävention fördert die Gesundheit

Suchtpräventive Hilfen sind Teil des Versorgungssystems der Suchthilfe und werden lokal, regional und auf Bundesebene angeboten. Dabei spielen Landesstellen für Suchtfragen und Fachstellen für Suchtprävention eine wichtige Rolle. Ein großer Teil der Einrichtungen dokumentiert ihre Maßnahmen einheitlich. Im Jahr 2008 wurden 32.862 Maßnahmen aus allen Bundesländern von 455 Fachkräften erhoben:

- 49 % der Maßnahmen richten sich an Multiplikatoren, weitere 44 % an Endadressaten. 7 % fallen in die Kategorie „Öffentlich-keitsarbeit",
- Als Substanzen werden am häufigsten Alkohol (72 %), Cannabis (44 %)oder Tabak (40 %)thematisch aufgegriffen. Bei den stoffungebundenen Süchten stehen noch Essstörungen an erster Stelle (45 %), dicht gefolgt von Internet/Medien (42 %).
- 53,7 % aller Maßnahmen für „Endadressaten/-innen" sind im Setting Schule angesiedelt. Es folgen „Familie" mit 10,9 % und „Betriebe" mit 8,2 %.

Leistungen im Verbundsystem der Suchthilfe

Die Versorgung abhängigkeitskranker Menschen in Deutschland ist durch die Gesetze für den öffentlichen Gesundheitsdienst und die So-zialgesetzbücher abgesichert, um die Selbstbestimmung und gleich-berechtigte Teilhabe am Leben in der Gemeinschaft zu fördern, Be-nachteiligungen zu vermeiden oder ihnen entgegen zu wirken.

Abb. 1: Verbundsystem der Hilfen

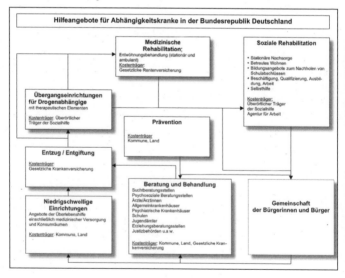

Tab. 1: Übersicht über Angebote der Suchthilfe

Art der Einrichtung	Anzahl [gerundet]	Plätze [gerundet]
Beratungsstellen und -dienste (pro Jahr) ca.	Ca. 945	Ca. 275.000 Hilfesuchende
AmbulanteBehandlungseinrichtungen, anerkannt	470	
Substitutionsbehandlung mit psychosozialer Betreuung (registriert)		72.200
Niedrigschwellige Angebote	450	
Notschlafstellen	40	600
Entzug mit Motivationsanteilen	200	6.500
9 davon für Drogenabhängige	80	1.750
Vollstationäre Entwöhnungsplätze		12.000
9 davon für Drogenabhängige		4.000
Adaptionseinrichtungen	80	950
Betreutes Wohnen	275	7500
9 davon für Drogenabhängige	80	2750
Einrichtungen für chronisch Mehrfach-beeinträchtigte	200	7500
Tages- und Nachtklinik	25	500
Arbeitsprojekte/Qualifizierungsmaßnahmen	100	1500
9 davon für Drogenabhängige	50	700
Selbsthilfegruppen	>10.000	150.000

Quelle: Simon, R. (2005). Analyse der Länderkurzberichte zum Umfang substanzbezogener Störungen und zur Betreuungssituation 2004. DBDD, München mit Ergänzungen/Fortschreibungen durch den Autor.

Niedrigschwellige Angebote

Diese frühen Hilfen sind an keine oder nur geringe Voraussetzungen geknüpft, wobei das Ziel der Sicherung eines möglichst gesunden Überlebens trotz des Suchtmittelkonsums im Vordergrund steht. Suchthilfe hält dafür Tagestreffs, Notschlafstellen und 26 Drogenkonsumräume sowie medizinische und lebenspraktische Hilfen bereit – bundesweit etwa 450 Anlaufstellen. Die Kosten für diese Maßnahmen sind in denen der Beratungsstellen enthalten und einzeln nicht zu beziffern.

Hilfen zur Teilhabe

Zentrales Element der Hilfen sind 945 „Ambulante Beratungs- und Behandlungsstellen". Um Teilhabe sicherzustellen, bedarf es der Diagnostik, Beratung und Weitervermittlung, die von diesen Stellen neben anderen Dienstleistungen für Suchtkranke angeboten werden. Hilfen zur Teilhabe sind lt. Deutscher Suchthilfestatistik

- Medizinische Notfallhilfe
- Substitutionsbehandlung
- Psychosoziale Begleitbetreuung bei Substitution
- sonstige med. Maßnahmen
- Entzug / Entgiftung
- Ambulante Suchtberatung
- Ambulante Entwöhnungsbehandlung
- Teilstationäre Entwöhnungsbehandlung
- Stationäre Entwöhnungsbehandlung
- Kombinationstherapie
- Adaptionsbehandlung
- Ambulante sozialtherapeutische Maßnahmen
- Teilstationäre sozialtherapeutische Maßnahmen
- Stationäre sozialtherapeutische Maßnahmen
- Psychiatrische Behandlung
- Psychotherpeutische Behandlung
- Sonstige Maßnahmen

Das Internet ermöglicht auch die Kontaktaufnahme per Mail und Chat und bietet sogar Gruppensitzungen, so dass bereits ca. 50 Online-Beratungsangebote entstanden sind, die ein hohes Maß an Anonymität bieten und mit großer Professionalität betrieben werden. Sie können als Vorstufe zum persönlichen Beratungsgespräch verstanden werden und werden auch zunehmend für Nachsorge und Selbsthilfe interessant.

Nach Erhebungen im Rahmen der Deutschen Suchthilfestatistik werden von Kommunen und Ländern wahrscheinlich ca. 250.000.000 € zur Finanzierung der Ambulanten Suchthilfe aufgewandt – von den Trägern der Einrichtungen selbst aber auch rund 75.000.000 €. Daher kann Suchtberatung kostenlos angeboten werden. Primär geht es in den Beratungsstellen darum, Menschen dabei zu unterstützen, die in sie gestellten Anforderungen zu erfüllen. Dazu können diese Behandlungsschritte erforderlich sein:

Entzugsbehandlung

In Deutschland stehen ca. 6.500 Plätze in 200 Entzugseinrichtungen zur Verfügung, die neben der medizinischen Behandlung auch psychosoziale Betreuung anbieten. Die Behandlungseinrichtungen sind in erster Linie psychiatrische Krankenhäuser, die die Pflichtversorgung für definierte Einzugsbereiche wahrnehmen. Eine Entzugsbehandlung wird aber auch auf Spezialstationen internistischer Kliniken angeboten. Die Mehrzahl der Patienten/-innen wird in Behandlungsangebote weitervermittelt, einem geringeren Teil gelingt es aber auch, ohne weitere Behandlung wieder ein normales Leben zu führen. Die Kosten der Entzugsbehandlung trägt die gesetzliche Krankenversicherung. Eine Zuzahlung der Patienten zum Krankenhausaufenthalt ist regelhaft zu leisten, dies gilt jedoch nur bis zu einer individuellen Belastungsgrenze, die in § 62 SGB V festgelegt ist.

Entwöhnungsbehandlung

Die Entwöhnung abhängigkeitskranker Menschen wird sozialrechtlich als „medizinische Rehabilitation" auf der Grundlage des SGB VI bzw. SGB V und umgangssprachlich als „Therapie" bezeichnet. Kostenträger für die Entwöhnungsbehandlung ist aufgrund der „Vereinbarung Abhängigkeitserkrankungen" die gesetzliche Rentenversicherung. Mehr dazu im Kapitel 3.3. Es stehen ca. 12.000 Therapieplätze, darunter 4.000 für Abhängige von illegalen Drogen zur Verfügung.

Ziel einer medizinischen Rehabilitationsmaßnahme ist die Wiederherstellung der Erwerbsfähigkeit. Dazu sind häufig eine integrierte Adaptionsbehandlung sowie Nachsorge erforderlich, um Menschen möglichst gut auf die Anforderungen des Arbeitsmarktes vorzubereiten und dadurch ihre Chancen auf Teilhabe zu verbessern.

Die Kosten der medizinischen Rehabilitation werden zwischen dem Rentenversicherungsträgern und den Behandlungseinrichtungen über tagesgleiche Vergütungssätze bezahlt. Eine Zuzahlung der Patienten/-innen ist entsprechend der gesetzlichen Bestimmungen vorgesehen. Der Kostensatz in der medizinischen Rehabilitation Suchtkranker pendelt um 100 €/Tag.

Teilhabe am Leben in der Gemeinschaft

Leistungen zur Teilhabe am Leben in der Gemeinschaft nach § 55 SGB IX betreffen vor allem die Hilfen zum selbstbestimmten Leben in betreuten Wohnmöglichkeiten und die Hilfen zur Teilhabe am gemeinschaftlichen und kulturellen Leben.

Die Suchthilfe bietet in Deutschland ca. 7.500 Plätze in 275 Einrichtungen des Betreuten Wohnens an. Für chronisch mehrfach-beeinträchtigte Suchtkranke, die zur Teilhabe am Leben in der Gemeinschaft stärkere Unterstützung benötigen, stehen ca. 7.500 Plätze in etwa 200 Einrichtungen zur Verfügung. Die Angebote werden über Kostensätze und Fachleistungsstunden abgerechnet und sind im Detail nicht zu beziffern.

Teilhabe an Arbeit

Arbeitslosigkeit ist ein zentrales Problem bei der Teilhabeförderung suchtkranker Menschen. Im Jahr 2009 betrug die Rate der Arbeitslosen und Nicht-Erwerbstätigen in den in der Suchthilfestatistik erfassten ambulanten Einrichtungen 52,5 %. Es ist empirisch belegt, dass sich die Aufnahme einer Erwerbstätigkeit, der Beginn einer Ausbildung oder auch die Teilnahme an einer Qualifizierungsmaßnahme stabilisierend auf den Erfolg der Suchthilfemaßnahme auswirken. Dagegen werden arbeitslose häufiger und schneller rückfällig als erwerbstätige Personen.

Die Kumulation verschiedener Arbeitsmarkthemmnisse wie z. B. fehlende schulische und berufliche Qualifikationen, suchtbedingte gesundheitliche Einschränkungen, lange Zeiten von Arbeitslosigkeit, Überschuldung und justizielle Belastungen erschweren die Teilhabe an Arbeit.

Damit der Behandlungserfolg gesichert und die berufliche und soziale Integration gelingen kann, bedarf es des abgestimmten Handelns aller an diesem Prozess beteiligten Einrichtungen und Institutionen. Das wird jedoch durch die unterschiedlichen Zuständigkeiten der verschiedenen Sozialleistungsträger und die Veränderungen in der Sozialgesetzgebung erschwert. In Deutschland gibt es wahrscheinlich 100 Arbeits- und Qualifizierungsprojekte mit insgesamt 1.500 Plätzen. Eine Kostenschätzung für diesen Teil der Hilfen ist nicht möglich.

Selbsthilfe

Die Selbsthilfe Abhängigkeitskranker im Sinne „autonomer Lebenspraxis" hat sich in Deutschland langjährig etabliert. Im Mittelpunkt stehen dabei Angebote für alkoholkranke Menschen und ihre Angehörige. Deren Bundesverbände führten zuletzt 2006 statistische Erhebungen durch. Demnach gibt es in diesen Verbänden insgesamt 4.791 Selbsthilfegruppen für Suchtkranke und Angehörige. Mehr Informationen dazu gab es im Jahrbuch Sucht 2010 (Seite 158). Da die die Statistik führenden Verbände zwar den größten, aber eben nur einen Teil der Selbsthilfeaktivitäten abdecken, gehen Schätzungen der Sucht- und Selbsthilfe-Verbände von mindestens 10.000 Angeboten mit ca. 150.000 Beteiligten aus. Selbsthilfe ist kostenlos, aber nicht kostenneutral, da Bund, Länder, Gemeinden, Sozialversicherungsträger und Wohlfahrtsverbände Selbsthilfe in ihren unterschiedlichen Organisationsformen umfangreich fördern.

Vernetzung mit weiteren Arbeitsfeldern

Suchthilfe kooperiert mit anderen Arbeitsfeldern um ihre Wirksamkeit zu erhöhen. Eine verbindliche und dokumentierte Zusammenarbeit ist Voraussetzung für eine umfassende Hilfeplanung und in folgenden Bereichen notwendig:

Medizinische Pflichtversorgung

44,2 % von 615 ambulanten Einrichtungen haben schriftliche Kooperationsvereinbarungen mit ärztlichen und psychotherapeutischen Praxen, 63 % kooperieren fallbezogen in Bezug auf die Therapie und Hilfeplanung. Bei stationären Reha-Einrichtungen sind es 43,0 % (fallbezogen 44,4 %) (Deutsche Suchthilfestatistik). Ähnliche hohe Zahlen ergeben sich für andere Bereiche der medizinischen Pflichtversorgung. Angesichts der Zahlen von Krankenhausbehandlungen aufgrund des Konsums psychotroper Substanzen sind derartige Kooperationen unverzichtbar.

Psychiatrie

Im Bereich der medizinischen Behandlung gehören die Suchterkrankungen wie alle F-Diagnosen nach ICD-10 zu den psychischen
Erkrankungen. Durchschnittlich sind ca. 20 % der Patienten in den
psychiatrischen Kliniken der Ausgangsdiagnose F10-F19 zuzuord-
nen. Nicht selten kommt eine Zweitdiagnose im F-Bereich dazu
(vor allem Persönlichkeitsstörungen, Angststörungen und affektive
Störungen). Die Zahlen schwanken zwischen 25 und 40 %. Bei
Ausgangs- bzw. Erstdiagnosen in den anderen F-Bereichen liegen
fast bei jedem zweiten Patienten auch Substanzprobleme vor.

Bezogen auf das gesamte Bundesgebiet sind gemeinsam von Psychiatrie und Suchthilfe getragene Netzwerkstrukturen nur in wenigen Ländern bzw. Regionen entwickelt bzw. befinden sich erst in
den Anfängen (Holke, 2010).

Substitution

Mit der Verordnung eines Medikamentes zur Substitution wird bei
Opiatabhängigen versucht, ihre gesundheitliche Situation und ihre
soziale Eingliederung zu verbessern. Zum 1. Juli 2010 waren 77.400
(Vorjahr: 74.600) Patienten/-innen im Substitutionsregister gemel-
det. Wenn auch 7.805 Ärztinnen und Ärzte die Befähigung zur Substitution erworben haben, praktizieren nur 2.710 diese Behandlungs-
methode (Bundesinstitut für Arzneimittel und Medizinprodukte,
2010).

Substitution ist auf ideale Weise eine Schnittstellenaufgabe, da
die Vergabe des „Substitutes" (zu 57,7 % Methadon, zu 18,6 % Bu-
prenorphin, zu 23,0 % Levomethadon, zu 0,4 % Dihydrocodein
bzw. Codein und zu 0,3 % Diamorphin (Heroin))als pharmakologische Therapie im Sinne einer kombinierte Behandlung erfolgt, in
der routinemäßig psychosozialen Betreuung durch Sozialarbeitern/
-innen und Psycho- bzw. Suchttherapeuten mit angeboten werden
muss. Sie dient der Hilfeplanentwicklung, die die Teilhabe der Betroffenen in allen Bereichen zum Ziel hat.

Tab. 2: Krankenhausbehandlungen aufgrund des Konsums psychotroper Substanzen nach Altersgruppen, 2008

Alter	F 10 Alkohol	F 11 Opioide	F12 Cannabinoide	F 13 Sedativa/Hypnotika	F 14 Kokain	F 16 Halluzinogene	F 18 Lösungsmittel	F 19 Multiple Substanzen	
unter 15	4665	17	93	43	4	9	25	90	
15–25	38370	5095	4072	826	322	270	50	10430	
25–35	34178	13337	1550	1291	603	109	28	16004	
35–45	84074	8348	445	1983	351	51	15	10746	
45–55	104791	2801	109	2094	88	20	14	4018	
55–65	45274	538	21	1238	18	11	9	676	
über 65	22452	640	7	1819	2	12	11	435	
Summe	333804	30776	6297	9294	1388	482	152	42399	424592

Quelle: Statistisches Bundesamt

Tab. 3: Registrierte Substitutionspatienten/-innen und Ärzte/ Ärztinnen in Deutschland

Stichtag (ca.)	Anzahl Patienten/-innen	Substituierende Ärztinnen/Ärzte	Ausgebildete Ärztinnen/Ärzte
01.07.2002 (Beginn der Meldepflicht)	46.000		
01.07.2003	52.700	2.607	5.146
01.07.2004	57.700	2.616	5.516
01.07.2005	61.000	2.664	5.984
01.07.2006	64.500	2.706	6.329
01.07.2007	68.800	2.786	6.626
01.07.2008	72.200	2.673	6.919
01.07.2009	74.600	2.700	7.233
01.07.2010	77.400	2.710	7.805

Quelle: Bundesinstitut für Arzneimittel und Medizinprodukte (BfArm), 2010, Bericht zum Substitutionsregister, www.bfarm.de

Kinder- und Jugendhilfe

Als Kinder aus suchtbelasteten Familien werden diejenigen Kinder und Jugendlichen bezeichnet, die zumindest zeitweise mit einem Elternteil zusammenleben, der an einer substanzbezogenen Störung leidet. Man schätzt die Zahl der Kinder und Jugendlichen aus alkoholbelasteten Familien auf 2,65 Millionen. Vermutlich 30.000–40.000 Kinder und Jugendliche leben mit drogenabhängigen Eltern zusammen.(Pfeiffer-Gerschel et al., 2009)

Die Betreuung suchtkranker Schwangerer und Mütter war in den vergangenen Jahren dominierendes Thema. Die beteiligten Hilfesysteme haben dabei ihre Sensibilität und Aufmerksamkeit für die Themen Schwangerschaft, Kinderwunsch sowie Betreuungs- bzw. Erziehungsfähigkeit der Eltern erhöht. Je früher die Frauen erreicht werden, desto nachhaltiger kann Vertrauen zu den Fachkräften entstehen und ein komplementäres Hilfemanagement greifen.

Ca. 30 Städte haben inzwischen eine Vereinbarung zwischen allen relevanten Behandlungs- und Hilfeeinrichtungen initiiert, die den Betroffenen schnelle und kompetente Unterstützung von allen Beteiligten garantieren.

Auch wenn die Deutschen Hauptstelle für Suchtfragen 323 Einrichtungen nennt, die speziell auf Kinder und Jugendliche ausgerichtet sind oder ein jugendspezifisches Angebot vorhalten, sind dies zum Teil aus der Hilfe für Erwachsene abgeleitete Angebote für 16 und 17jährige. Grundsätzlich sind aber alle Leistungen für Menschen unter 18 Jahren Jugendhilfeleistungen und können nur in der Rechtssystematik des SGB VIII gestaltet werden – wenn auch die Kompetenz der Suchthilfe dazu notwendig ist.

Da der Alkohol- und Drogenkonsum Jugendlicher in den vergangenen Jahren zum dominierenden Thema im fachlichen Dialog und in den Medien geworden ist, haben viele Träger von Präventions- und Beratungsstellen jugendspezifische Angebote aufgebaut, die mit gesundheitsfördernden und pädagogischen Elementen im Lebensumfeld der Betroffenen angesiedelt sind und junge Menschen unterstützen, verpasste Chancen nach zu holen. Es ist durchaus möglich, dass sich hier bereits ein zukünftiges, auf Funktionen und Beeinträchtigungen (gemäß ICF) eingehendes (Sucht-)Hilfesystem entwickelt.

Altenhilfe

Suchtprobleme sind auch im höheren und hohen Lebensalter weit verbreitet: 26,9 % der Männer über 60 Jahre (2,46 Mio.) und 7,7 % der Frauen (900.000) dieser Altersgruppe trinken so viel Alkohol, dass ihr Risiko für zahlreiche Krankheiten deutlich erhöht ist. Zwischen 8 % und 13 % der über 60-Jährigen weisen einen problematischen Gebrauch psychoaktiver Medikamente bzw. von Schmerzmitteln auf. Das entspricht einer absoluten Zahl von 1,7 bis 2,8 Mio. Frauen und Männern in Deutschland. Gerade bei älteren Menschen kann Substanzmissbrauch die Teilhabe erheblich einschränken, hinzu kommen Schäden durch Ernährungsmängel, verminderte Krankheitsresidenz, Unfälle etc.. Suchthilfe im Rahmen der Altenhilfe ist ein Aufgabengebiet, das angesichts der demografischen Entwicklung immer wichtiger wird. Angesichts von gut 3.500 Personen über 65, die im Jahr 2008 in Beratungsstellen der Suchthilfe betreut wurden, besteht hier Entwicklungspotential.

Die Gesundheit und die Überlebenschancen der Menschen mit Opiat- und Drogenproblemen haben sich seit 1990 nachhaltig verbessert.

Da sich mit zunehmendem Alter die Lebenslage und die Lebensqualität von Opiat- bzw. Drogenabhängigen wieder verschlechtert,
werden an verschiedene Orten Konzepte für eine Betreuung dieser
Menschen entwickelt.

Straffälligenhilfe

Kapitel 2.8 dieses Jahrbuchs informiert über Delikte unter Alkoholeinfluss. Es ist daher auch zu erwarten, dass von der Straffälligen-
hilfe betreute Menschen ein Alkoholproblem haben. Dem Erwerb
und Besitz illegaler Drogen ist die Straffälligkeit sogar immanent.

Hilfe für Straffällige und Resozialisierung im Kontext von Abhängigkeit und Sucht müssen eine wirksame Überwindung der
Suchtmittelgefährdung und –abhängigkeit anbieten, die durch Einrichtungen der Suchthilfe erfolgen sollte. Leider sind bundesweit
bisher nur wenige verbindliche Kooperationen bekannt. Immerhin
beraten rund 20 % der ambulanten Einrichtungen ihre Klienten/
-innen auch im Strafvollzug.(Deutsche Suchthilfestatistik)

Ausblick

Um den Stellenwert von Suchtprävention und Suchthilfe im poli-
tischen Handeln deutlich zu machen hilft ein Vergleich: Alles Geld,
was in Deutschland zur „Bankenrettung" aufgewendet wurde, hätte
nur ca. zwei Wochen auf ein Sparbuch gelegt werden müssen, um
die Kosten der ambulanten Suchthilfe für ein Jahr zu decken.

Mit einem „Alkoholeuro", also der Abgabe von einem Euro auf
einen Liter verkauftem reinen Alkohol könnte in Deutschland fast
das Dreifache für die Suchthilfe ausgegeben werden und damit der
Erhalt von Einrichtungen gesichert, wohnortnaher Zugang gewähr-
leistet und gute Qualität abgeliefert werden. Die Kommunen würden darüber hinaus wirksam entlastet.

Es ist also nicht ganz einfach im Jahr 2010 (als dieser Text ge-
schrieben wurde) frohen Herzens die Zukunft der Suchthilfe vo-
rauszusagen.

Grundsätzlich wird sich kurzfristig und kurzsichtig nicht viel ändern, wenn wir einzig auf die Statistiken schauen und wenn wir die
Qualität der Suchthilfe außer Acht lassen. Weh tut es in der Region,
wenn Kommunen glauben, sich keine Zuschüsse mehr für die

Suchtprävention und die Suchthilfe leisten zu können. Weh tut es auch bei Rentenversicherungsträgern, wenn die Qualität der Therapie einzig an den katamnestisch sichtbaren Erfolgen und Misserfolgen bei der Wiedereingliederung in den ersten Arbeitsmarkt gemessen wird. Oder bei Arbeitsagenturen und Job-Centern, wenn Leistungsverweigerung als einzig sinnvolle Maßnahme bei Suchtkranken betrachtet. Und auch bei Suchthilfeträgern, wenn die regionale Bedeutung ihres Angebotes wichtiger zu sein scheint, als gut ausgebildete Fachkräfte und Kooperationen zum Wohle der Klientel. Wobei der Ausgangspunkt jetzt wieder erreicht ist: Die Versorgung abhängigkeitskranker Menschen dient einzig dem Ziel, individuelle Hilfen anzubieten. Und da sind wir in Deutschland noch immer gut aufgestellt.

Quellen

Bundesinstitut für Arzneimittel und Medizinprodukte (2010): Bericht zum Substitutionsregister. Bonn. Internet: http://www.bfarm.de/cae/servlet/contentblob/1010620/publicationFile/65966/Subst_Bericht_2010.pdf, Zugriff: 16.03.2011

Bundeszentrale für gesundheitliche Aufklärung (2010): Dot.sys – Dokumentationssystem der Suchtvorbeugung. Ergebnisbericht der bundesweiten Datenerhebung des Jahres 2008. Köln. Internet: http://www.bzga.de/pdf.php?id=1d3cfbc7483c2b5f69db217369fc34ed, Zugriff: 07.10.2010

Deutsche Suchthilfestatistik. Internet: http://www.suchthilfestatistik.de, Zugriff: 07.10.2010

Die Drogenbeauftragte der Bundesregierung (Hrsg.) (2009): Drogen- und Suchtbericht Mai 2009. Berlin

Fachverband Drogen und Rauschmittel (Hrsg.) (2006): Grundlagen der Suchthilfe. Hannover. (fdr-texte; 6)

Hessische Landesstelle für Suchtfragen (Hrsg.): Kosten durch Suchtmittelkonsum. Internet: http://www.hls-online.org/index.php?option=com_content&view=article&id=31&Itemid=222, Zugriff: 07.10.2010

Holke, J. (2010): Zusammenarbeit von Psychiatrie und Suchthilfe. Welche Netzwerke sind erforderlich? Vortrag beim 33. fdr-BundesDrogenKongress. Internet: http://fdr-online.info/media/BundesDrogenKongress/33.Bundesdrogenkongress/Abstracts33BDK.pdf, Zugriff: 07.10.2010

Pfeiffer-Gerschel, T. et al. (2009): Bericht 2008/2009 des nationalen REITOX-Knotenpunkts an die EBDD: Deutschland. Neue Entwicklungen, Trends und Hintergrundinformationen zu Schwerpunktthemen. München (u.a.). (Reitox-Bericht). Internet: http://www.dbdd.de/images/publikationen/dbdd/germany_reitox_report_2009_ger.pdf, Zugriff: 07.10.2010

Statistisches Bundesamt (Hrsg.) (2009): Diagnosedaten der Patienten und Patientinnen in Krankenhäusern (einschl. Sterbe- und Stundenfälle) 2008. Wiesbaden. (Fachserie 12: Reihe 6.2.1)

3.2 Jahresstatistik 2009 der professionellen Suchtkrankenhilfe

Martin Steppan, Jutta Künzel,
Tim Pfeiffer-Gerschel

Zusammenfassung

Im Jahrbuch Sucht werden jährlich die wichtigsten aktuellen Ergebnisse der Deutschen Suchthilfestatistik (DSHS) zusammengefasst. Die aktuell vorliegende Statistik basiert auf den Daten des Jahres 2009, die mit dem Deutschen Kerndatensatz zur Dokumentation im Bereich der Suchtkrankenhilfe (KDS), der in seiner aktuellen Fassung seit 2007 Verwendung findet, erhoben worden sind. Im Jahr 2009 wurden in 779 ambulanten und 157 stationären Einrichtungen, die sich an der DSHS beteiligt haben, 316.075 ambulante und 38.618 stationäre Betreuungen durchgeführt. Mit diesem Betreuungsvolumen zählt die Deutsche Suchtkrankenhilfe zu den größten Versorgungssystemen im Suchtbereich in Europa. Primäres Ziel dieses Beitrags ist eine breite Ergebnisdarstellung zu aktuellen Daten der DSHS, die aus Platzgründen jedoch keine vertiefenden Analysen oder Langzeitentwicklungen beinhaltet. Im Einzelnen wird ein Überblick über diagnostische Angaben zum primären Betreuungsanlass der Patienten gegeben sowie Informationen zu weiteren substanzbezogenen Störungen aufgeführt. Diese auf Basis der ICD-10 diagnostizierten substanzbezogenen Komorbiditäten erlauben eine Identifikation häufiger Gebrauchsmuster von Personen, die in Deutschland suchtspezifische Hilfe in Anspruch nehmen. Neben diesen diagnostischen Daten werden soziodemographische Variablen wie Alter, Beziehungsstatus und Erwerbssituation sowie überblicksartig auch zu Behandlungsdauer und -erfolg berichtet.

Abstract

The most important results of the Statistical Report on substance abuse treatment in Germany (DSHS) are summarized in this annual book. The current statistics are based on data from 2009, which were gathered by means of the German Core Dataset (updated ver-

sion valid from 2007) for documentation in the area of drug treatment (KDS). The 2009 DSHS data set was composed of 779 outpatient and 157 inpatient centres, in which 316,075 and 38,618 cares were carried out. Given the large number of patients, the German drug treatment system is among the most extensive in Europe. This chapter aims to provide a quick overview of the current substance abuse treatment situation in Germany. The primary purpose of this article is a broad presentation of results, which does not contain detailed analyses or long-term trends, for lack of space. In detail this chapter includes diagnostic data on the primary causes of patient treatment as well as information on further substance-related disorders. Substance-related comorbidities, based on diagnoses by means of ICD-10, permit an identification of the most frequent patterns of substance abuse in patients who have entered substance abuse treatment. Besides diagnostic data, socio-demographic variables such as age, marital and employment status are reported. Finally the results of treatment duration and outcome are panoramically presented.

Einleitung

Die Daten der Deutschen Suchthilfestatistik (DSHS) werden jährlich bundesweit von ambulanten und stationären Einrichtungen der Suchtkrankenhilfe erhoben. Die Dokumentation und Datenerhebung erfolgt seit Anfang 2007 mit dem von der Deutschen Hauptstelle für Suchtfragen (DHS) veröffentlichten neuen Deutschen Kerndatensatz zur Dokumentation im Bereich der Suchtkrankenhilfe (KDS; das Manual ist verfügbar unter: www.dhs.de). Im Rahmen des KDS werden zum einen Daten zur jeweiligen Einrichtung (z. B. Art der Angebote der Einrichtung, Mitarbeiterstruktur) als auch Informationen zu den betreuten Patienten erfasst, wie z. B. soziodemographische Merkmale, anamnestische Daten, Diagnosen sowie Informationen zu Behandlungsverlauf und -ergebnissen.

Methodik

Einrichtungen der ambulanten und stationären Suchtkrankenhilfe, die ihre Arbeit entsprechend der Vorgaben des Deutschen Kerndatensatzes zur Dokumentation im Bereich der Suchtkrankenhilfe

(KDS, DHS, 2007) dokumentieren und in aggregierter Form für die bundesweite Auswertung zur Verfügung stellen, können an der Deutschen Suchthilfestatistik (DSHS) teilnehmen. Diese wird jährlich vom IFT Institut für Therapieforschung veröffentlicht. Eine weitere Voraussetzung für die Teilnahme ist die Verwendung einer zertifizierten Dokumentationssoftware, die technisch in der Lage ist, die notwendigen Daten in standardisierter Form für die Auswertung aufzubereiten. Gegenwärtig (Stand: Oktober 2010) verfügen neun Softwareanbieter zur Dokumentation über ein entsprechendes Zertifikat. Das IFT sammelt die bereits in den Einrichtungen aggregierten und damit anonymisierten Daten und erstellt Bundes-, Landes- und Verbandsauswertungen in Form von Tabellenbänden und Jahresberichten. Neben den Daten der Vorjahre sind auch die aktuellen (unkommentierten) Tabellenbände des Berichtsjahres 2009 unter www.suchthilfestatistik.de frei verfügbar. Eine ausführliche Darstellung der Erhebungsmethodik der DSHS kann der Publikation von Bauer, Sonntag, Hildebrand, Bühringer und Kraus (2009) entnommen werden. Mit der Einführung des neuen KDS im Jahr 2007 waren zunächst einige Kompatibilitätsprobleme verbunden, die vorübergehend zu einem Rückgang der Teilnehmerzahlen der DSHS geführt hatten. Seit 2008 sind die Teilnehmerzahlen aber wieder stetig gestiegen, einzig die Zahl der teilnehmenden stationären Rehabilitationseinrichtungen liegt 2009 noch unterhalb der Jahre vor 2007.

Für den *ambulanten* Bereich basieren die hier dargestellten Analysen auf der Bezugsgruppe der „Zugänge/Beender" (N = 190.899 / N = 169.685), d. h. es werden Daten zu jenen Personen berichtet, die 2009 eine Therapie/Behandlung begonnen bzw. beendet haben. Dieses Verfahren ermöglicht es am besten, aktuelle Entwicklungen darzustellen, da die Schwankungen jener Personen, die sich bereits seit Jahren in Behandlung befinden, die Datengrundlage nicht verzerren. Diese Praxis steht überdies in Übereinstimmung mit internationalen Standards in diesem Bereich wie dem Treatment Demand Indicator (TDI) des European Monitoring Centre for Drug and Drug Addiction (EMCDDA).

Für den *stationären* Bereich basieren die Analysen auf der Bezugsgruppe der „Beender" (N = 34.094), d. h. es werden Daten zu jenen Patienten berichtet, die 2008 eine Therapie/Behandlung beendet haben. Im Gegensatz zum ambulanten Bereich werden für die Auswertung im stationären Bereich nur Daten der Beender herangezogen, da der Bezug auf Entlassjahrgänge im stationären Bereich für Leistungserbringer und Leistungsträger die übliche Bezugsgröße darstellt.

Datenbasis

Bei der zugrunde liegenden Stichprobe handelt sich um eine Gelegenheitsstichprobe aller Einrichtungen in Deutschland, die sich 2009 an der bundesweiten Auswertung für die DSHS beteiligt haben. In die Erhebung im ambulanten Bereich gingen die Daten von 24 niedrigschwelligen Einrichtungen (2008: 29), 730 (2008: 740) Beratungs- und/oder Behandlungsstellen bzw. Fachambulanzen, zwei Institutsambulanzen (2008: 2), 46 (2008: 39) Angeboten des ambulant betreuten Wohnens und vier (2008: 4) anderen ambulanten Einrichtungstypen. Im stationären Bereich stammen die Daten aus 114 (2008: 94) stationären, 13 (2008: 12) teilstationären Rehabilitationseinrichtungen und 30 (2008: 25) Adaptionseinrichtungen[1]. Dieses Jahr lagen Daten aus 20 stationären Einrichtungen der Sozialtherapie (2008: 17) und aus sieben (2007: 10) externen Diensten in Gefängnissen vor.

Für die jährlichen Analysen der DSHS werden wie in den Vorjahren die Auswertungen für die Beratungs- und/oder Behandlungsstellen sowie Fach- und Institutsambulanzen zusammenfassend als „ambulante" Einrichtungen definiert. In die zusammenfassende „stationäre" Auswertung gehen die Daten aus teilstationären und stationären Rehabilitationseinrichtungen sowie den Adaptionseinrichtungen ein[2]. Diese Zusammenfassungen in „ambulant" und „stationär" gewährleisten eine relativ hohe interne Datenhomogenität der beiden Gruppen. An der DSHS 2009 haben sich entsprechend dieser Definitionen 779 (2008: 753) ambulante und 157 (2008: 131) stationäre Einrichtungen der Suchtkrankenhilfe beteiligt[3]. Die nachfolgenden Darstellungen unterscheiden jeweils zwi-

---

1 Adaption ist die zweite Phase der medizinischen Rehabilitation.

2 Zur Vereinfachung werden im Folgenden die Begriffe „ambulant" und „stationär" entsprechend dieser Definition synonym für Daten ausschließlich aus den genannten Einrichtungstypen verwendet.

3 In einigen Fällen gehen in die Auswertungen der Beratungs- und/oder Behandlungsstellen, Fach- und Institutsambulanzen auch Informationen aus niedrigschwelligen Angeboten und externen Diensten zur Beratung/Behandlung im Strafvollzug mit ein. Daher kommt es hier im Vergleich zu einem auf der reinen Addition der weiter oben genannten Einzelangaben der Einrichtungstypen beruhenden Ergebnis zu Abweichungen.

schen den Daten dieser beiden Gruppen, die Daten der anderen Einrichtungstypen bleiben bei der weiteren Analyse unberücksichtigt.

Die hier vorliegenden Daten bilden einen umfangreichen aber nicht vollständigen Ausschnitt des Suchthilfesystems in Deutschland. In dem durch das IFT Institut für Therapieforschung geführten Register der Facheinrichtungen der Suchtkrankenhilfe in Deutschland weist insgesamt validierte Einträge von rund 1.320 ambulanten und etwa 420 stationären Einrichtungen in Deutschland auf (Stand: September 2010). Auf Basis der Angaben im Einrichtungsregister kann für den ambulanten Bereich eine Erreichungsquote von 69–74 % angenommen werden, für den stationären Bereich von 43–48 %.

Einrichtungsmerkmale

Trägerschaft

Mit einem Anteil von 87 % (ambulant) bzw. 53 % (stationär) befindet sich – unverändert seit 2007 – der überwiegende Teil der Einrichtungen in Trägerschaft der freien Wohlfahrtspflege oder anderen gemeinnützigen Trägern. Die restlichen Einrichtungen haben einen öffentlich-rechtlichen (ambulant: 9 %, stationär: 15 %), einen privatwirtschaftlichen (ambulant: 2 %, stationär: 29 %) oder einen sonstigen Träger (ambulant: 2 %, stationär: 3 %). Zu dieser Frage liegen Angaben aller ambulanten und stationären Einrichtungen vor.

Zielgruppen

Fast alle ambulanten Einrichtungen, von denen entsprechende Angaben vorliegen (98 %), nennen als ihre Zielgruppe Patienten mit einer Problematik im Zusammenhang mit Alkohol (87 %), Medikamenten (82 %) oder illegalen Drogen (83 %).71 % der Einrichtungen geben als Zielgruppe pathologische Glücksspieler an und 68 % haben Angebote, die sich an Patienten mit Störungen aufgrund des Konsums von Tabak richten. Mehr als die Hälfte (55 %) der ambulanten Einrichtungen hat darüber hinaus auch Patienten mit Essstörungen als Zielgruppe. Ein etwas anderes Bild zeigt sich in den stationären Einrichtungen (die nahezu vollständig Angaben zu ihren jeweiligen Zielgruppen gemacht haben, 99 %): Während die Anteile der stationären Einrichtungen, die Patienten mit Alkohol- (90 %) oder Medikamentenproblemen (87 %) sowie mit Störungen aufgrund des Konsums von Tabak (68 %) zu ihren Zielgruppen zählen, ähnlich wie im ambulanten Bereich sind, wenden sich nur zwei Drittel (68 %) der stationären Einrichtungen an Konsumenten illegaler Drogen. Noch seltener liegen in den stationären Einrichtungen Angebote für pathologische Spieler (49 %) oder Patienten mit Essstörungen (55 %) vor. Diese Angaben deuten auf die höhere Spezialisierung der stationären Einrichtungen hin. Die Daten zu den Zielgruppen der Einrichtungen sind sowohl im ambulanten als auch stationären Bereich seit 2007 nahezu identisch geblieben.

Behandlungsvolumen

Insgesamt wurden im Rahmen der DSHS im Berichtsjahr 2009 316.075 Betreuungen in ambulanten und 38.618 Behandlungen in stationären Einrichtungen dokumentiert. Während im stationären Bereich jede Betreuung aufgrund einer eigenen Problematik erfolgte, wurden in den ambulanten Einrichtungen 6 % der Betreuungen mit Angehörigen und anderen Bezugspersonen durchgeführt. Die Gesamtzahl der Betreuungen setzt sich aus Übernahmen aus dem Jahr 2008, Neuzugängen des Jahres 2009, im Jahr 2009 beendeten Betreuungen und Übernahmen in das Jahr 2010 zusammen (Tabelle 1). Im Gegensatz zu allen nachfolgenden Analysen sind in diesen Angaben zunächst auch noch jene Betreuungsepisoden enthalten, die nicht aufgrund einer eigenen Problematik, sondern aufgrund der Suchtproblematik eines Angehörigen oder anderer Bezugspersonen durchgeführt wurden.

Hauptdiagnosen

Die diagnostischen Informationen der in den Einrichtungen behandelten Patienten beruhen auf der internationalen Klassifikation psychischer Störungen (ICD-10) der WHO Weltgesundheitsorganisation (Dilling, Mombour, Schmidt, 2009). Die Hauptdiagnose orientiert sich an dem für den jeweiligen Patienten und dem für den jeweiligen Betreuungsfall primären Problem. Darüber hinaus

Tab. 1: Anzahl der Betreuungen 2008

Patientengruppe	ambulant				stationär			
	G	M	F	n	G	M	F	n
Zahl der Übernahmen aus 2007	39,6 %	39,3 %	40,4 %	125.176	20,3 %	20,3 %	20,3 %	7.838
Zahl der Zugänge 2008	60,4 %	60,7 %	59,6 %	190.899	79,7 %	79,7 %	79,7 %	30.780
Zahl der Beender 2008	53,7 %	54,1 %	52,7 %	169.685	88,3 %	88,0 %	89,4 %	34.094
Zahl der Übernahmen nach 2009	46,3 %	45,9 %	47,3 %	146.390	11,7 %	12,0 %	10,6 %	4.524
Gesamt Betreuungen 2008		227.336	88.739	316.075		29.881	8.737	38.618
Gesamt		71,9 %	28,1 %			77,4 %	22,6 %	

Angaben in Prozent. n = 157 stationäre Einrichtungen (unbekannt: 0,0 %); n = 779 ambulante Einrichtungen (unbekannt: 0,2 %). G = Gesamt; M = Männer; F = Frauen.

erlaubt der KDS die Vergabe weiterer Diagnosen, um Komorbiditäten oder polyvalente Konsummuster abzubilden. In den Tabellen 2a und 2b werden die Verteilungen der Hauptdiagnosen unter den betreuten Patienten in ambulanten und stationären Einrichtungen dargestellt.

Ähnlich wie in den Vorjahren stellen sowohl im ambulanten als auch im stationären Bereich Patienten mit Störungen aufgrund des Konsums von Alkohol, Opioiden und Cannabis die drei größten Hauptdiagnosegruppen (Pfeiffer-Gerschel et al., 2010; Hildebrand et al., 2009). Dabei sind Störungen aufgrund des Konsums von Alkohol die häufigste Hauptdiagnose (ambulant: 56 %, stationär: 75 %), gefolgt von Opioiden (ambulant: 18 %, stationär: 9 %) und Cannabis (ambulant: 14 %, stationär: 5 %). Weitere häufige Hauptdiagnosen sind Probleme aufgrund des Konsums von Kokain (bzw. Crack) und Stimulanzien (MDMA und verwandte Substanzen, Amphetamine, Ephedrin, Ritalin etc.), die bei zwei bis drei Prozent der behandelten Patienten primärer Betreuungsanlass waren. Pathologisches Glücksspiel stellt, wie auch in den beiden letzten Jahren, den sechsten großen Hauptdiagnosebereich dar (ambulant: 4 %; stationär: 2 %).

Insgesamt weisen Männer – wie auch in den Vorjahren – wesentlich höhere Anteile bei allen Hauptdiagnosen auf. In einer Rangreihe der Geschlechterverhältnisse entfallen im ambulanten Bereich auf Pathologisches Spielen: 9:1, Cannabis und Kokain: 6:1, Halluzinogene: 4:1 und Alkohol, Opioide und Stimulanzien: 3:1. Ein leicht umgekehrtes Verhältnis findet sich bei Problemen im Umgang mit Sedativa/Hypnotika, bei denen der Anteil der betroffenen Frauen traditionell deutlich höher als der der Männer liegt: 1,3 : 1. Jedoch sind die absoluten Fallzahlen hier vergleichsweise gering.

Substanzbezogene Komorbiditäten

In der Systematik des KDS werden neben den Hauptdiagnosen auch Einzeldiagnosen für alle Substanzen vergeben, die zusätzlich zur primären Problematik in schädlicher oder abhängiger Weise konsumiert werden. Dies ermöglicht eine Analyse von Konsummustern (Tabellen 3a, b).

Bei etwas weniger als einem Drittel (29 %) der ambulant betreuten Patienten mit einer primären Störung aufgrund des Konsums von Alkohol wurde zusätzlich auch eine Tabak-bezogene Störung diagnosti-

Tab. 2a: Hauptdiagnosen nach Geschlecht, ambulant

Hauptdiagnose	G	n 152.304	M 115.856	F 36.448
Alkohol	55.7 %	84901	54.5 %	59.7 %
Opioide	18.1 %	27579	18.1 %	18.1 %
Cannabis	13.5 %	20603	15.4 %	7.6 %
Sedativa/Hypnotika	0.8 %	1289	0.5 %	2.0 %
Kokain	2.4 %	3682	2.7 %	1.4 %
Stimulanzien	2.5 %	3844	2.5 %	2.6 %
Halluzinogene	0.1 %	96	0.1 %	0.0 %
Tabak	1.1 %	1641	0.7 %	2.1 %
Flüchtige Lösungsmittel	0.0 %	45	0.0 %	0.1 %
And. psychotr. Substanzen	0.6 %	954	0.6 %	0.6 %
Essstörungen	1.0 %	1592	0.1 %	4.1 %
Pathologisches Glücksspiel	4.0 %	6078	4.7 %	1.6 %

Angaben in Prozent; n = 747 ambulante Einrichtungen (unbekannt: 6,4 %)
G = Gesamt; M=Männer; F = Frauen; Bezug: Zugänge/Beender

Tab. 2b: Hauptdiagnosen nach Geschlecht, stationär

Hauptdiagnose	G	n 33.435	M 25.803	F 7.632
Alkohol	75.1 %	25103	73.9 %	78.9 %
Opioide	9.1 %	3038	9.2 %	8.6 %
Cannabis	5.4 %	1809	6.1 %	3.1 %
Sedativa/ Hypnotika	0.9 %	311	0.5 %	2.3 %
Kokain	1.8 %	618	2.1 %	1.0 %
Stimulanzien	2.0 %	684	2.1 %	1.8 %
Halluzinogene	0.0 %	7	0.0 %	0.0 %
Tabak	0.1 %	41	0.1 %	0.1 %
Flüchtige Lösungsmittel	0.0 %	9	0.0 %	0.0 %
And. psychotr. Substanzen	3.4 %	1132	3.4 %	3.3 %
Essstörungen	0.1 %	21	0.0 %	0.2 %
Pathologisches Glücksspiel	2.0 %	662	2.4 %	0.5 %

Angaben in Prozent; n = 157 stationäre Einrichtungen (unbekannt: 1,0 %)
G = Gesamt; M = Männer; F = Frauen; Bezug: Beender

ziert, im stationären Segment wurde diese zusätzliche Einzeldiagnose mit 74 % deutlich häufiger vergeben. Darüber hinaus konsumierten Patienten mit einer primären Alkoholproblematik in 6 % (ambulant) bzw. 13 % (stationär) der dokumentierten Betreuungsfälle auch Cannabis in missbräuchlicher oder abhängiger Weise.

Bei Opioidabhängigen wurde wie auch in den Vorjahren sowohl in ambulanten als auch stationären Einrichtungen die größte Zahl ergänzender substanzbezogener Störungen diagnostiziert. Bei einem großen Teil der Patienten mit einer primären Opioid-bezogenen Störung liegt auch noch eine Einzeldiagnose aufgrund des Konsums von Tabak vor (ambulant: 44 %, stationär: 87 %). Darüber hinaus spielen bei dieser Patientengruppe ergänzende Störungen aufgrund des Konsums von Cannabis (ambulant: 34 %, stationär: 65 %), Kokain (ambulant: 25 %, stationär 56 %), Alkohol (ambulant: 27 %, stationär: 56 %) und Benzodiazepinen (ambulant: 15 %, stationär: 32 %) eine wichtige Rolle und unterstreichen die erhebliche Mehrfachbelastung, der diese Personengruppe allein aufgrund des Konsums verschiedener Substanzen unterliegt. Außerdem werden von nennenswerten Anteilen der Patienten mit einer primären Opioidproblematik auch Amphetamine (ambulant 9 %, stationär 32 %), MDMA (ambulant 5 %, stationär 22 %) und LSD (ambulant 4 %, stationär 16 %) in problematischer Weise gebraucht, sodass es zur Vergabe entsprechender Einzeldiagnosen kommt.

Bei Patienten mit einer Cannabis-bezogenen Hauptdiagnose wurden vor allem ergänzende Einzeldiagnosen aufgrund des Konsums von Tabak (ambulant: 38 %, stationär: 85 %) und Alkohol (ambulant: 30 %, stationär 64 %) vergeben. Auch Probleme im Zusammenhang mit Amphetaminen (ambulant: 18 %, stationär: 52 %), Kokain (ambulant: 11 %, stationär: 37 %) und MDMA (ambulant: 8 %, stationär: 30 %) waren bei dieser Personengruppe häufig. Einige der primär wegen Cannabiskonsums betreuten Personen konsumierten auch Heroin in problematischer Weise, so dass bei 3 % der ambulant und 13 % der stationär betreuten Cannabispatienten auch ein Missbrauch bzw. eine Abhängigkeit von Heroin diagnostiziert wurde. 13 % der primär wegen ihres Cannabiskonsums stationär betreuten Patienten haben auch eine Einzeldiagnose wegen des Missbrauchs oder einer Abhängigkeit von LSD erhalten, 11 % wegen Meskalin und anderer Halluzinogene. Die Vergleichswerte aus dem ambulanten Bereich liegen deutlich niedriger (3 % bzw. 2 %).

Ein dem der Cannabiskonsumenten sehr ähnliches Gebrauchsmuster weisen Patienten mit einer primären Kokainproblematik auf. Es

Tab. 3a: Substanzbezogene Komorbidität: Hauptdiagnosen und zusätzliche Einzeldiagnosen, ambulant

Zusätzliche Einzeldiagnose	Hauptdiagnose					
	Alkohol	Opioide	Cannabis	Kokain	Stimul.	PG
	70.992	19.515	15.655	2.775	3.006	4.992
Alkohol	99.9 %	27.4 %	29.9 %	42.2 %	32.4 %	10.6 %
Heroin	1.3 %	90.0 %	2.8 %	8.7 %	5.1 %	0.7 %
Methadon	0.2 %	39.7 %	0.4 %	1.3 %	0.3 %	0.1 %
Buprenorphin	0.1 %	8.7 %	0.2 %	0.7 %	0.5 %	0.0 %
Andere opiathaltige Mittel	0.2 %	6.5 %	0.5 %	0.8 %	0.7 %	0.1 %
Cannabis	6.0 %	33.7 %	100.0 %	48.9 %	54.2 %	3.6 %
Barbiturate	0.2 %	1.2 %	0.2 %	0.7 %	0.5 %	0.1 %
Benzodiazepine	1.2 %	14.8 %	1.2 %	4.7 %	2.5 %	0.2 %
andere Sedativa/ Hypnotika	0.2 %	0.5 %	0.3 %	0.4 %	0.4 %	0.0 %
Kokain	1.9 %	24.5 %	11.3 %	97.5 %	19.2 %	1.4 %
Crack	0.1 %	4.7 %	0.3 %	6.0 %	0.5 %	0.0 %
Amphetamine	1.7 %	8.6 %	18.1 %	22.3 %	87.8 %	1.1 %
MDMA[a]	0.7 %	4.9 %	8.0 %	10.5 %	27.4 %	0.4 %
Andere Stimulanzien	0.2 %	0.6 %	1.4 %	1.2 %	12.4 %	0.1 %
LSD	0.5 %	3.7 %	2.9 %	5.1 %	6.1 %	0.3 %
Meskalin	0.0 %	0.3 %	0.3 %	0.3 %	0.8 %	0.0 %
and. Halluzinogene	0.1 %	0.8 %	1.4 %	1.0 %	2.2 %	0.1 %
Tabak	28.5 %	43.9 %	38.1 %	35.9 %	33.3 %	20.7 %
Flüchtige Lösungsmittel	0.1 %	0.2 %	0.2 %	0.2 %	0.4 %	0.0 %
and. psychotr. Substanzen	0.1 %	0.5 %	0.5 %	0.8 %	1.1 %	0.1 %

Angaben in Prozent; n = 579 ambulante Einrichtungen (unbekannt 10,5 %); Stimul. = Stimulanzien; PG = Pathologisches Glücksspielverhalten

Bei der Hauptdiagnose Opioide addieren sich die Einzeldiagnosen der Opiatgruppe nicht zu 100 %, da die Hauptdiagnose Opioide verschiedenen Einzeldiagnosen (ED) entsprechen kann (Heroin, Methadon, Codein, andere opiathaltige Mittel). Dies gilt analog für die HD Kokain (ED Kokain, Crack) und die HD Stimulanzien (ED Amphetamine, MDMA, andere Stimulanzien)

[a] MDMA = 3,4-Methylendioxy-N-methylamphetamin

Tab. 3b: Substanzbezogene Komorbidität: Hauptdiagnosen und zusätzliche Einzeldiagnosen, stationär

Zusätzliche Einzeldiagnose	Hauptdiagnose					
	Alkohol	Opioide	Canna-bis	Kokain	Stimul.	PG
	15.690	2.344	1.347	427	608	336
Alkohol	99.8 %	56.2 %	63.6 %	56.9 %	62.2 %	34.8 %
Heroin	2.9 %	94.5 %	13.3 %	32.6 %	14.8 %	3.3 %
Methadon	0.4 %	30.8 %	1.4 %	8.0 %	1.6 %	0.0 %
Buprenorphin	0.1 %	14.4 %	1.6 %	5.2 %	3.1 %	0.3 %
Andere opiathaltige Mittel	1.2 %	14.1 %	2.5 %	4.4 %	3.5 %	1.2 %
Cannabis	12.8 %	64.6 %	99.9 %	71.2 %	79.3 %	25.0 %
Barbiturate	0.4 %	3.5 %	1.1 %	1.2 %	1.0 %	0.0 %
Benzodiazepine	3.6 %	31.9 %	6.4 %	16.9 %	12.3 %	1.5 %
andere Sedativa/ Hypnotika	0.6 %	2.8 %	1.5 %	1.4 %	1.3 %	0.6 %
Kokain	5.3 %	55.7 %	36.7 %	99.1 %	43.9 %	12.8 %
Crack	0.2 %	6.0 %	1.9 %	10.8 %	1.5 %	0.3 %
Amphetamine	4.6 %	32.3 %	51.9 %	39.3 %	95.2 %	8.0 %
MDMA[a]	1.7 %	22.4 %	29.7 %	28.3 %	45.4 %	5.4 %
Andere Stimulanzien	0.9 %	3.7 %	6.0 %	2.8 %	12.5 %	1.2 %
LSD	1.8 %	16.4 %	13.1 %	16.2 %	21.9 %	4.8 %
Meskalin	0.2 %	2.6 %	1.4 %	2.3 %	2.3 %	0.3 %
and. Halluzinogene	0.8 %	6.5 %	9.6 %	6.8 %	12.8 %	0.6 %
Tabak	74.3 %	87.4 %	84.7 %	84.3 %	89.5 %	79.8 %
Flüchtige Lösungs-mittel	0.3 %	2.5 %	2.7 %	4.4 %	6.3 %	0.3 %
and. psychotr. Substanzen	1.5 %	5.4 %	5.3 %	4.2 %	6.3 %	0.3 %

Angaben in Prozent; n = 121 stationäre Einrichtungen (unbekannt 1,2 %); Stimul. = Stimulanzien; PG = Pathologisches Glücksspielverhalten
Bezug: Beender. Mehrfachnennungen möglich
Bei der Hauptdiagnose Opioide addieren sich die Einzeldiagnosen der Opioidgruppe nicht zu 100 %, da die Hauptdiagnose Opioide verschiedenen Einzeldiagnosen (ED) entsprechen kann (Heroin, Methadon, Codein, andere opiathaltige Mittel). Dies gilt analog für die HD Kokain (ED Kokain, Crack) und die HD Stimulanzien (ED Amphetamine, MDMA, andere Stimulanzien)
[a] MDMA = 3,4-Methylendioxy-N-methylamphetamin

findet sich ein ähnliches Ranking der zusätzlichen Einzeldiagnosen, allerdings erhielten wesentlich mehr Kokainpatienten auch Einzeldiagnosen aufgrund des Konsums von Heroin (ambulant: 9 %, stationär 33 %). Darüber hinaus spielen bei dieser Patientengruppe auch Einzeldiagnosen aufgrund des Konsums von Benzodiazepinen (ambulant: 5 %, stationär: 17 %) eine wichtige Rolle.

Bei Pathologischen Glücksspielern liegen vor allem zusätzliche Einzeldiagnosen aufgrund des Konsums von Alkohol (ambulant 11 %, stationär 35 %), Tabak (ambulant 21 %, stationär 80 %) und Cannabis (ambulant 4 %, stationär 25 %) vor. Immerhin 1 % der ambulanten und 13 % der stationären pathologischen Glücksspieler konsumierten Kokain in einer Weise, die zu der Vergabe einer entsprechenden Diagnose geführt hat. Diese beobachteten Komorbiditäten sind seit 2007 stabil, so dass in diesem Zeitraum nicht von sich verändernden Konsummustern ausgegangen werden kann.

Altersstruktur

Das Durchschnittsalter der Patienten variiert erheblich zwischen den Substanzgruppen. Patienten mit Störungen aufgrund des Konsums von Cannabis sind die durchschnittlich jüngsten (Durchschnittsalter ambulant: 24 Jahre; stationär: 27 Jahre), gefolgt von Patienten mit Problemen im Zusammenhang mit Stimulanzien (ambulant und stationär: 27 Jahre). Die betreuten Kokainkonsumenten waren im Durchschnitt 32 Jahre alt (ambulant und stationär). Patienten mit einem primären Problem aufgrund des Konsums von Opioiden waren im Schnitt 34 Jahre (ambulant) bzw. 32 Jahre (stationär) alt. Die beiden durchschnittlich ältesten Gruppen sind die der pathologischen Glücksspieler (ambulant: 36 Jahre; stationär: 37 Jahre) bzw. der Alkoholpatienten (ambulant: 43 Jahre, stationär: 45 Jahre; Tabellen 4a, b). Das mittlere Alter der Patienten ist seit 2007 im Wesentlichen unverändert geblieben, so dass keine der Patientengruppen sich im ambulanten und stationären Bereich um mehr als 6 % hinsichtlich des Alters verändert hat (Maximum Cannabis stationär +5.2 %).

Beziehungsstatus

Betrachtet man auch hier die Patientengruppen entlang der vergebenen Hauptdiagnosen, ist erwartungsgemäß der Anteil der in festen Beziehungen lebenden Personen unter den (im Vergleich zu den Patienten anderer Hauptdiagnosegruppen jungen) Cannabispatienten vergleichsweise gering und macht nur etwa ein Drittel dieser Gruppe aus (ambulant: 33 %; stationär: 30 %) (Tabellen 5a, b). Am häufigsten in festen Beziehungen leben (sowohl ambulant als auch stationär) Patienten mit primären Problemen im Zusammenhang mit pathologischem Glücksspiel, gefolgt von Alkoholpatienten. Auffallend ist abermals, dass der Anteil der betreuten Frauen, die angeben, in „zeitweiligen Beziehungen" zu leben, in allen Hauptdiagnosegruppen außer bei Kokain und Spielen im stationären Bereich (zum Teil deutlich) höher ist als bei den Männern.

Nach wie vor ist ein erheblicher Teil der Betroffenen nahezu aller Hauptdiagnosegruppen alleinstehend. Unter den Patienten mit einer primären Alkohol-, Opioid- oder Kokainproblematik trifft dies auf etwa jeden zweiten Betreuten zu. Unter den stationär Behandelten waren die Anteile der Alleinstehenden im Vergleich zum ambulanten Segment durchwegs höher. Da die Cannabispatienten zum Teil noch sehr jung sind, ist davon auszugehen, dass sie zwar nicht in fester Partnerschaft aber dennoch häufig in festen sozialen Bezügen (Familie) leben. Der Beziehungsstatus der untersuchten Patientengruppen blieb im zeitlichen Verlauf seit 2007 so gut wie unverändert.

Berufliche Integration

In Verbindung mit anderen Indikatoren wie z. B. Informationen zum Beziehungsstatus (siehe oben) liefert die berufliche Integration ergänzende Hinweise zum Grad der sozialen Exklusion der behandelten Personengruppen (Tabellen 6a, b).

Der höchste Anteil erwerbsloser Personen findet sich unter den betreuten Opioidkonsumenten (ambulant 61 %, stationär 60 %), gefolgt von Patienten mit primären Alkoholproblemen (ambulant 40 %, stationär 47 %) und Kokainkonsumenten (ambulant 39 %, stationär 50 %). Unter den betreuten Konsumenten mit einem primären Problem im Zusammenhang mit dem Konsum von Stimulanzien (ambulant 42 %, stationär 56 %) und Cannabis (ambulant

Tab. 4a: Altersstruktur nach Substanzklassen, ambulant

Alter	Alkohol			Opioide			Cannabis			Kokain			Stimulanzien			PG		
	G 84.487	M 62.849	F 21.544	G 27.475	M 20.979	F 6.541	G 20.485	M 17.768	F 2.723	G 3.643	M 3.155	F 491	G 3.845	M 2.897	F 947	G 6.002	M 5.412	F 582
–14	0.3 %	0.2 %	0.5 %	0.1 %	0.1 %	0.1 %	1.2 %	1.1 %	1.6 %	0.0 %	0.0 %	0.0 %	0.2 %	0.2 %	0.4 %	0.5 %	0.5 %	0.2 %
15-17	1.5 %	1.5 %	1.2 %	0.4 %	0.2 %	0.7 %	11.8 %	11.5 %	13.8 %	0.6 %	0.3 %	2.0 %	3.1 %	3.1 %	5.5 %	1.5 %	1.6 %	1.0 %
18-19	2.1 %	2.4 %	1.0 %	1.4 %	1.0 %	2.6 %	15.9 %	16.3 %	13.0 %	2.6 %	2.6 %	2.4 %	7.6 %	7.6 %	10.9 %	4.1 %	4.3 %	2.6 %
20-24	5.8 %	6.7 %	3.0 %	11.9 %	10.4 %	16.4 %	34.8 %	35.0 %	33.2 %	17.5 %	16.5 %	23.6 %	34.2 %	34.2 %	40.1 %	11.3 %	11.9 %	6.4 %
25-29	6.9 %	7.5 %	5.1 %	21.9 %	21.3 %	23.7 %	19.3 %	19.3 %	18.9 %	26.4 %	26.5 %	25.9 %	29.3 %	29.3 %	22.6 %	15.0 %	15.5 %	10.3 %
30-34	7.4 %	7.8 %	6.4 %	21.5 %	22.7 %	17.7 %	8.2 %	8.2 %	8.6 %	19.6 %	20.2 %	15.3 %	14.1 %	14.1 %	10.8 %	14.8 %	14.9 %	13.7 %
35-39	10.2 %	10.4 %	9.9 %	16.9 %	17.7 %	14.4 %	3.9 %	3.9 %	4.1 %	14.8 %	15.2 %	12.8 %	5.6 %	5.6 %	4.9 %	15.4 %	15.9 %	10.3 %
40-44	16.4 %	16.0 %	17.6 %	13.6 %	14.0 %	12.6 %	2.6 %	2.4 %	3.7 %	10.8 %	11.2 %	8.8 %	3.5 %	3.5 %	1.9 %	14.5 %	14.4 %	15.1 %
45-49	19.1 %	18.5 %	20.7 %	7.7 %	7.7 %	7.6 %	1.5 %	1.4 %	1.8 %	4.8 %	4.7 %	5.3 %	1.4 %	1.4 %	1.7 %	10.7 %	10.5 %	12.2 %
50-54	14.6 %	14.2 %	15.7 %	3.5 %	3.6 %	3.0 %	0.6 %	0.6 %	0.7 %	1.8 %	1.8 %	1.4 %	0.6 %	0.6 %	0.8 %	5.9 %	5.5 %	10.3 %
55-59	9.2 %	8.9 %	9.8 %	1.0 %	1.0 %	0.8 %	0.2 %	0.2 %	0.3 %	0.8 %	0.6 %	2.0 %	0.3 %	0.3 %	0.2 %	3.2 %	2.6 %	8.6 %
60-64	3.5 %	3.2 %	4.6 %	0.2 %	0.2 %	0.2 %	0.0 %	0.0 %	0.1 %	0.3 %	0.3 %	0.4 %	0.1 %	0.1 %	0.0 %	1.9 %	1.6 %	5.5 %
65+	3.1 %	2.6 %	4.5 %	0.1 %	0.2 %	0.2 %	0.0 %	0.0 %	0.0 %	0.1 %	0.1 %	0.0 %	0.1 %	0.1 %	0.2 %	1.1 %	0.9 %	3.8 %
MW[b]	42.9	42.2	45.0	33.8	34.2	32.7	24.0	24.0	24.4	31.6	31.8	30.8	26.6	27.0	25.4	36.0	35.4	41.4
(SD)[c]																		

Angaben in Prozent; n=745 ambulante Einrichtungen (unbekannt: 6,4 %); M = Männer; F = Frauen; G=Gesamt; PG = Pathologisches Glücksspielverhalten
Bezug: Zugänge/Beender
[a] Alterskategorien in Jahren
[b] MW = Mittelwert
[c] SD = Standardabweichung

210

Tab. 4b: Altersstruktur nach Substanzklassen, stationär

Alter[a]	Alkohol			Opioide			Cannabis			Kokain			Stimulanzien			PG		
	G	M	F	G	M	F	G	M	F	G	M	F	G	M	F	G	M	F
	25.102	19.077	5.799	3.038	2.384	653	1.809	1.571	236	618	538	80	684	545	139	662	621	41
–14	0.0 %	0.0 %	0.0 %	0.0 %	0.0 %	0.0 %	0.0 %	0.0 %	0.0 %	0.0 %	0.0 %	0.0 %	0.0 %	0.0 %	0.0 %	0.0 %	0.0 %	0.0 %
15–17	0.1 %	0.1 %	0.1 %	0.2 %	0.2 %	0.0 %	2.0 %	2.0 %	2.1 %	0.0 %	0.0 %	0.0 %	1.0 %	1.0 %	2.9 %	0.0 %	0.0 %	0.0 %
18–19	0.6 %	0.6 %	0.4 %	2.1 %	1.7 %	3.4 %	8.9 %	9.1 %	7.6 %	1.9 %	1.9 %	2.5 %	6.4 %	6.4 %	3.6 %	2.1 %	2.1 %	2.4 %
20–24	3.6 %	3.9 %	2.8 %	14.8 %	13.2 %	21.0 %	40.4 %	40.3 %	41.5 %	16.7 %	15.6 %	23.8 %	34.9 %	34.9 %	43.2 %	9.1 %	9.3 %	4.9 %
25–29	5.7 %	6.0 %	5.0 %	26.9 %	27.6 %	24.3 %	25.1 %	25.2 %	24.6 %	24.8 %	25.8 %	17.5 %	29.2 %	29.2 %	25.2 %	15.9 %	15.6 %	19.5 %
30–34	7.2 %	7.5 %	6.3 %	23.2 %	23.8 %	20.8 %	9.9 %	9.9 %	10.6 %	24.6 %	24.5 %	25.0 %	13.9 %	13.9 %	11.5 %	18.3 %	18.8 %	9.8 %
35–39	11.0 %	11.4 %	10.0 %	14.6 %	14.6 %	11.2 %	6.2 %	6.4 %	5.1 %	14.6 %	15.6 %	7.5 %	8.3 %	8.3 %	8.6 %	15.1 %	15.6 %	7.3 %
40–44	18.6 %	18.4 %	19.2 %	10.9 %	11.0 %	10.4 %	3.9 %	3.9 %	3.0 %	10.5 %	9.9 %	15.0 %	4.1 %	4.1 %	4.3 %	15.6 %	15.9 %	9.8 %
45–49	21.1 %	20.9 %	21.7 %	5.2 %	5.1 %	5.7 %	1.9 %	1.7 %	3.0 %	4.2 %	3.9 %	6.3 %	1.3 %	1.3 %	0.7 %	11.3 %	10.8 %	19.5 %
50–54	16.5 %	16.4 %	16.5 %	2.0 %	1.8 %	2.5 %	0.9 %	0.8 %	1.7 %	1.3 %	1.5 %	0.0 %	0.3 %	0.3 %	0.0 %	6.0 %	5.5 %	14.6 %
55–59	9.6 %	9.7 %	9.2 %	0.7 %	0.7 %	0.5 %	0.6 %	0.6 %	0.0 %	1.3 %	1.1 %	2.5 %	0.1 %	0.1 %	0.0 %	3.9 %	3.7 %	7.3 %
60–64	3.4 %	3.0 %	4.4 %	0.2 %	0.2 %	0.3 %	0.1 %	0.1 %	0.0 %	0.0 %	0.0 %	0.0 %	0.1 %	0.1 %	0.0 %	1.7 %	1.8 %	0.0 %
65+	2.6 %	2.2 %	4.2 %	0.0 %	0.0 %	0.0 %	0.1 %	0.0 %	0.8 %	0.2 %	0.2 %	0.0 %	0.1 %	0.1 %	0.0 %	1.1 %	0.8 %	4.9 %
MW[b] (SD)[c]	44.5	44.2	45.5	32.0	32.2	31.4	26.5	26.4	26.9	31.8	31.9	31.7	27.2	27.3	26.5	37.0	36.8	41.2

Angaben in Prozent; n=157 stationäre Einrichtungen (unbekannt: 1,0 %); M = Männer; F = Frauen; G = Gesamt; PG = Pathologisches Glücksspielverhalten
Bezug: Beender

[a] Alterskategorien in Jahren
[b] MW = Mittelwert
[c] SD = Standardabweichung

Tab. 5a: Beziehungsstand nach Substanzklassen, ambulant

Partner- beziehung	Alkohol			Opioide			Cannabis			Kokain			Stimulanzien			PG		
	G 72.722	M 54.406	F 18.435	G 21.247	M 16.229	F 5.086	G 16.210	M 14.065	F 2.114	G 2.573	M 2.234	F 335	G 3.248	M 2.468	F 786	G 5.003	M 4.531	F 483
Allein- stehend	46.1	48.5	39.0	51.2	56.0	35.9	58.4	60.2	45.7	43.6	44.5	37.9	52.8	55.6	44.1	41.4	41.2	42.9
Zeitweilige Beziehung	5.7	5.6	6.4	8.4	8.4	11.8	8.5	8.0	12.1	8.2	7.6	12.2	11.1	10.0	14.2	4.1	3.9	6.2
Feste Beziehung	47.8	45.7	54.3	40.2	36.5	52.0	32.9	31.5	41.9	47.7	47.5	49.3	36.0	34.3	41.5	54.2	54.6	50.5
Sonstige	0.3	0.3	0.3	0.2	0.1	0.3	0.3	0.2	0.3	0.4	0.4	0.6	0.1	0.1	0.1	0.3	0.2	0.4

Angaben in Prozent; n = 625 ambulante Einrichtungen (unbekannt: 9,3 %); G = Gesamt; M = Männer; F = Frauen; PG = Pathologisches Glücksspielverhalten; Bezug: Zugänge/Beender

Tab. 5b: Beziehungsstand nach Substanzklassen, stationär

Partner- beziehung	Alkohol			Opioide			Cannabis			Kokain			Stimulanzien			PG		
	G 23.264	M 18.107	F 5.549	G 2.904	M 2.269	F 637	G 1.727	M 1.500	F 233	G 589	M 516	F 77	G 649	M 511	F 139	G 652	M 612	F 40
Allein- stehend	49.9	52.0	41.8	55.1	59.3	39.9	64.4	67.3	46.8	51.8	51.0	54.5	59.3	62.8	46.0	48.2	48.9	37.5
Zeitweilige Beziehung	5.2	4.7	6.4	6.0	6.0	8.2	5.4	4.9	9.0	7.0	7.8	3.9	5.9	5.5	7.2	6.4	6.5	5.0
Feste Beziehung	44.6	42.9	51.3	38.4	34.7	51.6	29.6	27.4	43.3	41.3	41.3	41.6	33.7	30.9	44.6	45.2	44.4	57.5
Sonstige	0.4	0.3	0.5	0.5	0.6	0.3	0.5	0.5	0.9	0.0	0.0	0.0	1.1	0.8	2.2	0.2	0.2	0.0

Angaben in Prozent; n = 151 stationäre Einrichtungen (unbekannt: 1,7 %); G=Gesamt; M = Männer; F = Frauen; PG = Pathologisches Glücksspielverhalten; Bezug: Beender

36 %, stationär 53 %) sind die Vergleichswerte etwas geringer, wobei diese Angaben mit dem Alter der Betroffenen im Zusammenhang zu sehen sind. So sind die Anteile der Schüler unter den Cannabis- und Stimulanzienkonsumenten höher als bei den anderen Hauptdiagnosegruppen. Die niedrigste Quote Erwerbsloser findet sich in der Gruppe der pathologischen Glücksspieler (ambulant 26 %, stationär 44 %). Im zeitlichen Verlauf seit 2007 ist der Anteil der Erwerbslosen bei den illegalen Drogen (Opiate, Cannabis, Kokain, Stimulanzien) und beim Pathologischen Glücksspiel leicht gestiegen (Maximalwert ambulant: Pathologisches Spielen +4.8 %; stationär: Stimulanzien +9.4 %)

Behandlungsdauer

Die Behandlungsdauern sind für alle Hauptdiagnosegruppen im ambulanten Bereich länger (168–336 Tage mittlere Behandlungsdauer) als im stationären Bereich (78–107 Tage). Dabei zeigen sich im ambulanten Bereich nur wenige Unterschiede zwischen den Substanzklassen, wobei der Anteil der über einen Zeitraum von mehr als 24 Monaten betreuten Patienten in der Hauptdiagnosegruppe Opioide deutlich größer ist als bei allen anderen Gruppen (Abbildung 1a, b).

Im stationären Bereich zeigt sich eine gewisse Differenzierung der Behandlungsdauer zwischen den Substanzklassen. Die kürzesten Behandlungsdauern weisen Patienten mit Störungen aufgrund des Konsums von Alkohol (83 Tage) und pathologischem Spielen (78 Tage) auf, wobei in beiden Gruppen nahezu keine Behandlung länger als sechs Monate dauerte. Im Gegensatz dazu dauerte bei etwa 20 % aller Patienten mit primärer Drogenproblematik (Hauptdiagnosegruppen Opioide, Cannabis, Stimulanzien und Kokain) die stationäre Behandlung bis zu einem Jahr. Im Gegensatz zum ambulanten Bereich hatten in den stationären Einrichtungen die Patienten mit Kokain-bezogenen Störungen die längste mittlere Behandlungsdauer (112 Tage). Im zeitlichen Verlauf seit 2007 ist die Behandlungsdauer im Wesentlichen konstant geblieben, d. h. keine der Kategorien hat sich um mehr als 5 % seit 2007 verändert, mit Ausnahme sechs- bis 12-monatiger Betreuungen von Cannabis-bezogenen Störungen, die im stationären Bereich leicht zu Gunsten kürzerer Betreuungen zurückgegangen sind (–5.3 %).

Tab. 6a: Berufliche Integration nach Substanzklassen, ambulant

Berufliche Integration	Alkohol			Opioide			Cannabis			Kokain			Stimulanzien			PG		
	G	M	F	G	M	F	G	M	F	G	M	F	G	M	F	G	M	F
	70.634	52.757	17.701	19.474	15.025	4.713	15.179	13.287	1.986	2.387	2.093	314	3.015	2.285	758	4.825	4.393	444
Erwerbstätige	42.0	42.4	40.2	20.5	22.1	15.9	36.4	37.5	28.3	37.7	38.0	36.3	39.1	40.6	33.2	59.6	61.1	44.4
Auszubildender	2.5	2.9	1.2	2.4	2.3	2.7	14.1	14.5	10.8	3.9	3.8	6.1	10.0	8.7	13.9	5.1	5.5	1.6
Arbeitsplatz vorhanden	39.5	39.5	39.0	18.0	19.8	13.2	22.3	22.9	17.5	33.8	34.3	30.3	29.1	31.9	19.4	54.5	55.6	42.8
Erwerbslose	40.0	42.5	33.0	60.7	59.6	64.6	35.8	35.2	41.1	38.9	38.9	41.7	42.0	41.1	45.9	26.3	26.2	28.8
Arbeitslos nach SGB III[a] (ALG[b])	6.4	6.9	4.8	6.5	7.0	4.5	4.8	4.8	4.0	6.2	6.4	4.5	6.4	6.8	4.6	7.1	7.4	5.2
Arbeitslos nach SGB II[a] (ALG II[b])	33.7	35.6	28.2	54.3	52.6	60.1	31.1	30.3	37.1	33.0	32.6	37.3	35.6	34.3	41.3	19.2	18.8	23.6
Nichterwerbspersonen	17.3	14.4	26.1	17.9	17.4	18.8	26.8	26.5	29.6	22.5	22.4	22.0	18.1	17.5	19.8	13.2	11.9	26.4
Schüler/Student	2.1	2.2	2.0	1.3	1.0	2.3	15.7	16.3	20.5	2.5	2.0	5.4	5.3	4.3	8.6	4.1	4.0	5.2
Hausfrau/Hausmann	2.8	0.4	10.0	0.9	0.2	3.1	0.1	0.1	2.3	0.7	0.1	4.1	0.8	0.2	2.8	0.8	0.2	6.5
Rentner/Pensionär	8.6	7.7	11.4	1.7	1.6	2.2	0.4	0.4	1.0	0.7	0.5	1.6	0.6	0.6	0.8	4.9	4.0	12.8
Sonstige Nichterwerbsperson (z. B. SGB XII[a])	3.8	4.1	2.8	13.9	14.5	11.2	9.7	10.2	5.8	18.6	19.7	10.8	11.4	12.5	7.7	3.4	3.6	1.8
In beruflicher Rehabilitation	0.7	0.7	0.7	0.9	1.0	0.7	0.9	0.9	1.0	0.7	0.6	0.0	0.8	0.7	1.1	0.8	0.9	0.5

Angaben in Prozent; n = 600 ambulante Einrichtungen (unbekannt: 9,2); Bezug: Zugänge/Beender
G = Gesamt; M = Männer; F = Frauen; PG = Pathologisches Glücksspielverhalten
[a] SGB = Sozialgesetzbuch.
[b] ALG = Arbeitslosengeld.

Tab. 6b: Berufliche Integration nach Substanzklassen, stationär

Berufliche Integration	Alkohol			Opioide			Cannabis			Kokain			Stimulanzien			PG		
	G	M	F	G	M	F	G	M	F	G	M	F	G	M	F	G	M	F
	23.307	17.739	5.339	2.752	2.169	568	1.654	1.439	204	554	488	66	632	497	134	647	607	40
Erwerbstätige	38.3	38.8	35.2	15.3	15.7	11.8	22.7	22.0	25.0	23.8	23.6	25.8	18.7	20.7	9.7	44.7	44.8	42.5
Auszubildender	0.8	0.9	0.7	1.2	1.1	1.2	5.7	5.5	8.3	1.8	1.2	6.1	6.2	7.6	0.0	1.7	1.8	0.0
Arbeitsplatz vorhanden	37.4	38.0	34.5	14.1	14.6	10.6	17.0	16.5	16.7	22.0	22.3	19.7	12.5	13.1	9.7	43.0	43.0	42.5
Erwerbslose	46.5	48.9	39.9	60.1	58.5	67.8	53.1	53.4	52.5	50.5	50.2	54.5	56.3	53.3	68.7	44.2	44.2	45.0
Arbeitslos nach SGB III[a] (ALG I[b])	9.7	10.3	7.7	6.2	6.4	5.3	7.7	7.9	5.4	6.1	6.8	1.5	8.2	9.1	6.0	15.9	16.3	10.0
Arbeitslos nach SGB II[a] (ALG II[b])	36.8	38.6	32.2	53.9	52.1	62.5	45.5	45.6	47.1	44.4	43.4	53.0	48.1	44.3	62.7	28.3	27.8	35.0
Nichterwerbspersonen	14.9	11.9	24.6	24.5	25.6	20.2	23.8	24.2	21.6	25.6	26.2	19.7	24.5	25.4	21.6	11.0	10.9	12.5
Schüler/Student	0.3	0.3	0.3	0.7	0.7	0.7	3.0	2.6	5.4	1.1	0.6	4.5	1.6	1.2	2.2	0.9	1.0	0.0
Hausfrau/Hausmann	2.7	0.4	10.0	0.6	0.0	2.3	0.6	0.1	3.9	0.2	0.0	0.0	0.5	0.0	2.2	0.2	0.0	2.5
Rentner/Pensionär	7.9	7.0	10.8	1.3	1.0	2.3	1.1	1.1	1.0	1.1	0.6	4.5	0.8	0.6	1.5	4.8	4.6	7.5
Sonstige Nichterwerbsperson (z. B. SGB XII[a])	4.0	4.2	3.4	21.9	23.9	15.0	19.1	20.4	11.3	23.3	25.0	10.6	21.7	23.5	15.7	5.1	5.3	2.5
In beruflicher Rehabilitation	0.3	0.3	0.2	0.2	0.2	0.2	0.4	0.3	1.0	0.0	0.0	0.0	0.5	0.6	0.0	0.2	0.2	0.0

Angaben in Prozent; n = 152 stationäre Einrichtungen (unbekannt: 2,2); G = Gesamt; Bezug: Beender
M = Männer; F = Frauen; PG = Pathologisches Glücksspielverhalten
[a] SGB = Sozialgesetzbuch
[b] ALG = Arbeitslosengeld

Abb. 1: Behandlungsdauer ambulant, stationär

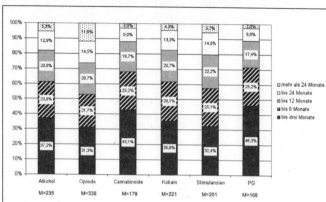

n=743 ambulante Einrichtungen (unbekannt: 5,3 %); PG=Pathologisches Glücksspielverhalten;
M= mittlere Behandlungsdauer in Tagen

a)

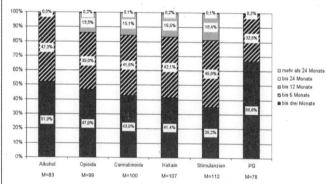

n=157 stationäre Einrichtungen (unbekannt: 1,0 %); PG= Pathologisches Glücksspielverhalten;
M= mittlere Behandlungsdauer in Tagen

b)

Behandlungserfolg

Als ein Indikator für den Behandlungserfolg wurde die Planmäßigkeit der Beendigung der Betreuung erfasst. Dabei wurden als „planmäßige Beendigung" gewertet: eine reguläre oder auf therapeutische Veranlassung bzw. mit therapeutischem Einverständnis vorzeitige Beendigung oder der planmäßige Wechsel in eine andere Einrichtung zusammengefasst. Unter unplanmäßiger Beendigung der Therapie wurden ein Abbruch durch den Patienten, eine disziplinarische Beendigung oder der außerplanmäßige Wechsel in eine andere Einrichtung sowie der Tod des Patienten verstanden.

Hinsichtlich des Behandlungserfolges zeigen sich sowohl Unterschiede zwischen den Substanzklassen, als auch zwischen ambulanter und stationärer Versorgung (Tabelle 7). Vor allem bei den Hauptdiagnosegruppen Alkohol und pathologisches Glücksspiel ist der Prozentsatz planmäßigen Beender im stationären Bereich deutlich höher als in den ambulanten Einrichtungen. Bei Opioid-, Cannabis- und Stimulanzienkonsumenten gibt es in der Planmäßigkeit der Beendigung keine gravierenden Unterschiede zwischen ambulanter und stationärer Versorgung. Betreuungen wegen primärer Kokainprobleme wurden stationär vor allem aufgrund vorzeitiger Abbrüche durch die Patienten und disziplinarischer Maßnahmen häufiger unplanmäßig beendet als in ambulanten Einrichtungen. Bei Betreuungen von Opioidkonsumenten kam es am häufigsten zu unplanmäßigen Beendigungen (ambulant 48 %, stationär 47 %), vor Patienten mit primärem Konsum von Stimulanzien (ambulant 41 %, stationär 37 %), Cannabiskonsumenten (ambulant 39 %, stationär 42 %) und Patienten mit Kokain-bezogenen Hauptdiagnosen (ambulant 39 %, stationär 40 %). Leicht bessere Ergebnisse zeigten sich bei Alkoholpatienten, die ambulant behandelt wurden (35 %) und deutlich bessere Ergebnisse bei stationär Behandelten (17 %); ähnliche Ergebnisse zeigten sich auch in den Berichtsjahren 2007 und 2008. (Pfeiffer-Gerschel et al., 2010; Bauer et al., 2009). Auch bei pathologischen Glücksspielern zeigte sich eine Diskrepanz zwischen ambulanten und stationären Patienten, da hier die niedrigste Rate unplanmäßiger Beendigungen im stationären Bereich (13 %) der zweithöchsten Rate unplanmäßiger Beendigungen im ambulanten Bereich gegenübersteht (43 %).

Hinsichtlich des Erfolgs der Behandlung wurde zwischen einem positiven („erfolgreich" bzw. „gebessert") und einem negativen Ergebnis („unverändert", „verschlechtert") der Intervention differen-

Tab. 7: Art der Beendigung nach Substanzklassen

Art der Beendigung	Alkohol			Opioide			Cannabis			Kokain			Stimulanzien			PG		
	G	M	F	G	M	F	G	M	F	G	M	F	G	M	F	G	M	F
Ambulant	75.061	55.876	19.347	22.731	17.485	5.323	17.246	14.947	2.289	3.328	2.877	455	3.382	2.550	843	4.689	4.227	465
Planmäßig beendet	65.0	64.3	67.4	51.9	51.8	52.2	60.6	61.1	57.6	61.4	62.3	55.8	59.2	59.9	56.9	56.9	52.3	49.5
Unplan-mäßig beendet	35.0	35.7	32.6	48.1	48.2	47.8	39.4	38.9	42.4	38.6	37.7	44.2	40.8	40.1	43.1	43.1	47.7	50.5
Stationär	25.050	19.040	5.784	3.029	2.376	652	1.804	1.566	236	617	537	80	684	545	139	662	621	41
Planmäßig beendet	83.5	82.9	85.2	53.3	52.6	55.8	58.3	58.4	57.6	60.0	59.8	61.3	63.2	62.8	64.7	87.0	87.1	85.4
Unplanmä-ßig beendet	16.5	17.1	14.8	46.7	47.4	44.2	41.7	41.6	42.4	40.0	40.2	38.8	36.8	37.2	35.3	13.0	12.9	14.6

Angaben in Prozent; n = 705 ambulante Einrichtungen (unbekannt: 7,3), Bezug: Zugänge/Beender. n = 157 stationäre Einrichtungen (unbekannt: 1,3), Bezug: Beender; G=Gesamt; M = Männer; F = Frauen; PG = Pathologisches Glücksspielverhalten

Tab. 8: Beurteilung der Beratungs- und Behandlungsergebnisse für planmäßige und unplanmäßige Beender

Beratungs-/Behandlungs-ergebnisse	Ambulant		Stationär	
	Planmäßig beendet 71.911	Unplanmäßig beendet 42.155	Planmäßig beendet 21.772	Unplanmäßig beendet 6.612
Positives Ergebnis	79.7 %	32.9 %	91.6 %	25.3 %
Erfolgreich	38.7 %	5.0 %	41.2 %	3.8 %
Gebessert	41.0 %	28.0 %	50.5 %	21.5 %
Negatives Ergebnis	20.3 %	67.1 %	8.4 %	74.7 %
Unverändert	19.3 %	60.1 %	7.8 %	69.5 %
Verschlechtert	1.0 %	7.0 %	0.6 %	5.2 %

n = 630 ambulante Einrichtungen (unbekannt: 7,4 %), Bezug: Zugänge/Beender
n = 144 stationäre Einrichtungen (unbekannt: 4,5 %), Bezug: Zugänge

ziert (für eine Definition der Begriffe vgl. das Manual zum KDS: DHS, 2008). Bei globaler Betrachtung über alle Hauptdiagnosegruppen zeigt sich, dass eine planmäßige Beendigung der Therapie mit einem höheren Behandlungserfolg assoziiert ist, während eine unplanmäßige Beendigung mit einem niedrigeren Behandlungserfolg verknüpft ist. Dabei kamen zu einem positiven Ergebnis der Therapie 80 % der ambulanten und 92 % der stationären Patienten, die die Therapie planmäßig beendeten. Von jenen Patienten, deren Therapie unplanmäßig beendet wurde, kamen etwa ein Drittel (33 %) der ambulanten und ein Viertel (25 %) der stationären Patienten zu einem positiven Therapieergebnis.

Im zeitlichen Verlauf erwies sich der Behandlungserfolg seit 2007 als sehr stabil. Keine der untersuchten Störungsgruppen wies eine Veränderung hinsichtlich Art der Beendigung und Behandlungserfolg auf, die größer als 3 % war. Lediglich auf Ebene der Geschlechter zeigte sich, dass gegenüber 2007 der Anteil der Frauen mit einer Glücksspiel-Störung stieg, die die Betreuung unplanmäßig beendeten (ambulant +9.7 %, stationär +3.1 %).

Zusammenfassung der Veränderungen seit 2007

Seit 2007, dem Jahr der Umstellung auf die Dokumentation mit dem Neuen Deutschen Kerndatensatz, hat die Zahl der teilnehmenden Einrichtungen im ambulanten Bereich kontinuierlich zugenommen: von 720 Einrichtungen in 2007 über 753 in 2008 haben sich 2009 insgesamt 779 Einrichtungen an der DSHS beteiligt. Ähnlich im stationären Bereich: hier gab es zunächst von 2007 (147 Einrichtungen) einen geringfügigen Rückgang auf 131 Einrichtungen in 2008, in 2009 aber eine Zunahme auf insgesamt 157 teilnehmende Einrichtungen.

Die Häufigkeitsverteilung der Hauptdiagnosen zeigt in den Jahren 2007 bis 2009 im Bereich der substanzbezogenen Störungen nur geringfügige Veränderungen. Nach wie vor sind alkoholbezogene Störungen das vorherrschende Problem der behandelten Klienten in nahezu unveränderter Häufigkeit im ambulanten Bereich (2007: 57 %; 2009: 56 %), mit leicht steigender Tendenz im stationären Bereich(2007: 70 %, 2009: 75 %). Probleme mit Opioiden stellen wie in den Jahren 2007 und 2008 noch immer den zweithäufigsten Behandlungsgrund dar, ambulant so gut wie unverändert mit 19 % in 2007 und 18 % in 2009; stationär mit leicht sinkender Tendenz (von 14 % in 2007 auf 9 % in 2010). An dritter Stelle der Hauptdiagnosen stehen unverändert Probleme im Zusammenhang mit Cannabiskonsum ohne wesentliche Unterschiede seit 2007 sowohl im ambulanten als auch im stationären Behandlungssektor (ambulant: 2007–2009: 12 %, 13 %, 14 %; stationär 2007–2009: 6 %, 5 %, 5 %).

Von den soziodemographischen Patientenvariablen Alter, Beziehungsstatus und berufliche Integration ist nur bei letzterer eine Veränderung über die Jahre 2007 bis 2009 zu verzeichnen. Im Verlauf der drei Jahre ist hier bei den Patienten mit einer Problematik im Bereich der illegalen Substanzen und bei Patienten mit Problemen im Bereich des pathologischen Glücksspiels eine Zunahme der Erwerbslosigkeit auffällig.

Auch hinsichtlich der Bandlungsvariablen „Behandlungsdauer und -erfolg" gab es keine nennenswerten Veränderungen seit 2007.

Literatur

Bauer, C. et al. (2009): Patienten mit alkoholbezogenen Störungen: Analyse soziode-mographischer und behandlungsbezogener Daten der Deutschen Suchthilfestatistik 2007. In: *Sucht, 55* (Sonderheft 1), 35–42

Bauer, C. et al. (2009): Studiendesign und Methodik der Suchthilfestatistik 2007. In: *Sucht, 55* (Sonderheft 1), 6–14

Deutsche Hauptstelle für Suchtfragen (Hrsg.) (2008): *Deutscher Kerndatensatz zur Dokumentation im Bereich der Suchtkrankenhilfe (KDS). Definitionen und Erläuterungen zum Gebrauch.* Hamm. Internet: http://www.dhs.de/makeit/cms/cms_upload/dhs/kds_manual_ev_080623.pdf, Zugriff: 29.09.2010

Dilling, H.; Mombour, W.; Schmidt, M.H. (Hrsg.) (2009*): Internationale Klassifikation psychischer Störungen. ICD-10 Kapitel V (F) Klinisch diagnostische Leitlinien.* Bern: Huber

Hildebrand, A. et al. (2009): Versorgung Suchtkranker in Deutschland: Ergebnisse der Suchthilfestatistik 2007. In: *Sucht, 55* (Sonderheft 1), 15–34.

Pfeiffer-Gerschel, T. et al. (2010): Jahresstatistik 2008 der professionellen Suchtkrankenhilfe. In: Deutsche Hauptstelle für Suchtfragen (Hrsg.): *Jahrbuch Sucht 2010.* Geesthacht: Neuland. 165–188

Sonntag, D.; Bauer, C. ; Eichmann, A. (2009): Jahresstatistik der professionellen Suchtkrankenhilfe. In: Deutsche Hauptstelle für Suchtfragen (Hrsg.): *Jahrbuch Sucht 2009* Geesthacht: Neuland. 188–207

3.3 Suchtrehabilitation durch die Rentenversicherung

Ulrike Beckmann, Barbara Naumann

Zusammenfassung

Leistungen der Deutschen Rentenversicherung (RV) zur stationären und ambulanten Rehabilitation Abhängigkeitskranker werden im zeitlichen Verlauf, sowie differenziert nach soziodemografischen und reha-bezogenen Merkmalen dargestellt. Hinzu kommen Ergebnisse der Reha-Qualitätssicherung (DRV-Bund 2010). Die Daten zeigen, dass die Inanspruchnahme der Sucht-Rehamaßnahmen wieder etwas ansteigt, vor allem in der stationären Versorgungsform. Im sozialmedizinischen Verlauf nach Suchtrehabilitation wird der Erfolg der Rehabilitation im Hinblick auf die berufliche Integration deutlich: Mehr als 90 % der Suchtrehabilitanten sind im Beobachtungszeitraum von zwei Jahren im Erwerbsleben verblieben. Auch die Einschätzung der Betroffenen zum subjektiven Behandlungserfolg ist positiv. Im Rahmen des Reha-Leitlinienprogramms der RV wurden Reha-Therapiestandards zur Alkoholabhängigkeit entwickelt. Die aktuellen Daten zeigen, dass die Suchtrehabilitation bereits weitgehend den Anforderungen entspricht.

Abstract

Benefits of the German statutory pension insurance scheme (RV) for the stationary and ambulatory rehabilitation of addicted patients are shown in the course as well as differentiated by socio-demographic and rehab-related characteristics. Results of the rehab quality assurance are added. The data show that the recourse to addiction treatment rises again slightly, particularly in the stationary supply form. In the socialmedical process after addiction rehabilitation its success becomes clear regarding the vocational integration: More than 90 % of the patients remained during the observation period of two years in business life. Also the estimate of the persons concerned to subjective treatment success is positive. In the context of the RV's rehab guidelines program therapy standards concerning alcohol addiction were developed. The current data show that the addiction rehabilitation corresponds to the requirements already to a large extent.

Inanspruchnahme von Leistungen der Suchtrehabilitation

Im Jahr 2009 wurden 112.096 Anträge auf Leistungen zur Suchtrehabilitation bei der RV gestellt. Im gleichen Zeitraum wurden 86.632 Leistungen zur medizinischen Rehabilitation Abhängigkeitskranker bewilligt. In Abbildung 1 ist die Entwicklung der Anträge und Bewilligungen seit dem Jahr 2000 dargestellt. Im Zeitverlauf nimmt die Inanspruchnahme von Leistungen zur Suchtrehabilitation im Jahr 2004 deutlich zu. Diese Steigerung ist auf die zusätzliche Erfassung

Abb. 1

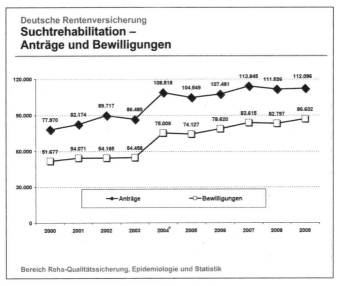

Quelle: Deutsche Rentenversicherung, Anträge und Bewilligungen, Suchtrehabilitation im Zeitverlauf (*ab 2004 einschließlich ambulante Rehabilitation).

der ambulanten Leistungen in der Statistik zurückzuführen. Im Übrigen zeigt sich ein relativ stetiger Verlauf.

Die Zahlen der beantragten, bewilligten und abgeschlossenen Leistungen zur Suchtrehabilitation können nicht direkt miteinander verglichen werden, da das Verhältnis durch unterschiedliche Bezugszeiträume, Wartezeiten, mögliche Änderungen der Nichtantrittsquote bzw. unterschiedliche Behandlungsdauern beeinflusst wird. 57.456 Rehabilitationen für Abhängigkeitskranke (entsprechend 5,9 % der 978.335 Leistungen zur medizinischen Rehabilitation der RV insgesamt) wurden stationär (n=47.073) und ambulant (n=10.383) durch die RV im Jahr 2009 durchgeführt. Die Kosten der Suchtrehabilitation betrugen etwa 486 Mio. Euro und entsprachen damit knapp 16 % der Gesamt-Ausgaben für medizinische Rehabilitationsleistungen der RV (= 2.966 Mio. € ohne Übergangsgeld). Abbildung 2 verdeutlicht, dass bis zum Jahr 2004

Abb. 2

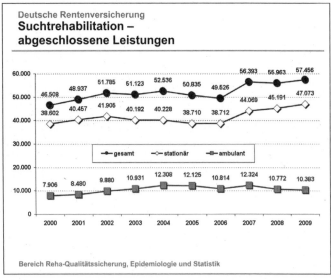

Quelle: Deutsche Rentenversicherung, abgeschlossene Leistungen der ambulanten und stationären Suchtrehabilitation im Zeitverlauf.

die Zahl der durchgeführten ambulanten Suchtrehabilitationen ständig zugenommen hat, bis zum Jahr 2007 mit ca. 12.000 Fällen relativ konstant war, seither jedoch etwas abnimmt und im Jahr 2009 nur noch 18 % der Entwöhnungsbehandlungen ausmacht (23 % im Jahr 2004).

Die folgende Tabelle 1 zeigt die Leistungen zur Suchtrehabilitation aufgegliedert nach Suchtmitteln für Männer und Frauen im Zeitraum von 2000 bis 2009. Der Anteil der alkoholabhängigen Rehabilitanden sank von 76 % im Jahr 2000 (Männer 75 %, Frauen 80 %) auf 69 % im Jahr 2009 (Männer 67 %, Frauen 77 %). Als zweithäufigste Diagnose wird in 20 % der Fälle im Jahr 2009 (Männer 22 %, Frauen 15 %) eine Drogenabhängigkeit angegeben. Mehrfach- bzw. Medikamentenabhängigkeit sind eher selten der Grund für eine Entwöhnungsbehandlung durch die RV.

Ausgewählte Merkmale alkoholabhängiger Rehabilitanden im Jahr 2008

Die Angaben in den folgenden Kapiteln beziehen sich auf im Jahr 2008 abgeschlossene Rehabilitationen der RV mit Zuordnung zu einer stationären (n=26.381) oder ganztägig ambulanten Entwöhnungsbehandlung (n=1.727). Eingeschlossen sind alle Rehabilitanden und Rehabilitandinnen mit Erstdiagnose Alkoholabhängigkeitssyndrom (ICD-10-GM: F10.2), deren Behandlungsdauer zwischen 78 und 142 Tagen lag.

Das Durchschnittsalter der stationären Rehabilitanden lag bei 45 Jahren (ganztägig ambulant: 46 Jahre). Der überwiegende Teil (stationär: 85 %, ganztägig ambulant: 91 %) beendete die Rehabilitation regulär. Arbeitslos vor der Reha waren 38 % der stationär und nur 24 % der ganztägig ambulant Betreuten. Nur jeder fünfte der Erwerbstätigen war in den letzten 12 Monaten vor der Reha nicht arbeitsunfähig (stationär 20 %, ganztägig ambulant: 18 %), aus der stationären Rehabilitation wurden jedoch 84 % der Rehabilitanden und aus der ganztägig ambulanten 82 % als arbeitsfähig entlassen. Das Leistungsvermögen auf dem allgemeinen Arbeitsmarkt wurde bei 93 % der Rehabilitanden mit 6 Stunden und mehr angegeben. Es zeigen sich nur geringe Unterschiede zwischen den dargestellten Rehabilitanden-Gruppen.

Tab. 1: Leistungen nach Suchtmittel und Geschlecht

Männer	2000	2001	2002	2003	2004	2005	2006	2007	2008	2009
Leistungen zur Such-Rehabilitation	37.091	39.041	41.059	40.341	41.104	39.615	38.148	43.585	43.601	44.730
Alkohol	75 %	75 %	74 %	74 %	74 %	72 %	69 %	68 %	68 %	67 %
Drogen	16 %	19 %	19 %	18 %	18 %	20 %	21 %	21 %	21 %	22 %
Mehrfach-abhängig	8 %	6 %	7 %	8 %	8 %	8 %	9 %	10 %	11 %	11 %
Medikamente	0 %	0 %	0 %	0 %	0 %	0 %	0 %	0 %	0 %	0 %

Frauen	2000	2001	2002	2003	2004	2005	2006	2007	2008	2009
Leistungen zur Such-Rehabilitation	9.417	9.896	10.726	10.782	11.432	11.220	11.378	12.808	12.362	12.726
Alkohol	80 %	80 %	79 %	80 %	81 %	80 %	80 %	79 %	76 %	77 %
Drogen	12 %	13 %	13 %	13 %	11 %	13 %	13 %	13 %	14 %	15 %
Mehrfach-abhängig	6 %	5 %	5 %	5 %	5 %	5 %	6 %	7 %	8 %	7 %
Medikamente	2 %	2 %	2 %	2 %	2 %	2 %	2 %	2 %	2 %	1 %

Quelle: Deutsche Rentenversicherung, abgeschlossene Leistungen der Suchtrehabilitation nach Geschlecht und Suchtmittel im Zeitverlauf.

Tab. 2: Soziodemografische und reha-bezogene Merkmale I
– Alkohol-Entwöhnung 2008
(ganztägig ambulant n=1.727, stationär n=26.381)

Alter	ganztägig ambulant	stationär
Unter 18 Jahre	0 %	0 %
18–29 Jahre	5 %	7 %
30–39 Jahre	19 %	20 %
40–49 Jahre	45 %	45 %
50–59 Jahre	28 %	27 %
60 Jahre und älter	2 %	2 %
Durchschnittsalter	45,5	44,6

Familienstand	ganztägig ambulant	stationär
Ledig	32 %	34 %
Verheiratet	42 %	39 %
Geschieden/verwitwet	25 %	26 %

Entlassungsform	ganztägig ambulant	stationär
Regulär	91 %	85 %
Vorzeitig	5 %	9 %
Disziplinarisch	1 %	1 %
Verlegt	1 %	1 %
Wechsel in andere Reha-Form	2 %	4 %
Gestorben	0 %	0 %

Arbeit vor Antragstellung	ganztägig ambulant	stationär
Nicht erwerbstätig	9 %	10 %
Ganztags ohne Wechselschicht	41 %	33 %
Ganztags mit Wechselschicht	13 %	8 %
Ganztags mit Nachtschicht	4 %	4 %
Teilzeitarbeit weniger als die Hälfte der üblichen Arbeitszeit	3 %	1 %
Teilzeitarbeit mehr als die Hälfte der üblichen Arbeitszeit	5 %	4 %
Ausschließlich Hausfrau/Hausmann	1 %	1 %
Arbeitslos i. S. SGB III	24 %	38 %

Quelle: Deutsche Rentenversicherung, Reha-Entlassungsberichte 2008, Erstdiagnose Alkoholabhängigkeitssyndrom, Behandlungsdauer 78 bis 142 Tage.

Tab. 2: Soziodemografische und reha-bezogene Merkmale II – Alkohol-Entwöhnung 2008
(ganztägig ambulant n=1.727, stationär n=26.381)

Stellung im Beruf	ganztägig ambulant	stationär
Nicht erwerbstätig	7 %	9 %
Auszubildender	1 %	1 %
Ungelernter Arbeiter	18 %	19 %
Angelernter Arbeiter	9 %	10 %
Facharbeiter	37 %	40 %
Meister, Polier	1 %	1 %
Angestellter	24 %	18 %
Selbständiger	3 %	2 %

Arbeitsunfähigkeit vor Reha	ganztägig ambulant	stationär
Keine AU-Zeiten innerhalb von 12 Monaten vor Reha	18 %	20 %
Bis unter 3 Mon. AU	57 %	55 %
3 bis unter 6 Mon. AU	15 %	11 %
6 und mehr Mon. AU	8 %	9 %

Arbeitsfähigkeit bei Entlassung	ganztägig ambulant	stationär
Arbeitsfähig	82 %	84 %
Arbeitsunfähig	16 %	13 %

Leistungsfähigkeit (letzter Beruf)	ganztägig ambulant	stationär
6 Stunden und mehr	86 %	83 %
3 bis unter 6 Stunden	4 %	2 %
unter 3 Stunden	9 %	14 %

Leistungsfähigkeit (allgemeiner Arbeitsmarkt)	ganztägig ambulant	stationär
6 Stunden und mehr	92 %	93 %
3 bis unter 6 Stunden	5 %	2 %
unter 3 Stunden	3 %	4 %

Quelle: Deutsche Rentenversicherung, Reha-Entlassungsberichte 2008, Erstdiagnose Alkoholabhängigkeitssyndrom, Behandlungsdauer 78 bis 142 Tage.

Sozialmedizinischer Verlauf nach Suchtrehabilitation

Durch die Zusammenführung von Leistungs- und Versicherungs-
daten kann personenbezogen der sozialmedizinisch relevante Verlauf nach einer Rehabilitation dargestellt werden (Grünbeck, Klosterhuis, Mitschele, 2007).

In Abbildung 3 ist der 2-Jahres-Verlauf für Rehabilitanden, die im
Jahr 2006 eine stationäre Rehabilitation wegen Alkoholabhängigkeit beendet haben, dargestellt. Über 90 % dieser Gruppe sind im
Beobachtungszeitraum im Erwerbsleben verblieben, dabei wurden
durchschnittlich 9 Monatsbeiträge aus versicherungspflichtiger Beschäftigung und 10 Monate wegen Arbeitslosigkeit entrichtet. 5 %
der Männer und 6 % der Frauen erhielten eine Erwerbsminderungs-
rente. Die für diese Altersgruppe (Durchschnittsalter bei Männern
41, bei Frauen 42 Jahre) erhebliche Sterblichkeit von 1 % (Frauen)

Abb. 3

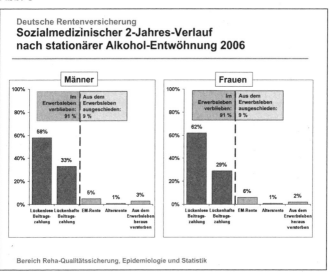

Quelle: Deutsche Rentenversicherung, sozialmedizinischer Verlauf in Bezug auf die berufliche Integration zwei Jahre nach stationärer Suchtrehabilitation im Jahr 2006, Erstdiagnose
Alkoholabhängigkeitssyndrom, Männer (n= 32.989) und Frauen (n=8.979) pflichtversichert
bei Antragstellung.

bzw. 1,5 % (Männer) pro Jahr entspricht in etwa dem generell höheren Sterberisiko der Alkoholkranken.

Qualitätssicherung der Suchtrehabilitation

Im Rahmen der Reha-Qualitätssicherung der RV wird das Instrumentarium kontinuierlich aktualisiert und erweitert (Klosterhuis, 2010). Dies gilt sowohl für die stationäre Rehabilitation, für die das Qualitätssicherungsprogramm im Jahre 1994 eingeführt wurde, wie für die ambulante Rehabilitation. Aktuell wurden in das Qualitätssicherungsprogramm die Ergebnisrückmeldungen zur Versorgungsqualität integriert. Dabei wird untersucht, inwieweit die Versorgung von Rehabilitanden mit spezifischen Diagnosen den Vorgaben der Reha-Therapiestandards entspricht.

Aus Sicht der Betroffenen

Seit vielen Jahren werden Rehabilitanden der RV 8 bis 12 Wochen nach Abschluss der Reha-Maßnahme zu folgenden Bereichen befragt: Zur Rehabilitation, zu den gesundheitlichen Beschwerden, den gesundheitsbedingten Einschränkungen im Beruf und Alltag, den Lebensgewohnheiten, zur Erwerbstätigkeit, dem Leistungsvermögen und zu Rentenanträgen (Widera, 2010). 72 % der im Jahr 2008 befragten Abhängigkeitskranken (n=6.349) beurteilten die Suchtrehabilitation insgesamt als gut oder sehr/gut. Abbildung 4 gibt einen Überblick über die Anteile der Rehabilitanden und Rehabilitandinnen mit Angabe einer überwiegenden Besserung in verschiedenen Problembereichen. Der subjektive Behandlungserfolg wurde zwischen 43 % bei „Medikamentenkonsum" und 84 % „allgemeiner Gesundheitszustand" angegeben.

Aus Sicht der Fachkollegen

In einem Review-Verfahren überprüfen Fachkollegen (Peers) die Prozess- und Ergebnisqualität anhand von Reha-Entlassungsberichten und individuellen Therapieplänen (Baumgarten, Klosterhuis, 2007). Bewertet werden qualitätsrelevante Bereiche (Anamnese, Diagnostik, Therapieziele/Therapie, klinische Epikrise, sozialmedi-

Abb. 4

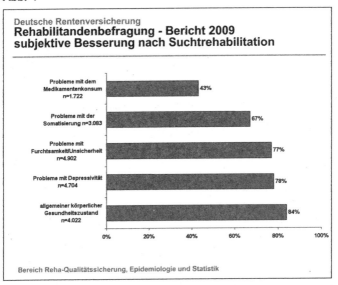

Quelle: Deutsche Rentenversicherung, Rehabilitandenbefragung zum subjektiven Behandlungserfolg (n=6.349), Rehabilitation in Sucht-Einrichtungen im Jahr 2008.

zinische Epikrise, weiterführende Maßnahmen und Nachsorge) und der gesamte Reha-Prozess. Im Peer Review des Jahres 2009 wurden 3.534 Fälle – Rehabilitation im Jahr 2008 – aus 210 Sucht-Einrichtungen von 175 Peers geprüft. Es zeigte sich eine deutlich bessere Bewertung als in früheren Peer Review-Verfahren (Beckmann et al., 2009). Folgende qualitätsrelevante Prozessmerkmale wurden jedoch von den Gutachtern mit gravierenden Mängeln bewertet:

- Selbsteinschätzung des Patienten zur Teilhabe am Arbeitsleben   16 %
- testpsychologische Untersuchung   14 %
- Beschreibung des Arbeitsplatzes   14 %
- psychodynamischer oder verhaltensanalytischer Befund   12 %
- Reha-Ergebnisse und Abschlussbefund: Patientenselbsteinschätzung   12 %
- Technische Untersuchung adäquat   10 %

Bewertung der therapeutischen Versorgung anhand von Leistungsdaten

Neben den explizit für die Qualitätssicherung erhobenen Daten (Rehabilitandenbefragung, Peer Review) können auch die Routinedaten der RV zur Qualitätsbewertung genutzt werden, z. B. die in den Reha-Entlassungsberichten anhand der Klassifikation therapeutischer Leistungen in der medizinischen Rehabilitation (KTL) erfassten Leistungsdaten (Zander et al. 2009). Tabelle 3 zeigt die therapeutische Versorgung der Alkoholabhängigkeitskranken in stationären (n=7.363) und ganztägig ambulanten Entwöhnungseinrichtungen (n= 268) im Jahr 2008. Fast jeder Rehabilitand erhält Leistungen der Psychotherapie, klinischen Sozialarbeit und -therapie, sowie Information, Motivation, Schulung. Die durchschnittliche Dauer der Psychotherapie pro Woche liegt in der ganztägig ambulanten Rehabilitation bei knapp 9 Stunden, in der stationären Rehabilitation nur bei knapp 7 Stunden. Hingegen ist in der stationären Rehabilitation die Ergo- und Arbeitstherapie mit 5,6 Stunden pro Woche länger als in der ganztägig ambulanten Rehabilitation (4,5 Stunden). Diese Unterschiede sind nicht allein durch spezielle Behandlungsschwerpunkte zu erklären. Vielmehr ist auf ausgeprägte Unterschiede in einzelnen Reha-Einrichtungen hinzuweisen.

Reha-Therapiestandards Alkoholabhängigkeit

Im Rahmen des Reha-Leitlinienprogramms der RV sind in Zusammenarbeit mit wissenschaftlichen Instituten evidenzbasierte Reha-Therapiestandards (RTS) entwickelt worden, auch für die Rehabilitation Alkoholabhängigkeitskranker (Köhler, Schmidt, Soyka, 2007). Reha-Leistungsbereiche werden zu sogenannten evidenzbasierten Therapiemodulen (ETM) zusammengefasst. Die Qualität der rehabilitativen Versorgung wird anhand der Dauer und Häufigkeit der durchgeführten Therapien (KTL-Codierungen) bewertet (Klosterhuis, 2008).

In Tabelle 4 sind Analysen von KTL-Daten aus dem Jahr 2008 im Vergleich zu den in den Reha-Therapiestandards geforderten Mindestanteilen entsprechend zu behandelnder Rehabilitanden dargestellt. Insgesamt stellt sich die Versorgungssituation eher positiv dar. Ein großer Teil der in den evidenzbasierten Therapiemodulen festgelegten Mindestanforderungen wird bereits erfüllt bzw. wenig-

Tab. 3: Therapeutische Versorgung (KTL) alkoholabhängiger Rehabilitanden 2008

		Anteil behandelter Rehabilitanden		Dauer der Reha-Leistungen (Stunden pro Woche)	
		ganztägig ambulante Reha n =268	stationäre Reha n = 7.636	ganztägig ambulante Reha	stationäre Reha
A	Sport- und Bewegungstherapie	93 %	94 %	1,9	1,8
B	Physiotherapie	3 %	39 %	0,3	0,3
C	Information, Motivation, Schulung	99 %	99 %	1,4	1,3
D	Klinische Sozialarbeit, Sozialtherapie	99 %	98 %	3,1	1,0
E	Ergotherapie, Arbeitstherapie und andere funktionelle Therapien	91 %	95 %	4,5	5,6
F	Klinische Psychologie, Neuropsychologie	98 %	89 %	3,0	1,2
G	Psychotherapie	99 %	99 %	8,7	6,8
H	Reha-Pflege	21 %	33 %	0,3	0,2
K	Physikalische Therapie	17 %	49 %	0,5	0,3
L	Rekreationstherapie	70 %	75 %	0,6	1,0
M	Ernährung	6 %	9 %	0,7	0,7

Quelle: Deutsche Rentenversicherung, therapeutische Leistungen, Reha-Entlassungsberichte 2008, Erstdiagnose Alkoholabhängigkeitssyndrom, Behandlungsdauer 78 bis 142 Tage.

stens zu zwei Drittel erfüllt. Einrichtungsbezogene Analysen zeigen jedoch, dass die Abgrenzung zwischen einzelnen Modulen (z. B. der Psychotherapie) in der Codierungspraxis noch präzisiert werden muss. Insgesamt ist von einer erheblichen Einrichtungsvarianz auszugehen.

Tab. 4: Reha-Therapiestandards Alkoholabhängigkeit – Anforderungen und Versorgungsrealität Jahr 2008

ETM	Bezeichnung	Mindestanteil entsprechend zu behandelnder Rehabilitanden	Anteil der Rehabilitanden, die...	
			...Mindestanforderungen erfüllen	...>= 67 % RTS erfüllen
1	Allgemeine Psychotherapie bei Alkoholabhängigkeit	90 %	39 %	10 %
2	Indikative Therapien: themenzentrierte Interventionen zur psychischen Komorbidität	30 %	65 %	5 %
3	Indikative Therapien: Förderung von psychosozialer Kompetenz	50 %	63 %	11 %
4	Angehörigenorientierte Interventionen	25 %	14 %	3 %
5a	Arbeitsbezogene Leistungen für Arbeitslose	90 %	74 %	20 %
5b	Arbeitsbez. Leistungen für Rehabilitanden mit Arbeit und Nicht-Erwerbstätige	90 %	66 %	3 %
6	Tabakentwöhnung	10 %	12 %	3 %
7	Entspannungstraining	40 %	43 %	12 %
8	Sport- und Bewegungstherapie	70 %	77 %	7 %
9	Gesundheitsbildung und Schulung	80 %	66 %	10 %
10	Ernährungsschulung und -beratung	80 %	43 %	4 %
11	Gestalterische Ergotherapie, Künstlerische Therapien und Freizeitgestaltung	70 %	41 %	19 %
12	Förderung sozialer Integration: Ergotherapie	10 %	20 %	4 %
13a	Arbeitsbez. Leistungen: Klinische Sozialarbeit für Arbeitslose	90 %	46 %	4 %
13b	Arbeitsbez. Leistungen: Klein. Sozialarbeit für Rehabilitanden mit Arbeit u. Nicht-Erwerbstätige	90 %	48 %	0 %
14	Förderung sozialer Integration: Klinische Sozialarbeit	50 %	69 %	5 %

Quelle: Deutsche Rentenversicherung, Reha-Entlassungsberichte, stationäre (n=7.806) und ganztägig ambulante Rehabilitation (n=275) im Jahr 2008, Erstdiagnose Alkoholabhängigkeitssyndrom, Behandlungsdauer 78 bis 142 Tage.

Strukturqualität

Neben den beschriebenen Instrumenten zur Prozess- und Ergebnisqualität wird im Rahmen der Reha-Qualitätssicherung der RV regelmäßig eine Strukturerhebung zu den baulichen, technischen und personellen Rahmenbedingungen durchgeführt. Für die stationären medizinischen Reha-Einrichtungen liegen nun erstmals für den Bereich der RV gemeinsame Anforderungen an die Strukturqualität vor (hrsg. Deutsche Rentenversicherung 2010). Die Erfüllung dieser Anforderungen wird nach Anpassung der Erhebungsbogen flächendeckend analysiert werden.

Literatur

Baumgarten E.; Klosterhuis, H. (2007): Aktuelles aus der Reha-Qualitätssicherung: Peer Review-Verfahren ausgewertet – bessere Reha-Qualität, aber deutliche Unterschiede zwischen Reha-Einrichtungen. In: RVaktuell, 54(5), 152–154

Beckmann, U. et al. (2009): Aktuelle Ergebnisse aus der Qualitätssicherung der Sucht-Rehabilitation. In: Sucht aktuell, 16(2), 29–34

Deutsche Rentenversicherung (Hrsg.) (2010): Strukturqualität von Reha-Einrichtungen – Anforderungen der Deutschen Rentenversicherung – Stationäre medizinische Reha-Einrichtungen. Berlin

Deutsche Rentenversicherung Bund (Hrsg.): Reha-Bericht 2010. Die medizinische und berufliche Rehabilitation der Rentenversicherung im Licht der Statistik (2010)

Grünbeck, P.; Klosterhuis, H.; Mitschele, A. (2007): Hat das Alter der Rehabilitanden einen Einfluss auf die Prozess- und Ergebnisqualität der Sucht-Rehabilitation? In: Sucht aktuell, 14(2), 31–36

Klosterhuis, H. (2010): Reha-Qualitätssicherung der Rentenversicherung – eine kritische Bestandsaufnahme. In: RVaktuell, 57(8), 260–268

Klosterhuis, H. (2008): Welchen Beitrag zur Verbesserung der Suchtbehandlung leistet die Reha-Leitlinie zur Alkoholabhängigkeit der Deutschen Rentenversicherung? In: Fachverband Sucht (Hrsg.): Qualitäten der Suchtbehandlung. Geesthacht: Neuland. 30–40

Köhler, J., Schmidt, P., Soyka, M. (2007): Leitlinie für die stationäre Rehabilitation bei Alkoholabhängigkeit – Aktueller Stand der Umsetzung. In: Sucht aktuell, 14(1), 31–34

Widera, T. (2010): Aktuelles aus der Reha-Qualitätssicherung – neue Ergebnisse der Rehabilitandenbefragung. In: RVaktuell, 57(4), 153–159

Zander, J. et al. (2009): Therapeutische Versorgung in der medizinischen Rehabilitation – mehr Transparenz mit der Klassifikation therapeutischer Leistungen (KTL). In: RVaktuell, 56(5/6), 186–194

Weitere Informationen zu diesem Thema finden Sie im Internet unter: www.deutsche-rentenversicherung.de, Rubrik: Formulare und Publikationen à Publikationen à Statistiken, Rubrik: Rehabilitation à Reha-Qualitätssicherung.

4 Aktuelle Themen

4.1 Was Sie schon immer über Alkohol wissen wollten .... und die Hersteller Ihnen (nicht) gesagt haben

Gabriele Bartsch

Zusammenfassung

Bier, Wein und Spirituosen, pur oder gemischt, werden von vielen Menschen v. a. wegen ihrer psychoaktiven Wirkung und ihres Geschmacks geschätzt. Was individuell als „Genussgewinn" betrachtet wird, steht in krassem Gegensatz zum Schädigungspotenzial der Wirkungssubstanz dieser Getränke, dem Ethanol, besser bekannt als Alkohol. Er bringt persönlich wie gesellschaftlich Nachteile und Kosten mit sich: alkoholbedingte Gesundheitsprobleme, familiäre Probleme, Arbeitslosigkeit, Unfälle und Gewalt. Da sich in den vergangenen zehn Jahren die negativen Folgen des Alkoholkonsums immer klarer herausgestellt haben, gerät die Alkoholindustrie, ähnlich wie schon zuvor die Tabakindustrie, in eine für sie unvorteilhafte Situation: Ihre Produkte und deren Konsum drohen in Verruf zu geraten. Die Hersteller befürchten in Folge dieser Entwicklung restriktivere Eingriffe der Gesetzgeber. Um dem entgegen zu steuern, kreieren die Produzenten alkoholhaltiger Getränke – und mit ihnen Marketing und Handel – ein positives Image ihrer Produkte und ihres Tuns. Zu diesem Zweck wiederholen sie mit allen ihnen zur Verfügung stehenden Mitteln und in allen ihnen zugänglichen Medien ihre immer selben Schlüsselbotschaften. Diese Schlüsselbotschaften widersprechen einer Fülle unabhängiger wissenschaftlicher Erkenntnisse. Ihr Ziel ist:

1. Die verzerrte und übertrieben positive Darstellung von Alkohol und Alkoholkonsum.
2. Die Reproduzierung des für die Alkoholindustrie günstigen gesellschaftlichen Bildes vom Alkoholgenuss.

3. Die Verfestigung des sorglosen und unkritischen Alkoholkonsums und damit Schaffung sicherer Absatzmärkte für ihre Produkte.

Ihr Handeln auf allen Ebenen – Produktentwicklung, Marketing, Forschung, Lobbying – zeigt eine äußerst wirksame Alkoholpolitik pro Alkoholkonsum. Der von den Alkoholproduzenten stets im Munde geführte Einsatz für „maßvollen Konsum" und ihre Angebote, Alkoholprävention zu unterstützen, können in diesem Lichte nicht als glaubwürdig angesehen werden. Im Gegenteil, „Präventionsprojekte", die von der Alkoholindustrie gefördert werden, dienen ihr lediglich als Imageverbesserung. Denn, wie Dieter Ammer als Vertreter der Alkoholwirtschaft 2001 sagte „Maßnahmen, die auf die Begrenzung des Absatzes zielen, sind mit uns nicht zu machen" (Ammer, 2001).

Abstract

Beer, wine and liquor, purely or mixed, are esteemed by many people particularly for their psychoactive effect and their taste. What individually is regarded as „benefit gain", stands in glaring contrast to the damage potential of the effect substance of these beverages, ethanol, better known as alcohol. It brings personal as social disadvantages and costs: alcohol-caused health problems, family problems, unemployment, accidents and violence. Since in the recent decade the negative consequences of the consumption of alcohol turned out ever more clearly, the alcohol industry, similarly as already the tobacco industry, finds itself in a disadvantageous situation: Their products and the consumption of these are threatened to become disreputed. The producers fear more restrictive interferences of the legislators in consequence of this development. In order to go against this, the producers of alcoholic beverages – and with them marketing and trade – create a positive image of their products and their doing. For this purpose they repeat with all their available means and in all accessible media their always same key messages. These key messages contradict an abundance of independent scientific findings. Their target is:
1. The distorted and exaggerated positive depiction of alcohol and its consumption
2. The reproducton of a positive social picture of the consumption of alcohol, whose German term („Genuss") stands also for enjoyment

3. The solidification of the carefree and uncritical consumption of alcohol and thus creation of safe sales markets for their products

Their acting on all levels – production development, marketing, research, lobbying – shows extremely effective alcohol policies in favor of the consumption of alcohol. The employment by the alcohol producers for a „moderate consumption", and their offers to support alcohol abuse prevention, therefore cannot be regarded as reliable. On the contrary, „prevention projects", which are promoted by the alcohol industry, serve it only as improvement of its public image. Because, as Dieter Ammer said as a representative of the alcohol economy in 2001: „Measures, which aim at the delimitation of the distribution, are not to be made with us. "

Einleitung

Kommunikation mit ihren Kunden ist für die Alkoholproduzenten von zentraler Bedeutung, um den Absatz ihrer Produkte zu sichern. Sie umfasst einerseits Werbung und Marketing, welche sich in erster Linie an die Verbraucher/-innen richten, andererseits alle Aktivitäten und Botschaften, die an Entscheidungsträger/-innen in Politik, Wirtschaft, Medien, Gesundheit, Prävention und Forschung sowie an Parteien und Verbände adressiert sind, aber auch an die Bevölkerung insgesamt. Dazu nutzt die Alkoholindustrie Lobbyisten, die auf nationaler und internationaler Ebene tätig sind. Sie tragen dafür Sorge, dass das Thema „Alkohol" im Sinne der Industrie behandelt wird. Sie stützen sich dabei auf zehn Schlüsselbotschaften. Diese kommunizierten Botschaften werden im Folgenden dargestellt und anhand der tatsächlichen Fakten und Gegebenheiten überprüft.

Schlüsselbotschaften der Alkoholproduzenten und -lobbyisten

Schlüsselbotschaft 1: Alkoholkonsum ist das Normalste auf der Welt

Kommuniziertes Bild der Alkohollobby: Alle trinken Alkohol. Der durchschnittliche Alkoholkonsum ist sozial. Er genießt das Le-

ben und steht im Zentrum eines vibrierenden sozialen Umfeldes. Er lebt die kulturellen Traditionen der Gesellschaft.

Um diese Botschaft zu verfestigen, verknüpfen Marketingstrategien der Industrie Alkohol mit positiv besetzten Themen wie Gesundheit, Schönheit, Action, Urlaub, Freundschaft und v. a. Spaß. Bei älteren und finanzstärkeren Zielgruppen werden auch Kennertum, Qualität und Exklusivität in den Mittelpunkt der Werbung gestellt. Eine herausragende Bedeutung im Marketing nimmt der Sport ein, insbesondere der Breitensport Fußball: alle zehn besten Mannschaften der Bundesliga (Stand Ende der Saison 2009/2010) werden von mindestens einem Alkoholproduzenten gesponsert.

Tatsächliche Fakten: Alkoholkonsum ist nicht so normal, wie es uns die Industrie weiß machen will. Nicht alle Menschen trinken überhaupt Alkohol. Ihr Anteil an der Bevölkerung ist nicht nur weltweit, sondern auch in Europa sehr unterschiedlich. Nur in Luxemburg, Dänemark und Deutschland betragen die Abstinenzraten 5 % oder weniger. In unserem Nachbarland, der Schweiz, leben 20 % der Bevölkerung abstinent und sogar im Weinland Italien trinken 25 % keinen Alkohol. In Rumänien, Estland und Bulgarien liegen die Prozentwerte der abstinent Lebenden sogar bei über 30 bzw. 40 (Anderson, Baumberg, 2006).

Schlüsselbotschaft 2: Alkohol ist ein Kulturgut

Kommuniziertes Bild der Alkohollobby: Alkohol ist in allen Kulturen zu Hause. Die Traditionen rund um den Alkoholkonsum bereichern und verschönern unser Leben.

Gerne wird dabei auf die Geschichte oder Zitate berühmter Dichter zurückgegriffen. Sie garantieren dem Alkohol, einem chemischen Produkt, das in der Natur bei der Überreifung (Fäulnis) entsteht, die Verfeinerung zum Kulturereignis. Transportiert wird dieses Bild durch Attribute wie „edel", „rassig", lukullisch, „ihre Geschmacksnerven werden Genusspirouetten drehen" (Vinomed, 2010). In Werbung und Medienpräsentation wird darüber hinaus gerne die Verbindung zu alten Handwerkstraditionen (Winzer, Böttcher u. ä.), und zur Natur (z. B. Felsquellwasser) hergestellt. Auch der Bezug zur Kirche etwa durch Einfügen von Namensteilen wie „Kloster-", „Klöster-", „Liebfrauen-" etc. werden zur Unterstreichung der Ehrwürdigkeit und Betonung tief verwurzelter Traditionen alkoholischer Getränke herangezogen.

Tatsächliche Fakten: Dass Alkoholkonsum auch schon in frühester Zeit in erster Linie zu Ausschweifungen diente (Willmann, 2010; Schivelbusch, 2010) und nicht einem wie auch immer maßvollen Konsum, wird verschwiegen. Erst seit die Alkoholindustrie durch immer neue gesundheitsrelevante Erkenntnisse über negative Folgen des Alkoholkonsums unter Rechtfertigungsdruck steht, hat sie den so genannten „verantwortungsvollen" Konsum für sich entdeckt.

Die verdrängte Realität der Kehrseite des „Kulturgutes": Jährlich über 73.000 Todesfälle in Deutschland durch Alkoholkonsum allein oder kombinierten Konsum von Alkohol und Tabak (DHS, 2010). Dies ist die Größenordnung einer Stadt wie Brandenburg oder Neumünster, die jährlich durch Alkoholkonsum ausgelöscht wird.

Schlüsselbotschaft 3: Alkoholbedingte Schäden werden von einer kleinen Gruppe verursacht, die nicht mit Alkohol umgehen kann.

<u>*Kommuniziertes Bild der Alkohollobby:*</u> *Die Mehrheit der Bevölkerung trinkt Alkohol verantwortungsvoll. Nicht das Produkt Alkohol ist das Problem, das Problem liegt im Charakter der Konsumenten. Die Eigenverantwortung des Einzelnen muss stärker betont werden.*
<u>*Tatsächliche Fakten:*</u> Dem Alkohol wird bei dieser Sichtweise eine seiner spezifischsten Eigenschaften abgesprochen, nämlich sein enthemmendes und abhängig machendes Potenzial. Riskanter Alkoholkonsum bzw. Alkoholabhängigkeit sind keine Charakterschwächen, sondern können potenziell jeden treffen, der regelmäßig trinkt.

Alle epidemiologischen Suchtsurveys der vergangenen Jahre zeigen, dass keineswegs nur eine kleine Gruppe riskant Alkohol konsumiert. 9.5 Mio. Deutsche trinken täglich mehr als aus gesundheitlicher Perspektive als risikoarm zu bezeichnen ist. Darüber hinaus sind zwischen 5 und 10 Millionen Angehörige von Alkoholabhängigen mit von der Problematik betroffen.

Alkoholkonsum ist weit davon entfernt, ein Randproblem zu sein: Bei Männern beträgt der Anteil alkoholbedingter Todesfälle an allen Todesfällen im Alter zwischen 35 und 65 Jahren 25 Prozent und bei Frauen 13 Prozent. Die zweithäufigste Diagnose bei Krankenhausaufenthalten von Männern in Deutschland lautet „psychische und Verhaltensstörungen durch Alkohol".

Schlüsselbotschaft 4: Die Industrie fördert den verantwortungs-
vollen Alkoholgenuss.

<u>*Kommuniziertes Bild der Alkohollobby:*</u> *Die Hersteller tun alles da-*
für, dass die Konsumenten verantwortlich mit Alkohol umgehen.
Unverantwortlicher Konsum kann nicht im Interesse der Industrie
sein, da er zu einem Imageverlust führen würde.
   <u>*Tatsächliche Fakten:*</u> Welche Konsummenge verantwortlich ist
bzw. unverantwortlich, darüber schweigt sich die Industrie meist
aus. So kann jeder für sich selbst definieren, was verantwortlich ist
und dabei erhebliche Fehleinschätzungen begehen. Denn wenn von
Risiken im Umgang mit Alkohol gesprochen wird, assoziieren die
meisten Menschen die Möglichkeit, abhängig zu werden. Dass es
darüber hinaus weitere gesundheitliche und soziale Risiken gibt –
über 60 verschiedene Krankheiten sind auf Alkoholkonsum zurückzuführen – ist Ihnen oftmals nicht bekannt. Auf den Internetseiten
der Alkoholindustrie ihrer Verbände oder ihr nahestehender Organisationen findet man darüber hinaus falsche, irreführende oder unge-
nügende Informationen. Dies gipfelt in der Aussage, dass Wein zu
einem gesunden Lebensstil gehöre (Vinomed, 2010).
   Übermäßiger und unverantwortlicher Konsum sind sehr wohl im
Interesse der Industrie. Mehr als die Hälfte ihres Umsatzes macht
sie auf Kosten jener Menschen, die regelmäßig zu viel trinken, die
krank oder zu jung für den Alkoholkonsum sind. Verantwortungs-
voller Konsum würde den durchschnittlichen Pro-Kopf-Konsum in
Deutschland von fast 10 Litern auf unter 6 Liter Alkohol reduzieren
und damit die Gewinne der Industrie erheblich reduzieren.

Schlüsselbotschaft 5: Es gibt keine normalen Nicht-Trinker.

<u>*Kommuniziertes Bild der Alkohollobby:*</u> *Abstinent lebende Men-*
schen sind weder Teil der gegenwärtigen Kultur noch der Tradition.
Sie spielen keine Rolle in der Genuss- und Spaßgesellschaft.
   Einzig Kinder, Schwangere und Autofahrer/-innen können in diesem Schema eventuell als Nicht-Trinker gelten. Meist muss man
sich in Gesellschaft dafür rechtfertigen, wenn man keinen Alkohol
trinken möchte. Diese gesellschaftliche Einstellung gegenüber dem
Alkoholkonsum ist extrem Umsatz fördernd.
   <u>*Tatsächliche Fakten:*</u> Das „Saufen" erfreut sich bei Jung und Alt
großer Beliebtheit mit den bekannten Konsequenzen der in den vergangenen Jahren steigenden Zahl an Alkoholintoxikationen. Mit

Normalität hat dies alles nichts zu tun, sondern eher mit einem großen Freiheitsverlust. Der Gruppendruck, sei es bei Jugendlichen auf einer Party oder bei Erwachsenen im Vereinsleben, fördert das Mit-Trinken, gleichgültig, ob ihnen Bier, Wein oder Schnaps überhaupt schmecken, gleichgültig ob sie überhaupt Lust haben, zu trinken. „Der Alkoholkonsum bildet eine Konformitätshandlung innerhalb der Gleichaltrigengruppe, Gruppennormen und -regeln werden erfüllt" (Hallmann, 2011).

Wie oben schon beschrieben, variiert die Anzahl der abstinent Lebenden in Europa. Sie sind genau so Teil der Gesellschaft, wie Menschen, die keine Milch trinken oder die vegetarisch leben. Das Problem in Deutschland sind nicht diejenigen, die keinen Alkohol trinken, sondern das Problem ist der hohe Alkoholkonsum. Der ist im Vergleich zum europäischen und weltweiten Konsum nicht normal.

Schlüsselbotschaft 6: Alkohol ist förderlich für die Gesundheit. Warnhinweise auf Flaschen und Verpackungen sind überflüssig und bei Genussmitteln unangebracht.

Kommuniziertes Bild der Alkohollobby: Alkohol schmeckt gut und tut gut. Die Vorteile des Alkoholkonsums sind vielfältig und überwältigend. Risiken werden von Gesundheitsaposteln und „Abstinenzlern" übertrieben.

Tatsächliche Fakten: Wie die Tabakindustrie verfolgt auch die Alkoholindustrie verschiedene Strategien, um ihre falschen Informationen unter die Leute zu bringen. Die bevorzugte Strategie ist die Verwässerung unliebsamer, wissenschaftlich nicht anfechtbarer Forschung durch eine Vielzahl von Studien zweifelhafter Qualität und Herkunft, bzw. Artikel pseudowissenschaftlicher Machart. So ist es nicht verwunderlich, in einer Publikation mit dem Titel „Vinomed – Magazin für Wein, Genuss und Gesundheit/Wein-Infos für die ärztliche Praxis" Beiträge mit folgenden Titel zu finden: „Weingenuss fördert kognitive Fähigkeit" oder „Mit ein wenig Wein gegen Rheuma" etc. Eine andere Ärztezeitschrift fragt „Verhindert Rotwein Sonnenbrand?" Fast täglich sind in Boulevardblättern und populärmedizinischen Publikationen Artikel dieser Art zu finden, die dem Alkohol gesundheitsdienliche Wirkungen zuschreiben.

In neuen Risikobewertungen erhält Alkohol hinsichtlich seines Schadenpotenzials Rang 1 unter allen legalen und illegalen Drogen. „Alkohol ist die schädlichste Droge, noch vor Crack und Heroin

(Nutt et al., 2010). Die toxischen Gefahren des chemischen Produkts Ethanol verschweigt die Industrie lieber; das Risiko abhängig zu werden, wird heruntergespielt.

Nach der in Deutschland geltenden Gesetzgebung sind für alkoholhaltige Getränke keine Warnhinweise und keine Verbraucherinformationen, weder auf dem Etikett und noch auf der Verpackung, vorgeschrieben. Einzig die Volumenprozente – ein Begriff, dessen Definition die wenigsten Menschen kennen – müssen auf alkoholhaltigen Getränken deklariert werden. Dieser Mangel verstärkt die Fehleinschätzung, dass es sich bei Alkohol um ein harmloses Produkt handelt.

An Alkohol allein sterben in Deutschland jährlich 10-mal so viele Menschen wie durch illegale Drogen, AIDS sowie Mord und Totschlag zusammen, nämlich über 40.000 Menschen. Deutliche Warnhinweise würden alkoholhaltige Getränke kennzeichnen als das, was sie sind, nämlich Produkte, deren Konsum mit hohen Risiken behaftet ist.

Schlüsselbotschaft 7: Die Alkoholwirtschaft ist wichtig für Ökonomie und Arbeitsplätze

<u>*Kommuniziertes Bild der Alkohollobby:*</u> *Die Alkoholwirtschaft darf auf keinen Fall durch staatliche Restriktionen gegängelt werden. Verhältnispräventive Maßnahmen, wie Mindestpreise, Beschränkungen der Verkaufszeiten etc. gefährden Arbeitsplätze.*
<u>*Tatsächliche Fakten:*</u> In den vergangenen dreißig Jahren haben v. a. der technische Fortschritt und nationale wie internationale Konzentrationsprozesse in der Getränkeindustrie eine entscheidende Rolle beim Arbeitsplatzabbau gespielt. Auch der Vorzug anderer oder neuer Getränke durch die Konsumenten spielt eine Rolle für einzelne Getränkebranchen.

Einen eindeutigen Zusammenhang zwischen der konsumierten Alkoholmenge und der Anzahl von Arbeitsplätzen gibt es nicht (Anderson, Baumberg, 2006). Es kann auch angenommen werden, dass durch geringere Aufwendungen der Konsumenten für Alkohol die freiwerdenden Geldmittel in anderen, eventuell sogar produktiveren Bereichen, ausgegeben werden und dadurch sogar Arbeitsplätze geschaffen werden.

Schlüsselbotschaft 8: Alkoholprobleme können nur gelöst werden, wenn alle Parteien zusammenarbeiten.

<u>*Kommuniziertes Bild der Alkohollobby:*</u> *Die Bekämpfung des Alkoholmissbrauchs ist ein gesamtgesellschaftliches Problem, dessen Lösung nur durch gemeinsame Anstrengungen aller Beteiligten erreicht werden kann. Die Hersteller setzen sich für einen verantwortungsvollen Alkoholgenuss ein und unterstützen die Bekämpfung des Alkoholmissbrauchs.*

Mit dem transportierten Image der Verantwortung will die Alkoholindustrie von den Ursachen des Problems, den toxischen und abhängig machenden Eigenschaften des Alkohols und ihrer eigenen Rolle bei der Vermarktung des Alkohols ablenken. Gleichzeitig möchte sie andere Akteure für sich vereinnahmen und sie mit für die Hersteller harmlosen, weil unwirksamen Aktivitäten, z. B. in der Verhaltensprävention, beschäftigen. Dazu bieten sie Kooperationen an und finanzielle Unterstützung – in Zeiten knapper Kassen auch für die Prävention ein Angebot, dem einige nicht widerstehen zu können meinen.

Die Kooperationsangebote gelten häufig für Präventionsaktivitäten, die grundsätzlich sinnvoll sind, jedoch nicht zu Umsatzminderungen führen, da die angesprochenen Zielgruppen schon weitgehend für die Problematik sensibilisiert sind. Meist sind diese Präventionsaktivitäten mit einem hohen Imagegewinn verbunden, v. a. bei Themen wie „Alkohol in der Schwangerschaft" oder „Alkohol am Steuer". Gerne werden auch Projekte unterstützt, die erwiesenermaßen keine nachhaltige Verhaltensänderung bewirken, wie z. B. Informationsveranstaltungen in Schulen oder für Eltern.

Gleichzeitig bemühen sich die Verbände der Alkoholhersteller um Mitgliedschaften in relevanten nicht-alkoholspezifischen Organisationen und Komitees, um ihre politische Einflussnahme und Respektabilität zu verbreitern, oder sie gründen eigene Organisationen mit wohlklingenden Namen wie „European Forum for Responsible Drinking", „Arbeitskreis Alkohol und Verantwortung", „International Centre for Alcohol Studies" u. ä.

Auf nationaler und internationaler Ebene versuchen sie Einfluss zu nehmen auf die Alkoholpolitiken der Regierungen und internationalen Organisationen. Sie setzen dabei neben ihren persönlichen Kontakten zu Ministerien, Parlamentariern und Parteien auf:
• Anwerbung von Wissenschaftlern, Veranstaltung von Konferenzen und Förderung öffentlichkeitswirksamer Publikationen.

- Gründung von „Social Aspects"-Organisationen in neuen Märkten und Ländern mit niedrigem Einkommen.
- Vorbereitung und Förderung von Konsenspapieren und Verhaltensregeln. (EUCAM, 2011)

Schlüsselbotschaft 9: Alkoholwerbung schadet nicht. Das Marketing alkoholischer Getränke sollte allein von der Alkoholindustrie geregelt werden.

<u>*Kommuniziertes Bild der Alkohollobby:*</u> *Alkoholwerbung und -marketing bewirken keine Konsumsteigerung, sie helfen den Konsumenten lediglich, Entscheidungen zu treffen und binden sie an Marken. Selbstregulierung durch den Deutschen Werberat ist das am Besten geeignete Instrument einer wirksamen Werbekontrolle.*

<u>*Tatsächliche Fakten:*</u> Unabhängige wissenschaftliche Studien haben den Zusammenhang zwischen Werbung und Konsumverhalten gerade bei Jugendlichen belegt:
- Es besteht ein Dosis-Wirkungszusammenhang: Je häufiger Jugendliche Alkoholwerbung sehen, desto mehr Alkohol trinken sie.
- Die Wahrscheinlichkeit, mit dem Trinken überhaupt zu beginnen, ist höher, je häufiger Jugendliche Alkoholwerbung sehen.
- Die Wahrscheinlichkeit, mit dem Trinken früher zu beginnen ist höher, je häufiger Jugendliche Alkoholwerbung sehen.
- Jugendliche, die zu Beginn der Untersuchung schon tranken, steigern ihren Konsum, je mehr Alkoholwerbung sie sehen.

(Anderson et al., 2009; Hanewinkel, Morgenstern, 2009; Science Group of the European Alcohol and Health Forum, 2009; Smith, Foxcroft, 2009).

Werbung hat sich in den vergangenen 20 Jahren grundlegend geändert: Weg von der Produktinformation hin zur so genannten Imagewerbung. Unter Einsatz neuester Erkenntnisse der Psychologie und Gehirnforschung sollen Kaufentscheidungen beeinflusst werden. Zielgruppen der Hersteller sind insbesondere junge Menschen, v. a. Frauen. Nur ca. 17 % aller Alkoholwerbespots sind nicht jugendorientiert (Haustein, Pohlmann, Schreckenberg 2004).

Folgende Zitate bekräftigen diese Einschätzung: „Um eine erweiterte Zielgruppe anzusprechen, muss die gesamte Produktwelt auf diese ausgerichtet sein. Die Produktwelt muss das Lebensgefühl der

Life-Style-Szene ansprechen." (Kerstin Flötner, Bitburger Gruppe 2007). „Wer junge Zielgruppen erreichen will, muss dort sein, wo sie sich bewegen – Videobotschaften im Internet kommen dabei besonders gut an." (Dr. Richard Weber, Karlsberg). „Die Hersteller wollen mit den Mixen aus Biersorten und Limonaden, Fruchtsäften oder alkoholfreien Zusätzen vor allem Frauen und junge Erwachsene zwischen 20 und 30 zum Drink animieren." „Mit den Biermischungen wollen die Brauer das Image vom ‚Getränk der Väter und Großväter' ablegen." (Kai Schürholt vom Deutschen Brauerbund in Welt-online vom 30. April 2007).

Jägermeister erhielt sogar den Preis „Bester Marken-Relaunch" 2007 mit der Begründung, die Spirituosenmarke sei es gelungen, sich deutlich jüngere Zielgruppen zu erschließen und den Weg in die Club- und Eventszene zu ebnen (marken-award.de) .

Die Selbstregulierung der Werbung durch den Deutschen Werberat des Zentralverbands der deutschen Werbewirtschaft (ZAW) hat bislang bei der Durchsetzung seiner selbst formulierten Verhaltensregeln völlig versagt (DHS vom 16.08.2010). Der Deutsche Werberat, bestehend aus 40 Mitgliedern der Branchen Medien, Werbeagenturen, Werbeberufe, Alkoholhersteller (Vorsitzender) und Forschung, hat eine effektive Werberegulierung zum Schutz jugendlicher und erwachsener Verbraucher nicht umgesetzt: Beschwerden gegen Werbungen werden weder objektiv noch konsistent bewertet; Werbungen, die der ZAW gerügt hat, bleiben weiterhin in den Medien; Rügen werden werbewirksam auf den Webseiten der betroffenen Firmen ausgenutzt; den Firmen, die gegen den selbst auferlegten Werbekodex verstoßen, drohen keine finanziellen oder sonstigen Strafen. Darüber hinaus fühlt sich der Werberat für Verpackungen und Namen der alkoholischen Produkte nicht zuständig und spricht ihnen Werbecharakter ab. Wenn dies tatsächlich so wäre, könnte man, wie bei den Tabakprodukten aktuell diskutiert, so genannte „plain packages" einführen. Dies würde bedeuten, alle Verpackungen (Flaschen oder Tetrapacks) wären für alle alkoholhaltigen Getränke gleich und alle Schrifttypen der Bezeichnungen wären ebenfalls gleich.

Wie unzureichend die Selbstregulierung – die einzige spezifische Werbekontrolle für alkoholische Getränke in Deutschland – greift, zeigt sich schon daran, dass sie die Wirkungsfaktoren Werbemenge, Werbehäufigkeit und Werbezeitpunkt völlig außer Acht lässt. Langfristige Strategien, wie z. B. das Heranführen von Kindern und Jugendlichen an den Konsum alkoholischer Getränke, werden durch die bestehenden Regelungen gar nicht tangiert. Ein Beispiel: Die

Produkte einer bestimmten Marke zeichnen sich durch die rosafarbene Gestaltung und ein typisches Katzenkopf-Logo mit roter Schleife aus. Zielgruppe dieser Markenprodukte sind Mädchen. Inzwischen gibt es allerdings von der selben Marke Produkte für Frauen aller Altersgruppen. Die Produktpalette umfasst nicht mehr nur Püppchen, Geldbeutel und Textilien sondern reicht bis hin zu Haushaltsgeräten, Computerzubehör und Lebensmitteln. Das Warenspektrum dieser Marke enthält nicht nur alkoholfreien „Kindersekt" für die Kinderparty, sondern auch ein Bier einer bekannten deutschen Biermarke (Werbeslogan „Für den Frauenabend"). Die schon in der Kindheit durch Püppchen und Mode-Accessoires hergestellte Kundenbindung, wird durch den Kindersekt verfestigt. Hier kann schon mal das Party-Machen vorgeprobt werden, zwar noch mit alkoholfreiem Sekt, aber die Bezeichnung des Produktes, das nur aus Saft besteht, als Sekt, verweist schon auf die Erwachsenenwelt und ermöglicht mühelos ihre Imitierung. Im Jugendalter können die Mädchen dann ihrer Marke treu bleiben und zur Biersorte mit der rosafarbenen Verpackung umsteigen.

Dies ist nur ein Beispiel von vielen, wie junge Menschen, v. a. Mädchen und Frauen an den Alkohol herangeführt und an den regelmäßigen Konsum gewöhnt werden sollen. Gold-rosa Prosecco Döschen für unterwegs, erhältlich auch in Tankstellen und Drogeriemärkten, gummibärchensüße Biermischgetränke und kalorienreduzierte Weine sollen Frauen zum Trinken bringen – da ist noch Potenzial drin. Denn bislang trinken weniger Frauen als Männer und sie trinken seltener und weniger.

Gleichzeitig versucht die Alkoholindustrie den Anschein zu erwecken, die Prävention des Alkoholkonsums bei Frauen läge ihr besonders am Herzen. So initiiert und sponsert sie z. B. Kampagnen gegen Alkoholkonsum in der Schwangerschaft. Was den Schutz des ungeborenen Lebens angeht, fraglos ein richtiges Ziel. Die Glaubwürdigkeit solcher Aktionen ist jedoch angesichts der zuvor beschriebenen Vorgehensweise zu hinterfragen. Mit Sicherheit wird durch das strategische Werbeziel „Erhöhung des Konsums der Frauen" mehr Gewinn erzielt, als durch die Prävention des Konsums in der Schwangerschaft verloren geht.

Schlüsselbotschaft 10: Verhaltensprävention ist die beste Lösung

<u>*Kommuniziertes Bild der Alkohollobby:*</u> *Nicht das Produkt ist problematisch, sondern das falsche Verhalten der Konsumenten ist ver-*

antwortlich für den Missbrauch von Alkohol. Deswegen müssen die Menschen aufgeklärt werden und den verantwortungsvollen Umgang mit Alkohol lernen. Die Industrie bietet ihre Kompetenz an, Menschen zu überzeugen, wie ihre Produkte richtig zu konsumieren sind.

Tatsächliche Fakten: Seit über 40 Jahren wird in Deutschland Prävention durchgeführt, die sich bemüht, durch Aufklärung, Gesundheitserziehung, Qualitätssicherung und Forschung Schädigungen, die durch legale und illegale Drogen verursacht werden, vorzubeugen und den Konsum von Suchtstoffen zu reduzieren. Dies ist in der langen Geschichte der Suchtprävention einzig beim Tabak gelungen. Die Erklärung für diesen Erfolg liegt im Zusammenspiel von Verhältnis- und Verhaltensprävention. Förderlich waren dabei das Rahmenabkommen zur Tabakprävention der Weltgesundheitsorganisation (WHO) und die Erfolge der EU, wirksame Präventionsmaßnahmen in allen Mitgliedsländern einzuführen. Infolge wurden in Deutschland die Tabakwerbung beschränkt, die Tabaksteuer erhöht, die Verfügbarkeit von Zigaretten eingeschränkt, Warnhinweise auf den Verpackungen eingeführt, das Mindestalter für den Erwerb und öffentlichen Konsum von Tabak auf 18 Jahre heraufgesetzt und schließlich Nichtraucherschutzgesetze eingeführt. Flankiert wurden diese Maßnahmen durch Medienberichte über die Schädlichkeit des Tabakkonsums – nun möglich geworden durch den Zuwachs an Unabhängigkeit der Medien, die bei objektiver Berichterstattung keine Verluste von Werbeeinnahmen mehr fürchten mussten, da Werbung für Tabakprodukte nicht mehr zulässig ist. Darüber hinaus waren Tabakentwöhnungsprogramme und die Nikotinersatztherapie entwickelt worden.

Diese Synergieeffekte konnten beim Alkohol bislang nicht erzielt werden, denn die Lobby der Alkoholindustrie hat effektiv gearbeitet. Sie hat es geschafft, alle Bemühungen von Präventionsfachleuten aus Forschung und Praxis wirksame strukturelle Maßnahmen auch für die Alkoholprävention einzuführen, zu verhindern. Allein mit der Alternative „Verhaltensprävention", wie sie die Alkoholindustrie fordert, ist eine Reduzierung des Alkoholkonsums auf ein relativ risikoarmes Niveau nicht zu schaffen. Und zwar aus folgenden Gründen:

Erstens: Es ist die psychoaktive Wirkung des Alkohols, die ihn für Jugendliche und Erwachsene attraktiv macht. Sie macht locker, erleichtert die Kontaktaufnahme zu anderen, erhöht das Gemeinschaftsgefühl, ermöglicht Rausch und Verdrängung unliebsamer

Gefühle. V. a. junge Menschen glauben, durch den Konsum attraktiver und cool zu wirken. Gegen diese Verheißungen ist allein mit Aufklärung und Vernunft schwerlich etwas auszurichten.

Zweitens: Die Pubertät ist in individueller und sozialer Hinsicht die Phase des Austestens und des Sich-Abgrenzens. In dieser Zeit sind Kinder und Jugendliche bereit, besondere Risiken einzugehen. Psychoaktive Substanzen, die sie husten lassen, die bitter und abstoßend schmecken oder von denen ihnen schwindelig und übel wird – all das wird in Kauf genommen bei der Suche nach einer eigenen Identität. Dieses biologische Programm ist mit Aufklärung und Vernunft nicht zu stoppen.

Drittens: Mit zur Entwicklung gehört es, erwachsen sein zu wollen. Zum Bild des Erwachsenseins gehört das Tabakrauchen und Alkoholtrinken, was sich schon allein durch die Altersbeschränkungen manifestiert, das aber v. a. von Erwachsenen vorgelebt wird: Ca. 30 % der Erwachsenen rauchen, 95 % trinken Alkohol. Schlagzeilen von betrunkenen Prominenten aus der High Society, aus den Musik- und Partyszenen finden sich in allen Medien und tun ein Übriges.

Viertens: Das gesellschaftliche Bild von Rauschmitteln und der Umgang mit Rauschmitteln sind in der westlichen Gesellschaft fest zementiert. Sie sind geprägt durch die Unterteilung in „gute" legale Drogen und „schlechte" illegale Drogen, unabhängig von ihrem tatsächlichen Schadenspotenzial. Legale Drogen, v. a. Alkohol, sind nicht nur gesellschaftlich akzeptiert, sondern werden geradezu besungen (Schivelbusch, 2010). Dies macht es so schwierig, sich mit den negativen Aspekten auseinander zu setzen, wenn man nicht als Außenseiter gelten oder als „Spaßbremse" diffamiert werden will.

Fünftens: Die Marketingstrategien der Alkoholindustrie setzen gezielt an den zuvor genannten vier Punkten an. Sie fördern genau die beschriebenen Sichtweisen, Lebensgefühle und Leitbilder, die Verhaltensprävention so schwierig machen.

Sechstens: In die Verbreitung ihrer Botschaften, die uns tagtäglich beeinflussen sollen, investiert die Alkoholindustrie allein in Deutschland über eine Milliarde Euro jährlich. Für Verhaltenspräventive Maßnahmen stehen gerade einmal 32 Millionen zur Verfügung.

Fazit

Die Alkoholindustrie beschönigt und verharmlost, wo es ihr nützt; sie führt bewusst irre; sie weiß, wie Werbung wirkt, nämlich Konsum steigernd; sie entwickelt gezielt Produkte, die sich an junge Menschen richten; sie propagiert und unterstützt Präventionsmaßnahmen, die wirkungslos sind.

Welche Schlüsse können wir daraus ableiten?

1. Kooperations- und Präventionsangebote der Alkoholindustrie und ihrer Lobby sind Teil einer Absatz sichernden Gesamtstrategie. Der Imagegewinn, der durch Einbindung von Politikern, Medizinern oder Suchthilfe bzw. Suchtprävention erreicht wird, zahlt sich doppelt aus: Sie machen Gewinne mit ihren Produkten, bei gleichzeitiger Imageförderung.

2. Die Industrie muss Verantwortung für die Alkoholprävention übernehmen, aber nicht in Eigenregie. Nur eine gesetzliche Verankerung ihres Präventionsbeitrags, die Planungssicherheit und Unabhängigkeit in der Prävention garantiert, macht Sinn. Die schon vor Jahren erhobene Forderung nach einer fixen Abgabe pro Flasche Bier, Wein oder Spirituosen ist dringender als je zuvor. Mit diesen Mitteln kann eine umfassende und wirksame Prävention ausgestattet werden: der darniederliegende Jugendschutz kann effektiver organisiert, Alkoholkontrollen im Straßenverkehr können regelmäßig und in kürzeren Frequenzen durchgeführt werden und Präventionsprojekte, die sich im Modellversuch bewährt haben, können bundesweit umgesetzt werden und vieles mehr.
Darüber hinaus können die Alkoholproduzenten am Besten Verantwortung übernehmen, wenn sie keine Produktlinien für Jugendliche entwickeln und ihre Marketingstrategien nicht an Jugendliche richten.

3. Verhaltensprävention ist keine Alternative zur Verhältnisprävention. Nur durch den gemeinsamen Einsatz beider Strategien kann der Schutz vor gesundheitlichen und sozialen Schädigungen erhöht werden.

4. Für Prävention muss mindestens genauso viel ausgegeben werden, wie für Marketing. Nur dann ist eine Ausgewogenheit der Botschaften potenziell möglich.

Literatur

Ammer, D. (2001): Beitrag auf dem Präventionsfachkongress Alkohol – Bund, Länder, Wirtschaft. Potsdam, 15./16. November 2001

Anderson, P.; Baumberg, B. (2006): Alcohol in Europe – A Public Health Perspective. A Report for the European Commission. London

Anderson, P. et al. (2009): Impact of Alcohol Advertising and Media Exposure on Adolescent Alcohol Use: A Systematic Review of Longitudinal Studies. In: Alcohol & Alcoholism, 44(3), 229–243

Deutsche Hauptstelle für Suchtfragen (2010): Muschi, Ficken, Arschgeweih – Deutscher Werberat versagt! DHS-Pressemeldung vom 16.08.2010

EUCAM (2011). Seven key messages of the alcohol industry. Internetwww.eucam. info, Zugriff: 19.01.2011

Flötner, K. (2007): Getränke Zeitung vom 04.10.2007

Hallmann, H.-J. (2011): Markt und Milieu – Alkohol in Jugendlichen Lebenswelten. In: Bartsch, G.; Gaßmann, R. (Hrsg.) Generation Alkopops. Jugendliche zwischen Marketing, Medien und Milieu. Freiburg i. Br.: Lambertus. 24–36

Hanewinkel, R.; Morgenstern, M. (2009): Werbung für Alkohol und Tabak: Ein Risikofaktor für die Initiierung des Substanzkonsums? In: Deutsche Hauptstelle für Suchtfragen (Hrsg.): Jahrbuch Sucht 2009. Geesthacht: Neuland. 229–238

Haustein, S.; Pohlmann, U.; Schreckenberg, D. (2004): Inhalts- und Zielgruppenanalyse von Alkoholwerbung im Deutschen Fernsehen. Forschungsbericht im Auftrag des Bundesministeriums für Gesundheit und Soziale Sicherung. Hagen: ZEUS GmbH.

Nutt, D. et al. (2010): Drug Harms in the UK: a multicriteria decision analysis. In: The Lancet, 376, 1558

Schivelbusch, W. (2010): Das Paradies, der Geschmack und die Vernunft. Eine Geschichte der Genussmittel. Frankfurt/M.: Fischer

Schürholt, Kai (30.04.2007): Welt-online . Internet: http://www.welt.de/wirtschaft/article842849/Vorgezogener_Sommer_macht_Bierdurst.html, Zugriff: 19.01.2011

Science Group of the European Alcohol and Health Forum (2009): Does marketing communication impact on the volume and patterns of consumption of alcoholic beverages, especially by young people? – a review of longitudinal studies. Scientific Opinion of the Science Group of the European Alcohol and Health Forum. Internet: http://ec.europa.eu/health/ph_determinants/life_style/alcohol/Forum/docs/science_o01_en.pdf, Zugriff: 19.01.2011

Smith, L.A.; Foxcroft, D.R. (2009): The effect of alcohol advertising, marketing and portrayal on drinking behaviour in young people: systematic review of prospective cohort studies. In: BMC Public Health 2009, 9:51doi:10.1186/1471-2458-9-51. Internet: http://www.biomedcentral.com/content/pdf/1471-2458-9-51.pdf, Zugriff: 19.01.2011

Vinomed. Magazin für Wein, Genuss & Gesundheit. Wein-Infos für die ärztliche Praxis, Nr. 21, November 2010.

Weber, R. (2007) Getränkezeitung vom 04.10.2007

Willmann, Urs (2010). Das Partysäugetier. In: DIE ZEITvom 30. Dez.2010. Internet: www.marken-award.de/der-marken-award/archiv-seit-2001/2007. html, Zugriff: 19.01.2011

4.2 Hirndoping und seine Substanzen

Gerd Glaeske

Die Anforderungen in der Arbeitswelt, in Lehre und Ausbildung haben sich in den vergangenen Jahren deutlich verändert. Standen noch vor 20 bis 30 Jahren körperliche Belastungen im Mittelpunkt, erkennbar auch an den Arbeitsunfähigkeitserkrankungen aus dem Muskel-Skelett-Bereich wie Rückenbeschwerden oder Verschleißerscheinungen der Gelenke, sind es heute mehr und mehr psychische und kognitive Belastungen, die im Zusammenhang der Technisierung, mit EDV-gestützten und computerisierten Arbeitsabläufen auftreten. Gefordert werden örtliche und zeitliche Flexibilität, ständige Verfügbarkeit und Aktivität, die Work-Life-Balance leidet unter dem geforderten Engagement für die Arbeit, persönliche „Ruhe- und Rückzugsräume" werden selten, die Bewältigung von Stress durch diese Belastungen bleibt oftmals ungenügend. Dies gilt für Handwerksberufe ebenso wie für Tätigkeiten in Großbetrieben, für Verwaltungen, für Einrichtungen des Sozial- und des Gesundheitssystems oder in wissenschaftlichen Institutionen. Die Folgen: Zeitdruck, Hektik, hohe fachliche Anforderungen, Lärm, fehlende Rückzugsmöglichkeiten. Leistungsdruck und Stress gehören mit allen negativen Folgen offenbar zum Arbeitsalltag.

Die Wissensgesellschaft führt insbesondere im Arbeitsbereich zu Konkurrenzsituationen, die früher eher selten waren: Absolventen von Real- und Hauptschulen, Gymnasien und Hochschulen konkurrieren um eine Lehrstelle in Handwerksberufen oder um Arbeitsplätze in Betrieben. Die Sorge um eine zukunftssichere Existenz belastet in Zeiten hoher Arbeitslosigkeit und der „Freisetzung" von Arbeitnehmerinnen und Arbeitnehmern in die Frühberentung viele Menschen, schließlich sind mit diesen Entwicklungen auch Existenzängste für sich selber oder auch für die gesamte Familie verbunden. Existenzängste führen zu persönlichen Unsicherheiten. Gesucht werden daher individuelle Strategien, um mit solchen drohenden Belastungen, mit Gefühlen der Überforderung und Entwertung besser umgehen zu können. Eine persönliche Gegenstrategie scheint darin zu liegen, die eigene Leistungsbereitschaft und Arbeitsfähigkeit, die Aufnahmekapazität und Belastungstoleranz durch die Einnahme von Mitteln zu steigern, die scheinbar helfen könnten, möglichst unbemerkt von anderen die Aufmerksamkeit und das Denkvermögen und damit die Leistungsfähigkeit zu verbessern, eine Strategie, die dem Doping im Sport nicht unähnlich ist. Höchstleistungen im Sport sind oftmals nur noch durch Doping erreichbar, Erfolge kommen durch die Einnahme bestimmter Mittel zustande, zumeist von bekannten Arzneimitteln, die auch medizinisch angewendet werden. Die Erfahrungen aus dem Sport bekommen nun auch in der Gesellschaft Bedeutung – Doping im Alltag scheint mehr und mehr eine Strategie zu werden, die vermeintlichen oder realen Anforderungen in der Lebens- und Arbeitswelt aushalten und erfolgreich erfüllen zu können. Der Druck auf den einzelnen Menschen nimmt offenbar so zu, dass die eigenen Fähigkeiten als nicht mehr ausreichend betrachtet werden und das Doping als Ausweg angesehen wird.

‚Hirndoping' mit Hilfe der Pharmakologie

Ganz konsequent wurde daher auch der Begriff des Hirndopings eingeführt. Damit wird nach den derzeitigen Kenntnissen der Versuch gesunder Menschen beschrieben, „die Leistungsfähigkeit des Gehirns durch die Einnahme von verschreibungspflichtigen Medikamenten zu verbessern." (Lieb, 2010) Solche Mittel werden in diesem Zusammenhang nicht entsprechend ihrer zugelassenen Indikation eingenommen, sie werden zumeist auch nicht ärztlich verordnet und ihre Anwendung erfolgt auch nicht aus Genussgründen. Sie werden vielmehr zur erhofften Steigerung der Hirnleistungen missbraucht, für einen Zweck also, für den sie bei gesunden Menschen nicht zugelassen wurden. Zu den bekannten Substanzen, die zum Hirndoping missbraucht werden, gehören die Psychostimulanzien (z. B. Methylphenidat), andere stimulierende Substanzen (z. B. Modafinil), Antidementiva (z. B. Donepezil, Rivastigmin, Galantamin, Memantin) und Antidepressiva (Paroxetin, Fluoxetin, Fluvoxamin, Sertralin, Citalopram, Escitalopram). Unter Hirndoping wird dagegen nicht der Konsum von Koffein oder von pflanzlichen Extrakten wie den Ginkgo-biloba-Extrakten gefasst. Mit Neuroenhancement oder Cognitive Enhancement wird im Unterschied dazu in umfassender Weise die Verbesserung von Hirnfunktionen durch Neurotechnologien verschiedenster Art beschrieben (nicht nur der kognitiven, sondern auch der motorischen und sensorischen Funktionen), z. B. durch die tiefe Hirnstimulation, durch transkranielle Magnetstimulation, durch Gehirnchips oder durch Gehirnimplantate. Das Hirndoping mit Substanzen ist damit im Vergleich zu allen anderen Neurotechnologien am einfachsten anwendbar und am leichtesten verfügbar.

Beispiele des Verbrauchs von Hirndopingmitteln

Im Hinblick auf die Verbreitung von Hirndoping im verschreibungspflichtigen Bereich haben wir in eigenen Untersuchungen gegenübergestellt, wie viele Packungen der jeweiligen Arzneimittel im Jahre 2009 im Rahmen der Gesetzlichen Krankenversicherung (GKV) verordnet und wie viele Packungen insgesamt in Deutschland im selben Jahr verkauft wurden. Wenn die Differenz zwischen verordneten Mengen (Schwabe, Paffrath, 2009) und verkauften Packungen (Industriestatistiken nach IMS) auffällig hoch ist (>25 %), könnte dies ein Hinweis darauf sein, dass die Mittel auch privat zu anderen Zwecken als in der Indikation bestimmt angewendet wurden – in der GKV sind etwa 90 % der bundesdeutschen Bevölkerung versichert, die privaten Verordnungen dürften daher zwischen 10 % und 20 % liegen, darüber hinausgehende Diskrepanzen werten wir als auffällig. Diese Methode haben wir auch bei Schlafmitteln angewendet und fanden z. T. große Unterschiede zwischen den verordneten und verkauften Mengen, ein Hinweis darauf, dass offensichtlich auch viele GKV-Patienten Privatverordnungen bekommen, weil die verordnenden Ärztinnen und Ärzte in den Kassenstatistiken nicht im Hinblick auf die Dauerverordnung von abhängigkeitsinduzierenden Arzneimittel auffällig werden wollen. Diese Methodik wenden wir nun auch bei den typischen Mitteln an (Hoffmann et al., 2006), die im Zusammenhang mit Hirndoping genannt werden.

SSRI (Selektive Serotonin-Wiederaufnahmehemmer) wie Citalopram

Rang	Präparat	Wirkstoff	Absatz 2009 (IMS) in Tsd.	VO 2009 (nach AVR) in Tsd.
1	Citalopram 1A Pharma	Citalopram	879,3	716,5
2	Cipralex	Citalopram	683,7	483,9 ?*
3	Citalopram Hexal	Citalopram	654,3	415,1 ?
4	Citalopram AL	Citalopram	409,1	302,0
5	Citalopram ratio	Citalopram	362,1	218,6 ?
6	Citalopram neuraxpharm	Citalopram	198,8	172,6
7	Citalopram dura	Citalopram	193,0	170,9
8	Paroxetin 1A Pharma	Paroxetin	174,5	150,0

* ? = die verordneten und verkauften Mengen könnten auf einen hohen Anteil Privatverordnungen hinweisen
nach IMS Health, 2009

Erkennbar ist, dass zumindest für die Produkte Cipralex, Citalopram Hexal und Citalopram ratiopharm die verordneten und verkauften Mengen auffällige Unterschiede aufweisen, ein Hinweis darauf, dass diese Produkte auch außerhalb der eigentlichen Indikation „Depression" privat verordnet werden könnten.

Methylphenidat und Modafinil

Rang	Präparat	Wirkstoff	Absatz 2009 (IMS) in Tsd.	VO 2009 (nach AVR) in Tsd.
1	Medikinet/Medikit	Methylphenidat	905,5	755,9
2	Concerta	Methylphenidat	417,9	350,2
3	Ritalin/-LA	Methylphenidat	350,2	265,1 ?*
4	Equasym	Methylphenidat	178,9	140,4
5	Mehylpheni TAD	Methylphenidat	169,8	103,0 ?
6	Methylphenidat Hexal	Methylphenidat	154,0	95,9 ?
7	Vigil	Modafinil	40,8	28,2
8	Methylphenidat 1A Pharma	Methylphenidat	34,7	23,6

* ? = die verordneten und verkauften Mengen könnten auf einen hohen Anteil Privatverordnungen hinweisen
nach IMS Health, 2009

Das Psychostimulans Methylphenidat wird am häufigsten im Zusammenhang mit Hirndoping beschrieben, es soll die Aufmerksamkeit und Wachheit fördern und somit die Leistungsbereitschaft erhöhen. Das gleiche gilt für Modafinil. In den Statistiken sind drei Mittel erkennbar (Ritalin, Methylpheni TAD und Methylphenidat Hexal), bei denen die verordneten und verkauften Mengen auf einen hohen Anteil Privatverordnungen hinweisen könnten. Die Mittel sind üblicherweise zur Behandlung von Narkolepsie und ADHS zugelassen.

Antidementiva

Rang	Präparat	Wirkstoff	Absatz 2009 (IMS) in Tsd.	VO 2009 (nach AVR) in Tsd.
1	Axura	Memantin	449,9	388,4
2	Aricept	Donepezil	351,9	297,6
3	Reminyl	Galantamin	359,6	290,3
4	Exelon	Rivastigmin	277,0	240,5
5	Ebixa	Memantin	149,0	121,6

nach IMS Health, 2009

Diskutiert wird auch immer wieder die Anwendung von Antidementiva als Mittel für das Hirndoping. Hier lassen sich allerdings keine charakteristischen Abweichungen zwischen Verordnungen und Verkäufen feststellen, die auf eine private Anwendung außerhalb der Indikationen hindeuten.

All diese Datenauswertungen leiden allerdings unter der Dunkelziffer des Internetbezugs von Anbietern, die unter dubiosen Adressen rezeptpflichtige, auch dem Betäubungsmittelrecht unterstehende Mittel wie Ritalin ohne Rezept anbieten und versenden. Dies dürfte die Hauptbezugsquelle für solche Mittel sein – der Weg über eine ärztliche Verordnung gehört in diesem Anwendungsbereich sicher nicht zu den üblichen Beschaffungsmethoden.

Ausblick

In der Zeitschrift UNICUM vom Juni 2008 wurden unter der Überschrift „Viagra fürs Gehirn" die typischen Substanzen und Präparate mit Namen und Auswirkungen vorgestellt, die in der „Hirndoping-Szene" bekannt geworden sind. Dies ist aus unserer eine Aufforderung zum Missbrauch, die Mittel sind für diese Anwendung nie zugelassen und auch nur sehr selten an gesunden Menschen erprobt worden. Daher sollte immer wieder betont werden, dass derzeit sichere Arzneimittel für die Anwendung als Hirndoping bei gesunden Menschen nicht zur Verfügung stehen. Die unerwünschten Wirkungen, die Suchtgefahr und die Langzeitwirkungen sind bei Gesunden nicht ausreichend untersucht, die Gefahren der Anwendung bei solchen Mitteln sind daher außerhalb der zugelassenen Indikationen unkalkulierbar. Intensive Forschungsanstrengungen sind erforderlich, um zu besseren Empfehlungen und Beurteilungen kommen zu können, als dies heute der Fall ist. Der Bericht über eine gesunde Ritalin-Konsumentin, die das Mittel zum Hirndoping genutzt hat, macht dies deutlich:

„Sie war hellwach, sie konnte extrem schnell lesen, ‚ihr Akku war wieder voll'. Nach zwei Jahren musste die Konsumentin bereits 18 Tabletten am Tag nehmen, damit sie die Wirkung überhaupt noch spürte.

Sie war abhängig geworden, hatte sich verändert, war leicht reizbar, ihr gesunder Menschenverstand war verloren gegangen, sie kam in eine Entzugsklinik, sie war aufs Abstellgleis geraten" (nach: Der Spiegel, 2009).

Täuschen wir uns nicht: Die Pharmaindustrie hat längst erkannt, dass gesunde Menschen mit dem Wunsch, anderen kognitiv überlegen zu sein, eine kommende wichtige Zielgruppe sind. Wir haben daher die Aufgabe und Verpflichtung, frühzeitig Auffälligkeiten zu erkennen und vor Fehlentwicklungen eines so einfach erscheinenden pharmakologischen Hirndopings zu warnen. Es besteht eben ein großer Unterschied zwischen dem nebenwirkungsfreien Soma aus der „Schönen neuen Welt" von Aldous Huxley und den realen Produkten der Pharmaindustrie: Erwünschte Wirkungen sind ohne unerwünschte Wirkungen nicht zu haben!

Literatur

Hoffmann F, Glaeske G, Scharffetter W. (2006) Zunehmender Verbrauch von Hypnotika auf Privatrezepten in Deutschland. In: Sucht, 52(6), 360–366

Institut für Medizinische Statistik – IMS (2009) Der Pharmazeutische Markt. Frankfurt a. M.

Lieb K. (2010): Hirndoping. Warum wir nicht alles schlucken sollten. Mannheim

Schwabe, U.; Paffrath, D. (Hrsg.) (2009): Arzneiverordnungs-Report 2009. Heidelberg

Der Spiegel (2009): Blech et al. „Wow, was für ein Gefühl". Nr. 44. Internet: http://www.spiegel.de/spiegel/0,1518,657868,00.html

258

4.3 Neue Serie
Was Sie außerirdischen Besuchern besser nicht zu erklären versuchen ...
Teil 3: Alkohol und andere Drogen im Straßenverkehr

Raphael Gaßmann

Den Beitritt der Deutschen Demokratischen Republik zum Geltungsbereich des Grundgesetzes der Bundesrepublik Deutschland (umgangssprachlich „Wiedervereinigung") hat lediglich eine einzige verkehrsjuristische Eigenheit der DDR überstanden: Der grüne Pfeil. Die konsequente 0,0-Promille-Grenze hingegen wurde, ohne das Spurenelement einer nachvollziehbaren Begründung, gekippt.

Unter Sicherheitsaspekten hat Alkohol dabei im Straßenverkehr nichts zu suchen. Nicht als sog. Reisebedarf an Tankstellen (auch nicht im täglichen und dennoch gesetzeswidrigen Verkauf an offensichtlich Nichtreisende), und hinter dem Lenkrad schon gar nicht. Doch bis sich diese Selbstverständlichkeit Bahn bricht, kann es dauern. Denn bereits der Weg zur aktuellen Halbherzigkeit war lang und steinig.

Bis 1973 hatte die Grenze bei 1,3 Promille gelegen. (Janiszewski, 1973) Volltrunkenheit wurde also bis in die 70er Jahre als nebensächliches Phänomen bewertet, nicht nur im Privat- und Berufsleben (zumindest soweit sich Männer betranken), sondern auch im Straßenverkehr. Vielleicht die Unsitte eines kriegsverdorbenen Volkes.

Ab 1973 galt dann eine 0,8-Promille-Grenze im Straßenverkehr der Bundesrepublik. Wie viele Menschen bis dahin bei alkoholbedingten Verkehrsunfällen gestorben waren, wurde nicht einmal statistisch erfasst. Und bei 0,8 Promille blieb es auch nach der Wende noch lange. Dabei geht dieser Wert einher mit deutlicher Enthemmung, Tunnelblick, reduzierter Aufmerksamkeit und Konzentrationsfähigkeit. (ADAC, 2010) Für fast drei Jahrzehnte war solch ein Zustand Alltag im west- und später auch gesamtdeutschen Verkehr.

Erst 2001 legte der inzwischen wiedervereinigte Gesetzgeber die 0,5-Promille-Grenze fest. Wer diese Grenze erreicht, begeht seither grundsätzlich eine Ordnungswidrigkeit. Ob eine alkoholbedingte Fahrunsicherheit vorliegt oder nicht, ist dabei unbedeutend. (Hingegen wird bei vorliegender Gefährdung für andere Verkehrsteilnehmer aus der Ordnungswidrigkeit eine Straftat.)

Unabhängig von jeglicher Rechtsprechung ist bei 0,5 Promille Blutalkohol die beginnende Enthemmung zu beobachten. Dies und mehr oder weniger verspätete Wahrnehmungen, Gleichgewichts- und Sehstörungen (wie etwa Rotlichtschwäche) führen zur falschen Einschätzung von Geschwindigkeiten und Entfernungen, zu Flüchtigkeitsfehlern (Fahren ohne Licht, falsches Blinken etc.), zu Fahrfehlern in Kurven und beim Überholen sowie zu hilflosem Reagieren in unerwarteten Situationen. (ADAC, 2010) Nicht zuletzt verursacht bereits eine Blutalkohol-Konzentration von 0,5 Promille die größte Gefahr bei Alkohol im Straßenverkehr: Enthemmung. (Schneider, 2010)

Einen erfreulichen ersten Schritt zur realistischen Lösung ging der Gesetzgeber erst 2007. Ausschließlich für Fahranfänger innerhalb der Probezeit und Personen unter 21 Jahren wurde in diesem Jahr das absolute Alkoholverbot eingeführt. Dass damit jedoch entweder eine auffällige Inkonsequenz konstruiert oder aber nahegelegt wurde, die Routine älterer Fahrer könnte pharmakologische Alkoholwirkungen neutralisieren, scheint wenig nachvollziehbar. Doch immerhin wird seither anerkannt, dass Alkohol im Straßenverkehr ungefähr so harmlos ist, wie Handfeuerwaffen im Kinderzimmer. So macht sich der Gesetzgeber eine deutlich nüchternere Sicht zu eigen, als manch politisch Berufener.

Noch 2008, zum Beispiel, vertrat Günther Beckstein, damals bayerischer Ministerpräsident, die Ansicht, 2 während 6 Stunden getrunkene Maß, also Liter, stärkeren Bieres seien beim Lenken eines Kraftfahrzeugs vertretbar. Umgerechnet unterstützte er damit Fahrzeuglenker, die sich mit 0,6 Promille oder mehr hinters Steuer setzen. Und wie manche Journalisten in der Berichterstattung über diese denkwürdige Theorie werden auch viele Problemtrinker die Einschränkung „während 6 Stunden" überhört und damit eine unverhoffte Absolution für Trunkenheitsfahrten erlebt haben. Tatsächlich allerdings gilt ein Fahrer ab 1,1 Promille als absolut fahruntauglich und begeht damit definitiv eine Straftat. Besser also, Sie hören in dieser Frage nicht auf Herrn Beckstein.

Bei illegalen Drogen sieht die Sache nicht nur weniger lässig, sondern ganz und gar anders aus. Für Cannabis zum Beispiel gilt lt. Rechtsprechung eine Grenze von 1 ng/ml Blut. (Drucksache 16/2264, 2006) Das liegt unwesentlich über der labortechnischen Nachweismöglichkeit von 0,5 ng/ml. Eine verminderte Fahreignung ist für diese Dosis nicht belegt. (Aderjan, 1998)

Doch auf pharmakologische Wirkung und Gefährdung des Straßenverkehrs allein hebt die Rechtsprechung im Fall illegaler Rauschmittel gar nicht ab. Vielmehr wird regelmäßig die Fahreignung der Konsumenten illegaler Drogen gem. § 2 StVG ganz grundsätzlich in Frage gestellt und dies als Anlass für den Führerscheinentzug genutzt. Eine Verfahrensweise, die sich für Schläger, Vergewaltiger, Mörder, Kriegsverbrecher und andere Personen empfähle, die nachweislich keinen Wert auf die körperliche Unversehrtheit ihrer Mitmenschen legen. Aber weit gefehlt. Insbesondere Konsumenten illegaler Drogen gelten aus charakterlich-sittlichen Gründen selbst dann als „nicht verkehrsfähig", wenn sie im Straßenverkehr stets nüchtern sind.

Dies und die traditionelle Alkoholtoleranz des Straßenverkehrsgesetzes ist etwas, das Sie außerirdischen Besuchern besser gar nicht erst zu erklären versuchen.

Literatur

ADAC (2010): Der Promille-Irrtum [Auflistung der Promille-Werte und ihrer Folgen]. Internet: http://www.adac.de/infotestrat/adac-im-einsatz/motorwelt/Promille-Irrtum.aspx?ComponentId=43200&SourcePageId=5928, Zugriff: 21.10.210

Aderjan, R. (1998): Toxikologischer Cannabisnachweis. In: Berghaus, G.; Krüger, H.-P. (Hrsg.): Cannabis im Straßenverkehr. Stuttgart (u. a.): G. Fischer. 153–178

Drucksache 16/2264 vom 19.07.2006: Anwort der Bundesregierung auf die Kleine Anfrage der Abgeordneten Dr. Harald Terpe, Birgitt Bender, Elisabeth Scharfenberg, weiterer Abgeordneter und der Fraktion BÜNDNIS 90/DIE GRÜNEN. Drucksache 16/2148. Bewertung der Fahrtüchtigkeit bei Cannabiskonsum

Janiszewski, H. (1973): Die Fahrt unter Alkoholeinfluß als Ordnungswidrigkeit und als Vergehen. In: Blutalkohol, 11(3), 155–177

Schneider, E. (2010): Der Promille-Irrtum. In: ADAC-Motorwelt, 10

5   AutorInnenverzeichnis

Dr. Martina Albrecht
Bundesanstalt für Straßenwesen
Postfach 10 01 50
51401 Bergisch Gladbach
Tel.: (0 22 04) 43 – 4 31
Fax: (0 22 04) 43 – 4 03
E-Mail: albrecht@bast.de

Gabriele Bartsch
Deutsche Hauptstelle für Suchtfragen e.V.
Postfach 1369
59003 Hamm
Tel.: (0 23 81) 90 15 17
Fax: (0 23 81) 90 15 30
E-Mail: bartsch@dhs.de

Dr. Ulrike Beckmann
Deutsche Rentenversicherung Bund
Bereich Reha-Qualitätssicherung,
Epidemiologie und Statistik
10704 Berlin
Tel.: (0 30) 8 65 – 3 18 36
E-Mail:
Dr.med.Ulrike.Beckmann@drv-bund.de

Sigrid Borse
Frankfurter Zentrum für Ess-Störungen
Hansaallee 18
60322 Frankfurt
Tel.: (0 69) 55 73 62
Fax: (0 69) 69 59 61 723
E-Mail: borse@essstoerungen-frankfurt.
de

Prof. Dr. Rudolf Egg
Kriminologische Zentralstelle e.V.
Viktoriastr. 35
65189 Wiesbaden
Tel.: (06 11) 1 57 58 – 0
Fax: (06 11) 1 57 58 10
E-Mail: r.egg@krimz.de

Dr. Jennis Freyer-Adam
Institut für Epidemiologie und
Sozialmedizin
Ernst-Moritz-Arndt-Universität
Greifswald
Walther-Rathenau-Str. 48
17487 Greifswald
Tel.: (0 38 34) 86 77 24
E-Mail: freyer@uni-greifswald.de

Dr. Raphael Gaßmann
Deutsche Hauptstelle für
Suchtfragen e.V.
Westenwall 4
59065 Hamm
Tel.: (0 23 81) 90 15 – 15
Fax: (0 23 81) 90 15 – 30
E-Mail: gassmann@dhs.de

Beate Gaertner
Institut für Epidemiologie und
Sozialmedizin
Ernst-Moritz-Arndt-Universität
Greifswald
Walther-Rathenau-Str. 48
17487 Greifswald

Prof. Dr. Gerd Glaeske
Zentrum für Sozialpolitik (ZeS)
Universität Bremen
UNICOM-Gebäude,
Mary-Somerville-Straße 5,
28359 Bremen
Tel.: (04 21) 2 18 – 44 01
Fax: (04 21) 2 18 – 40 16
E-Mail: gglaeske@zes.uni-bremen.de

Stefanie Heinrich
Bundesanstalt für Straßenwesen
Postfach 10 01 50
51401 Bergisch Gladbach
Tel.: (0 22 04) 43 – 4 28
Fax: (0 22 04) 43 – 4 03
E-Mail: stefanie.heinrich@bast.de

Prof. Dr. Ulrich John
Institut für Epidemiologie und
Sozialmedizin
Ernst-Moritz-Arndt-Universität
Greifswald
Walther-Rathenau-Str. 48
17487 Greifswald
Tel.: (0 38 34) 86 77 00
Fax: (0 38 34) 86 77 01
E-Mail: ujohn@uni-greifswald.de

PD Dr. Ludwig Kraus
Institut für Therapieforschung
Parzivalstr. 25
80804 München
Tel.: (0 89) 36 08 04 – 30
Fax: (0 89) 36 08 04 – 49
E-Mail: kraus@ift.de

Jutta Künzel
Institut für Therapieforschung
Parzivalstr. 25
80804 München
Tel.: (0 89) 36 08 04 – 15
Fax: (0 89) 36 08 04 – 19
E-Mail: kuenzel@ift.de

Dr. Thomas Lampert
Robert-Koch-Institut
FG24 Gesundheitsberichterstattung
General-Pape-Str. 62-64
12101 Berlin
Tel.: (0 30) 1 87 54 – 33 04
Fax: (0 30) 1 87 54 – 35 13
E-Mail: t.lampert@rki.de

Jost Leune
Fachverband Drogen und
Rauschmittel e.V.
Odeonstr. 14
30159 Hannover
Tel.: (05 11) 1 83 33
Fax: (05 11) 1 83 26
E-Mail: mail@fdr-online.info

Dr. Sabine Maria List
Robert-Koch-Institut
Postfach 65 02 61
13302 Berlin
Tel.: (0 30) 1 87 54 – 31 52
Fax: (0 30) 1 87 54 – 35 13
E-Mail: ListS@rki.de

Dr. Christian Meyer
Institut für Epidemiologie und
Sozialmedizin
Ernst-Moritz-Arndt-Universität
Greifswald
Walther-Rathenau-Straße 48
17487 Greifswald
Tel. (0 38 34) 86 77 23
Fax (0 38 34) 86 77 01
E-Mail: chmeyer@uni-greifswald.de

Prof. Dr. Gerhard Meyer
Universität Bremen
Institut für Psychologie und
Kognitionsforschung
Grazer Str. 4
28359 Bremen
Tel.: (04 21) 2 18 – 6 87 01
Fax. (04 21) 2 18 – 6 87 19
E-Mail: gerhard.meyer@uni-bremen.de

Christa Merfert-Diete
Deutsche Hauptstelle für
Suchtfragen e.V.
Referat Presse- und
Öffentlichkeitsarbeit
Westenwall 4
59065 Hamm
Tel.: (0 23 81) 90 15 – 18
Fax: (0 23 81) 90 15 – 30
E-Mail: merfert-diete@dhs.de

Barbara Naumann
Bereich Reha-Qualitätssicherung,
Epidemiologie und
Statistik des Referats Epidemiologie
und Statistik der Deutschen
Rentenversicherung Bund
10704 Berlin
Tel.: (0 30) 86 52 12 34
Fax: (0 30) 86 52 74 82
E-Mail: barbara.naumann@drv-bund.de

Boris Orth
Bundeszentrale für gesundheitliche
Aufklärung
Referat 2–25 Wissenschaftliche
Untersuchungen, Qualitätssicherung
Ostmerheimer Str. 220
51109 Köln
Tel.: (02 21) 89 92 – 326
Fax: (02 21) 89 92 – 300
E-Mail: boris.orth@bzga.de

Dr. Tim Pfeiffer-Gerschel
Institut für Therapieforschung
Parzivalstr. 25
80804 München
Tel.: (0 89) 36 08 04 – 40
Fax: (0 89) 36 08 04 – 40
E-Mail: pfeiffer-gerschel@ift.de

Dr. Daniela Piontek
Institut für Therapieforschung
Parzivalstr. 25
80804 München
Tel.: (0 89) 36 08 04 – 82
Fax: (0 89) 36 08 04 – 69
E-Mail: piontek@ift.de

Andreas Schnebel
Bundesfachverband Essstörungen BFE
ANAD e.V.
Poccistr. 5
80336 München
Tel.: (0 89) 21 99 73 0
Fax: (0 89) 21 99 73 23
E-Mail: schnebel@anad.de

Dr. Horst Schulze
Bundesanstalt für Straßenwesen
Postfach 10 01 50
51401 Bergisch Gladbach
Tel.: (0 22 04) 43 – 4 01
Fax: (0 22 04) 43 – 4 03
E-Mail: schulze@bast.de

Klaus Stempel
Bundeskriminalamt
SO 51
65173 Wiesbaden
Tel.: (06 11) 5 51 48 92
Fax: (06 11) 5 54 53 08
E-Mail: klaus.stempel@bka.bund.de

Martin Steppan
Institut für Therapieforschung e.V.
Parzivalstr. 25
80804 München
Tel.: (0 89) 36 08 04 – 62
E-Mail: steppan@ift.de

Prof. Dr. Eva Wunderer
Fachhochschule Landshut
Am Lurzenhof 1
84036 Landshut
Tel.: (0 89) 51 99 77 75
Fax: (0 89) 51 99 77 74
E-Mail: eva.wunderer@fh-landshut.de

6 Anschriften aus dem Suchtbereich

6.1   Bundesweit tätige Organisationen

6.1.1   Verbände der Suchtkrankenhilfe

**Deutsche Hauptstelle
für Suchtfragen e.V. (DHS)**
59065 Hamm, Westenwall 4
59003 Hamm, Postfach 13 69
Tel.: +49 2381 9015-0
Fax: +49 2381 9015-30
eMail: info@dhs.de
Internet: www.dhs.de
Dr. Raphael Gaßmann
BZgA-Länder-Kooperationskreis
Suchtprävention: Christa Merfert-Diete,
Tel. +49 2381 9015-18,
eMail merfert-diete@dhs.de

Akzept e.V.
Bundesverband für akzeptierende
Drogenarbeit und humane Drogenpolitik
12161 Berlin, Südwestkorso 14
Tel.: +49 30 82706946
Fax: +49 30 8222802
eMail: akzeptbuero@yahoo.de
Internet: www.akzept.org
Christine Kluge Haberkorn

Arbeiterwohlfahrt (AWO)
Bundesverband e.V.
10961 Berlin, Blücherstr. 62-63
Tel.: +49 30 26309-157 und -0
Fax: + 49 30 26309-32157
eMail: hedi.boss@awo.org
Internet: www.awo.org
Hedi Boss

**Bundesfachverband
Essstörungen e.V. (BFE)**
80538 München, Pilotystr. 6 / Rgb.
Tel.: +49 89 23684119
Fax: +49 89 21997323
eMail: bfe-essstoerungen@gmx.de
www.bundesfachverbandessstoerungen.de
Andreas Schnebel

**Bundesverband für stationäre
Suchtkrankenhilfe e.V. »buss«**
34131 Kassel, Wilhelmshöher Allee 273
Tel.: +49 561 779351
Fax: +49 561 102883
eMail: buss@suchthilfe.de
Internet: www.suchthilfe.de
Dr. Andreas Koch

Caritas Suchthilfe e.V. (CaSu)
Bundesverband der Suchthilfeein-
richtungen im Deutschen Caritasverband
79104 Freiburg, Karlstr. 40
79004 Freiburg, Postfach 4 20
Tel.: +49 761 200-303
Fax: +49 761 200-350
eMail: stefan.buerkle@caritas.de
Internet: www.caritas-suchthilfe.de
Stefan Bürkle

**Deutsche Gesellschaft für
Essstörungen e.V.**
83209 Prien, Am Roseneck 6
Tel.: +49 8051 68-3510
Fax: +49 8051 68-3532
eMail: mfichter@schoen-kliniken.de
Internet: www.dgess.de
Prof. Dr. Manfred Fichter

Deutscher Caritasverband e.V.
Referat Basisdienste
und Besondere Lebenslagen
79104 Freiburg, Karlstr. 40
79004 Freiburg, Postfach 4 20
Tel.: +49 761 200-369
Fax: +49 761 200-350
eMail: renate.walter-hamann@caritas.de
Internet: www.caritas.de
Renate Walter-Hamann

Deutsches Rotes Kreuz e.V. (DRK)
Generalsekretariat, Team 42
12205 Berlin, Carstennstr. 58
Tel.: +49 30 85404-298
Fax: +49 30 85404-6298
eMail: schmidtd@drk.de
Internet: www.drk.de
Doris Schmidt

**Fachverband Drogen
und Rauschmittel e.V. (FDR)**
30159 Hannover, Odeonstr. 14
Tel.: +49 511 18333
Fax: +49 511 18326
eMail: mail@fdr-online.info
Internet: www.fdr-online.info
Jost Leune

Fachverband Glücksspielsucht e.V.
32052 Herford, Arndtstr. 10
32004 Herford, Postfach 14 14
Tel.: +49 5221 1022670
Fax: +49 5221 1022680
eMail: spielsucht@t-online.de
Internet: www.gluecksspielsucht.de
Ilona Füchtenschnieder-Petry

**Fachverband
Medienabhängigkeit e.V.**
21335 Lüneburg, Enge Str. 1
Tel.: +49 4131 8544783
eMail: info@fv-medienabhaengigkeit.de
Internet: www.fv-medienabhaengigkeit.de
Dorothee Mücken

Fachverband Sucht e.V.
53175 Bonn, Walramstr. 3
Tel.: +49 228 261555
Fax: +49 228 215885
eMail: sucht@sucht.de
Internet: www.sucht.de
Dr. Volker Weissinger

**Gesamtverband
für Suchtkrankenhilfe**
im Diakonischen Werk der Evangelischen
Kirche in Deutschland e.V. (GVS)
14195 Berlin, Altensteinstr. 51
Tel.: +49 30 84312355
Fax: +49 30 84418336
eMail: gvs@sucht.org
Internet: www.sucht.org
Dr. Theo Wessel

**Der PARITÄTische
Wohlfahrtsverband –
Gesamtverband e.V.**
Fachbereich Gefährdetenhilfe
10178 Berlin, Oranienburger Str. 13-14
Tel.: +49 30 24636-433
Fax: +49 30 24636-110
eMail: gefaehrdetenhilfe@paritaet.org
Internet: www.der-paritaetische.de
Eberhard Ewers

6.1.2 Selbsthilfe- und Abstinenzorganisationen

Al-Anon Familiengruppen
Selbsthilfegruppen für Angehörige
und Freunde von Alkoholikern
45128 Essen, Emilienstr. 4
Tel.: +49 201 773007
Fax: +49 201 773008
eMail: zdb@al-anon.de
Internet: www.al-anon.de
Hartmut Große

Alateen
Selbsthilfegruppen für jugendliche
Angehörige von Alkoholikern
45128 Essen, Emilienstr. 4
Tel.: +49 201 773007
Fax: +49 201 773008
eMail: zdb@al-anon.de
Internet: www.al-anon.de
Hartmut Große

Anonyme Alkoholiker (AA)
Interessengemeinschaft e.V.
84122 Dingolfing, Postfach 1151
Tel.: +49 8731 32573-0
Fax: +49 8731 32573-20
sekretariat@anonyme-alkoholiker.de
Internet: www.anonyme-alkoholiker.de
Günther Habedank
Regionale Kontaktstellen sind auch unter
der bundeseinheitlichen Rufnummer
(Vorwahl) + 1 92 95 zu erreichen.

**Blaues Kreuz in der
Evangelischen Kirche**
Bundesverband e.V.
44149 Dortmund, Julius-Vogel-Str. 44
Tel.: +49 231 5864132
Fax: +49 231 5864133
eMail: bke@blaues-kreuz.org
Internet: www.blaues-kreuz.org
Hannelore Breuer

Blaues Kreuz in Deutschland e.V.
42289 Wuppertal, Schubertstr. 41
42202 Wuppertal, Postfach 20 02 52
Tel.: +49 202 62003-0
Fax: +49 202 62003-81
eMail: bkd@blaues-kreuz.de
Internet: www.blaues-kreuz.de
Reinhard Jahn

**Bundesarbeitsgemeinschaft
Suchtberatung in der Polizei**
24576 Hitzhusen, Rosskamp 14
Tel.: +49 4192 85500
eMail: paul.blum@bag-sucht.de
Internet: www.bag-sucht.de
Paul Blum

**Bundesverband der Eltern und
Angehörigen für akzeptierende
Drogenarbeit e.V. (1993)**
42117 Wuppertal, Ravensberger Str. 44
Tel.: +49 202 423519
Fax: +49 202 428577
eMail: info@akzeptierende-eltern.de
Internet: www.akzeptierende-eltern.de
Jürgen Heimchen

**Bundesverband der Elternkreise
suchtgefährdeter und suchtkranker
Söhne und Töchter e.V.**
48159 Münster, Gasselstiege 23
48095 Münster, Postfach 20 14 23
Tel.: +49 251 1420733
Fax: +49 251 6090231
eMail: info@bvek.org
Internet: www.bvek.org
Brigitte Becker

**Deutscher Frauenbund
für alkoholfreie Kultur e.V.**
58095 Hagen, Bahnhofstr. 41
Tel.: +49 2331 7878585
Fax: +49 2331 341403
eMail: kraemer@deutscher-frauenbund.de
Internet: www.deutscher-frauenbund.de
Ursula Krämer

FASworld e.V. Deutschland
49809 Lingen, Hügelweg 4
Tel.: +49 591 7106700
Fax: +49 591 7106701
eMail: giselamichalowski@fasworld.de
Internet: www.fasworld-ev.de
Gisela Michalowski

**Freundeskreise für
Suchtkrankenhilfe**
Bundesverband e.V.
34117 Kassel, Untere Königsstr. 86
Tel.: +49 561 780413
Fax: +49 561 711282
eMail: mail@freundeskreise-sucht.de
Internet: www.freundeskreise-sucht.de

Guttempler in Deutschland
Deutscher Guttempler-Orden (I.O.G.T.) e.V.
20097 Hamburg, Adenaueralle 45
Tel.: +49 40 245880
Fax: +49 40 241430
eMail: info@guttempler.de
Internet: www.guttempler.de
Wiebke Schneider

**Hilfe zur Selbsthilfe Suchtkranker
und Suchtgefährdeter**
Gemeinnützige Stiftung dbR
69115 Heidelberg, Römerstr. 3
69019 Heidelberg, Postfach 10 29 03
Tel.: +49 6221 767655
Fax: +49 6221 4339299
eMail: wilk@die-suchthilfestiftung.de
Internet: www.die-suchthilfestiftung.de
Ralph-Dieter Wilk

JES Bundesverband e.V.
Junkies | Ehemalige | Substituierte
10963 Berlin, Wilhelmstr. 138
Tel.: +49 30 690087-56
Fax: +49 30 690087-42
eMail: vorstand@jes-bundesverband.de
Internet: www.jes-bundesverband.de
Marco Jesse

JUVENTE
Jugendabteilung der Guttempler
20097 Hamburg, Adenauerallee 45
Tel.: +49 40 245880
Fax: +49 40 241430
eMail: vorstand@juvente.de
Internet: www.juvente.de
Frédéric Mauss

Kreuzbund e.V.
Selbsthilfe- und Helfergemeinschaft
für Suchtkranke und Angehörige
59065 Hamm, Münsterstr. 25
59008 Hamm, Postfach 18 67
Tel.: +49 2381 67272-0
Fax: +49 2381 6727233
eMail: info@kreuzbund.de
Internet: www.kreuzbund.de
Heinz-Josef Janßen

Narcotics Anonymous
NA Service Komitee (NARSK e.V.)
64225 Darmstadt, Postfach 11 10 10
eMail: info@narcotics-anonymous.de
Internet: www.narcotics-anonymous.de

Overeaters Anonymous Interessengemeinschaft e.V.
47804 Krefeld, Heckenrosenweg 33-35
Tel.: +49 2151 771909
Fax: +49 2151 779499
eMail: buero@overeatersanonymous.de
Internet: www.overeatersanonymous.de

Selbsthilfe junger Abhängiger
Bundesweite Koordinationsst. der Caritas
10117 Berlin, Reinhardtstr. 13
Tel.: +49 30 284447-38
Fax: +49 30 284447-33
eMail: marianne.kleinschmidt@caritas.de
Internet: www.caritas.de
Marianne Kleinschmidt

Selbsthilfe Sucht in der AWO
Arbeiterwohlfahrt Bundesverband e.V.
10961 Berlin, Blücherstr. 62-63
Tel.: +49 30 26309-157 und -0 (Zentrale)
Fax: +49 30 2630932-157
eMail: hedi.boss@awo.org
Internet: www.awo.org
Hedi Boss

Soldatenselbsthilfe gegen Sucht e.V.
48477 Hörstel, Bahnhofstr. 27
Tel.: +49 170 4776300
eMail: kontakt@soldatenselbsthilfe.de
Internet: www.soldatenselbsthilfe.de
Thomas Düsing

6.1.3   Behörden und Kammern

Bundesministerium für Gesundheit
Referat Drogen und
Suchtmittelmissbrauch
10177 Berlin, Friedrichstr. 108
11055 Berlin
Tel.: +49 30 18441-2808
Fax: +49 30 18441-3775
eMail: 119@bmg.bund.de
Internet: www.bmg.bund.de
Mitglied im BZgA-Länder-Kooperations-
kreis Suchtprävention

Drogenbeauftragte der Bundesregierung
Mechthild Dyckmans, MdB
Bundesministerium für Gesundheit
10117 Berlin, Friedrichstr. 108
11055 Berlin
Tel.: +49 1888 441-1450
Fax: +49 1888 441-4960
eMail: drogenbeauftragte@bmg.bund.de
Internet: www.drogenbeauftragte.de
Bundesweite Sucht- und Drogen-Hotline:
+49 1805 313031

Bundesärztekammer

Arbeitsgemeinschaft der
Deutschen Ärztekammern
10623 Berlin, Herbert-Lewin-Platz 1
10598 Berlin, Postfach 12 08 64
Tel.: +49 30 400456-413
Fax: +49 30 400456-429
eMail: cme@baek.de
Internet: www.bundesaerztekammer.de
Dr. Wilfried Kunstmann

Bundeskriminalamt (BKA)

Öffentlichkeitsarbeit und Bürgeranfragen
Fachbereich KI 35
65193 Wiesbaden, Thaerstr. 11
65173 Wiesbaden
Tel.: +49 611 55-16111
Fax: +49 611 55-14806
eMail: info@bka.de
Internet: www.bka.de

Bundesministerium für Familie, Senioren, Frauen und Jugend

10178 Berlin, Alexanderstr. 3
11018 Berlin
Tel.: +49 3018 555-0
Fax: +49 30 20655-1145
eMail: poststelle@bmfsfj.bund.de
Internet: www.bmfsfj.de

Bundesministerium der Justiz

Referat II A 7
53113 Bonn, Adenauerallee 99-103
53100 Bonn, Postfach 20 40
Tel.: +49 228 589217
Fax: +49 228 588262
eMail: bremm-mo@bmj.bund.de
Internet: www.bmj.bund.de
Mitglied im BZgA-Länder-Kooperationskreis Suchtprävention

Bundesvereinigung Deutscher Apothekerverbände (ABDA)

Deutsches Apothekerhaus
10117 Berlin, Jägerstr. 49-50
Tel.: +49 30 40004-132
Fax: +49 30 40004-133
eMail: pressestelle@abda.aponet.de
Internet: www.abda.de
Thomas Bellartz

Bundeszentrale für gesundheitliche Aufklärung (BZgA)

51109 K?ln, Ostmerheimer Str. 220
51071 Köln, Postfach 91 01 52
Tel.: +49 221 8992-0
Fax: +49 221 8992-300
eMail: poststelle@bzga.de
Internet: www.bzga.de
Informationstelefon zur Suchtvorbeugung
+49 180 5313131
Mitglied im BZgA-Länder-Kooperations-
kreis Suchtprävention

Deutsches Institut für Medizinische Dokumentation und Information (DIMDI)

Presse- und Öffentlichkeitsarbeit
50676 Köln, Waisenhausgasse 36-38 a
Tel.: +49 221 4724-531
Fax: +49 221 4724-444
eMail: presse@dimdi.de
Internet: www.dimdi.de
Susanne Breuer

Fachbeirat Glücksspielsucht

nach § 10 Abs. 1 Satz 2 GlüStV
und der obersten Glücksspielaufsichts-
behörden der Länder
Gemeinsame Geschäftsstelle
c/o Hessisches Ministerium des Innern
und für Sport – Referat II 6
65185 Wiesbaden, Friedr.-Ebert-Allee 12
Tel.: +49 611 353-1080
eMail: ggs@hmdis.hessen.de
www.fachbeirat-gluecksspielsucht.de
Prof. Dr. Jobst Böning

Robert-Koch-Institut

13353 Berlin, Nordufer 20
13302 Berlin, Postfach 65 02 61
Tel.: +49 30 18754-0
Fax: +49 30 18754-2328
eMail: zentrale@rki.de
Internet: www.rki.de
Presse- und Öffentlichkeitsarbeit:
Susanne Glasmacher, presse@rki.de,
Tel.: +49 30 18754-2286/-2239

6.1.4 Einrichtungen der Suchtforschung

**Deutsche Gesellschaft
für Suchtforschung und
Suchttherapie e.V. (DG-Sucht)**
59069 Hamm, Ulmenstr. 7
59004 Hamm, Postfach 14 53
Tel.: +49 2381 417998
Fax: +49 2381 901530
eMail: dg-sucht@t-online.de
Internet: www.dg-sucht.de
Doris Kaldewei

**Bayerische Akademie für
Suchtfragen in Forschung
und Praxis BAS e.V.**
80366 München, Landwehrstr.60-62
Tel.: +49 89 530730-0
Fax: +49 89 530730-19
eMail: bas@bas-muenchen.de
Internet: www.bas-muenchen.de
Melanie Arnold

**Deutsches Institut für Sucht- und
Präventionsforschung (DISuP)**
Kath. Hochschule Nordrhein-Westfalen
50668 Köln, Wörthstr. 10
Tel.: +49 221 7757-157
Fax: +49 221 7757-180
eMail: sucht@katho-nrw.de
Internet: www.katho-nrw.de
Prof. Dr. Michael Klein

**Dt. Zentrum für Suchtfragen des
Kindes- und Jugendalters (DZSKJ)**
Universitätsklinikum Hamburg-Eppendorf
20246 Hamburg, Martinistr. 52
Tel.: +49 40 7410-59307
Fax: +49 40 7410-56571
eMail: sekretariat.dzskj@uke.de
Internet: www.dzskj.de
Prof. Dr. Rainer Thomasius

ICAA Library – DATA
Archer Tongue Collection
Hochschule Magdeburg-Stendal (FH)
39104 Magdeburg, Breitscheidstr. 2
Tel.: +49 391 886-4674/-4771
Fax: +49 391 886-4293
eMail: icaa-library@sgw.hs-magdeburg.de
Internet: www.hs-magdeburg.de
Dr. Sabine Schaller

IFT Institut für Therapieforschung
gemeinnützige GmbH
80804 München, Parzivalstr. 25
Tel.:+49 89 360804-0
Fax: +49 89 360804-49
eMail: ift@ift.de
Internet: www.ift.de
Prof. Dr. Gerhard Bühringer

IFT-NORD
Institut für Therapie- und
Gesundheitsforschung gGmbH
24114 Kiel, Harmsstr. 2
Tel.: +49 431 570290
Fax: +49 431 5702929
eMail: hanewinkel@ift-nord.de
Internet: www.ift-nord.de
Dr. Reiner Hanewinkel

INDRO e.V.
48155 Münster, Bremer Platz 18-20
Tel.: +49 251 60123
Fax: +49 251 666580
eMail: indroev@t-online.de
Internet: www.indro-online.de
Dr. Wolfgang Schneider

**Institut für interdisziplinäre
Sucht- und Drogenforschung (ISD)**
20207 Hamburg, Postfach 20 17 31
Tel.: +49 40 7410-54221
Fax: +49 40 7410-55121
eMail: kontakt@isd-hamburg.de
Internet: kontakt@isd-hamburg.de
Dr. Peter Degkwitz

Institut für Suchtforschung (ISFF)
der Fachhochschule Frankfurt am Main
60318 Frankfurt, Nibelungenplatz 3
Tel.: +49 69 1533-2823
Fax: +49 69 1533-3125
eMail: hstoever@fb4.fh-frankfurt.de
Internet: www.fh-frankfurt.de
Prof. Dr. Heino Stöver

**ISS Institut für Sozialarbeit
und Sozialpädagogik e.V.**
60439 Frankfurt, Zeilweg 42
60391 Frankfurt, Postfach 50 01 51
Tel.: +49 69 97589-0
Fax: +49 69 97589-190
eMail: info@iss-ffm.de
Internet: www.iss-ffm.de

**Norddeutscher
Suchtforschungsverbund e.V.**
32312 Lübbecke, Virchowstr. 65
Tel.: +49 5741 35-4001
Fax: +49 5741 35-2731
eMail: nsfv@nsfv.de
Internet: www.nsfv.de
Prof. Dr. Udo Schneider

**Stiftung Biomedizinische
Alkoholforschung**
68135 Mannheim, Theodor-Kutzer-Ufer 1-3
Tel.: +49 621 383-3359
Fax: +49 621 383-3805
eMail: info@stiftung-alkoholforschung.de
www.stiftung-alkoholforschung.de
Prof. Dr. Manfred Singer

**Westf. Akademie für Suchtfragen
in Forschung u. Praxis (WAKS e.V.)**
48133 Münster, Warendorfer Str. 27
Tel.: +49 251 591-5481
Fax: +49 251 591-5484
eMail: info@waks.de
Internet: www.waks.de
Doris Sarrazin

Zentralinst. f. Seel. Gesundheit
Klinik f. Abh. Verhalten u. Suchtmedizin
68159 Mannheim, J 5
68072 Mannheim, Postfach 12 21 20
Tel.: +49 621 1703-3803
Fax: +49 621 1703-3505
eMail: sucht@zi-mannheim.de
Internet: www.zi-mannheim.de
Prof. Dr. Karl Mann, Ärztlicher Direktor
Suchtambulanz: Tel. +49 621 1703-3803
(PatientInnen)

**Zentrum für Interdisziplinäre
Suchtforschung**
20246 Hamburg, Martinistr. 52
Tel.: +49 40 74105-7902
Fax: +49 40 74105-8351
eMail: meiboom@uke.de
Internet: www.zis-hamburg.de
Prof. Dr. Christian Haasen

6.1.5   Sonstige Organisationen

Aktionsbündnis Nichtrauchen
53123 Bonn, Heilsbachstr. 30
Tel.: +49 228 98727-11
Fax: +49 228 6420024
eMail: jesinghaus@abnr.de
Internet: www.abnr.de
Dr. Uwe Prümel-Philippsen

Arbeitsgem. Christl. Lebenshilfen
34590 Wabern, Schlossstr. 6
Tel.: +49 5683 9980-0
Fax: +49 5683 9980-62
eMail: info@acl-deutschland.de
Internet: www.acl-deutschland.de
Gerhard Seemann

ARCHIDO
Informations- u. Forschungszentrum f. Tabak,
Alkohol, Drogen, Medikamente und Sucht
60318 Frankfurt, Nibelungenplatz 3
Tel.: +49 69 1533-2823
Fax: +49 69 1533-3125
eMail: hstoever@fb4.fh-frankfurt.de
Internet: www.archido.de
Prof. Dr. Heino Stöver

Bund f. drogenfreie Erziehung e.V.
21496 Geesthacht, Postfach 14 22
eMail: info@drogenfreie-erziehung.de
Internet: www.drogenfreie-erziehung.de
Frank Lindemann

Bund gegen Alkohol und Drogen im Straßenverkehr e.V.
20249 Hamburg, Arnold-Heise-Str. 26
Tel.: +49 40 440716
Fax: +49 40 4107616
eMail: zentrale@bads.de
Internet: www.bads.de
Marlies Eggert

BAG d. Freien Wohlfahrtspflege e.V.
10178 Berlin, Oranienburger Str. 13-14
Tel.: +49 30 24089-0
Fax: +49 30 24089-134
eMail: info@bag-wohlfahrt.de
Internet: www.bagfw.de
Bettina Neuhaus

BAG Kinder- und Jugendschutz e.V.
10178 Berlin, Mühlendamm 3
Tel.: +49 30 40040-300
Fax: +49 30 40040-333
eMail: info@bag-jugendschutz.de
Internet: www.bag-jugendschutz.de
Gerd Engels

Bundesfachverband Betriebliche Sozialarbeit e.V. (bbs)
72025 Tübingen, Postfach 21 02 28
Tel.: +49 700 02021994
Fax: +49 700 02021994
eMail: info@bbs-ev.de
Internet: www.bbs-ev.de
Angelica Smulders

Bundesvereinigung Prävention und Gesundheitsförderung e.V.
53123 Bonn, Heilsbachstr. 30
Tel.: +49 228 98727-0
Fax: +49 228 6420024
eMail: vw@bvpraevention.de
Internet: www.bvpraevention.de
Vanessa Wandt

Deutsche AIDS-Hilfe e.V. (DAH)
Referat f. Drogen gebrauchende Menschen
10963 Berlin, Wilhelmstr. 138
Tel.: +49 30 690087-56
Fax: +49 30 690087-42
eMail: dirk.schaeffer@dah.aidshilfe.de
Internet: www.aidshilfe.de
Dirk Schäffer

Deutsche Fachgesellschaft Psychose und Sucht (DFPS) e.V.
c/o Isar-Amper-Klinikum München-Ost
Station: Psychose & Sucht
85540 Haar, Riungstr. 9
eMail: hsad@markushaus.de
Internet: www.dfps.de
Sibylle Hornung-Knobel

Dt. Ges. f. Qualitätsmanagement in der Suchttherapie e.V. (deQus)
34131 Kassel, Wilhelmshöher Allee 273
Tel.: +49 561 108441
Fax: +49 561 102883
eMail: info@dequs.de
Internet: www.dequs.de
Hildegard Winkler

Dt. Gesellschaft für Soziale Arbeit in der Suchthilfe (DG-SAS) e.V.
c/o LWL-Koordinationsstelle Sucht
48133 Münster, Warendorfer Str. 27
eMail: info@dg-sas.de
Internet: www.dg-sas.de
Wolfgang Rometsch

Deutsche Gesellschaft für Suchtmedizin (vorm. DGDS) e.V.
c/o Zentr. f. Interdisz. Suchtforschung ZIS
20246 Hamburg, Martinistr. 52
Tel.: +49 40 7410-54221
Fax: +49 40 7410-55121
eMail: info@dgsuchtmedizin.de
Internet: www.dgsuchtmedizin.de

Deutsche Gesellschaft für Suchtpsychologie e.V. (DG SPS)
Kath. Hochschule NRW, Abt. Köln
50668 Köln, Wörthstr. 10
Tel.: +49 221 7757-156 oder -312
Fax: +49 221 7757-180
eMail: info@suchtpsychologie.de
Internet: www.suchtpsychologie.de
Carmen Barthelmes

Deutscher Verein für Gesundheitspflege e.V. (DVG)
Abteilung für Gesundheit
73760 Ostfildern, Senefelderstr. 15
73745 Ostfildern, Postfach 42 60
Tel.: +49 711 4481950
Fax: +49 711 4481954
eMail: info@dvg-online.de
Internet: www.dvg-online.de
Bernd Wöhner

Deutsches Zentralinstitut für soziale Fragen (DZI)
14195 Berlin, Bernadottestr. 94
Tel.: +49 30 839001-0 oder -13
(Bibliothek)
Fax: +49 30 8314750
eMail: sozialinfo@dzi.de
Internet: www.dzi.de
Burkhard Wilke

Förderverein der Dt. Hauptstelle für Suchtfragen (DHS) e.V.
c/o LWL-Koordinationsstelle Sucht
48133 Münster, Warendorfer Str. 27
Tel.: +49 251 591-4710
Fax: +49 251 591-5499
eMail: wolfgang.rometsch@lwl.org
Wolfgang Rometsch

Int. Koordinations- u. Informationsst. f. Auslandsreisen v. Substitutionspatienten
48155 Münster, Bremer Platz 18-20
Tel.: +49 251 60123 oder +49 2571 582765
Fax: +49 251 666580 oder +49 2571 584868
eMail: indroev@t-online.de
Internet: www.indro-online.de/kontakt.htm
Ralf Gerlach

KIM Kinder im Mittelpunkt
Kinderabteilung der Guttempler
20097 Hamburg, Adenauerallee 45
Tel.: +49 40 245880
Fax: +49 40 241430
kirsten.glasmacher@guttempler-rheinfels.de
Internet: www.kinder-im-mittelpunkt.de
Kirsten Glasmacher

KOALA e.V.
Kinder ohne den schädlichen Einfluss von Alkohol und anderen Drogen
50668 Köln, Wörthstr. 10
Tel.: +49 221 7757-157
Fax: +49 221 7757-180
eMail: koala-online@web.de
Internet: www.koala-online.de
Prof. Dr. Michael Klein
Hilfe für Kinder auf www.kidkit.de

Marianne von Weizsäcker Stiftung
Integrationshilfe f. ehemals Suchtkranke e.V.
59063 Hamm, Grünstr. 99
Tel.: +49 2381 21006
Fax: +49 2381 21008
eMail: info@weizsaecker-stiftung.de
Internet: www.weizsaecker-stiftung.de
Rita Hornung

NACOA Deutschland
Interessenvertretung für Kinder aus Suchtfamilien e.V.
10585 Berlin, Gierkezeile 39
Tel.: +49 30 35122430
Fax: +49 30 35122431
eMail: info@nacoa.de
Internet: www.nacoa.de
Henning Mielke
www.traudich.nacoa.de (Jugendseite)

Nationale Kontakt- und Informationsstelle zur Anregung und Unterstützung von Selbsthilfegruppen (NAKOS)
10627 Berlin, Wilmersdorfer Str. 39
Tel.: +49 30 31018960
Fax: +49 30 31018970
eMail: selbsthilfe@nakos.de
Internet: www.nakos.de

Nichtraucher-Initiative Deutschland e.V. (NID)
85716 Unterschleißheim,
Carl-von-Linde-Str. 11
Tel.: +49 89 3171212
Fax: +49 89 3174047
eMail: nid@nichtraucherschutz.de
Internet: www.nichtraucherschutz.de
Ernst-Günther Krause

6.2 Anschriften in den Bundesländern

6.2.1 Baden-Württemberg*

Landesstelle für Suchtfragen
der Liga der freien Wohlfahrtspflege
in Baden-Württemberg e.V.
70173 Stuttgart, Stauffenbergstr. 3
Tel.: +49 711 61967-31
Fax: +49 711 61967-67
eMail: info@suchtfragen.de
Internet: www.suchtfragen.de
Eva Weiser

**Baden-Württembergischer
Landesverband für Prävention
und Rehabilitation gGmbH**
77871 Renchen, Renchtalstr. 14
77867 Renchen, Postfach 11 63
Tel.: +49 7843 949-141
Fax: +49 7843 949-168
eMail: christian.heise@bw-lv.de
Internet: www.bw-lv.de
Christian Heise

**Landesgesundheitsamt
Baden-Württemberg**
im Regierungspräsidium Stuttgart
70191 Stuttgart, Nordbahnhofstr. 135
Tel.: +49 711 904-35000
eMail: abteilung9@rps.bwl.de
Internet: www.spass-statt-sucht.de

**Ministerium für Arbeit und
Soziales Baden-Württemberg**
Abteilung 5, Referat 53
70174 Stuttgart, Schellingstr. 15
70029 Stuttgart, Postfach 10 34 43
Tel.: +49 711 123-0
Fax: +49 711 123-3999
eMail: poststelle@sm.bwl.de
Internet: www.sozialministerium-bw.de

6.2.2 Bayern*

**Koordinierungsstelle der
bayerischen Suchthilfe (KBS)**
80336 München, Lessingstr. 1
Tel.: +49 89 536515
Fax: +49 89 5439203
eMail: info@kbs-bayern.de
Internet: www.kbs-bayern.de
Cornelia Poth

**Landesstelle
Glücksspielsucht in Bayern**
80686 München, Edelsbergstr. 10
Tel.: Tel. +49 89 5527359-0
Fax: +49 89 5527359-22
eMail: info@lsgbayern.de
Internet: www.lsgbayern.de
Andreas Czerny

**Bayerisches Staatsministerium
für Umwelt und Gesundheit**
81925 München, Rosenkavalierplatz 2
80792 München
Tel.: +49 89 9214-3292
Fax: +49 89 9214-2384
eMail: poststelle@stmug.bayern.de
Internet: www.stmugv.bayern.de

*Weitere Anschriften finden Sie unter
www.neuland.com

6.2.3　Berlin*

**Landesstelle Berlin
für Suchtfragen e.V.**
10585 Berlin, Gierkezeile 39
Tel.: +49 30 34389160
Fax: +49 30 34389162
eMail: buero@landesstelle-berlin.de
Internet: www.landesstelle-berlin.de
Ines Krahn

**Fachstelle für
Suchtprävention im Land Berlin**
10247 Berlin, Mainzer Str. 23
Tel.: +49 30 29352615
Fax: +49 30 29352616
fachstelle.suchtpraevention@padev.de
Internet: www.berlin-suchtpraevention.de
Kerstin Jüngling

**Senatsverwaltung für Gesundheit,
Umwelt und Verbraucherschutz**
Die Drogenbeauftragte des Landes Berlin,
Frau Christine Köhler-Azara
10969 Berlin, Oranienstr. 106
Tel.: +49 30 9028-1710 oder -1662
Fax: +49 30 9028-2089
christine.koehler-azara@senguv.berlin.de
Internet: www.berlin.de/lb/drogen-sucht/

6.2.4　Brandenburg*

**Brandenburgische Landesstelle
für Suchtfragen e.V.**
Zentralstelle für Suchtprävention und
Zentralstelle für Glücksspielsucht
14467 Potsdam, Behlertstr. 3 A, Haus H1
Tel.: +49 331 58138-0
Fax: +49 331 58138-25
eMail: info@blsev.de
Internet: www.blsev.de
Andrea Hardeling
Ingrid Weber, Mitglied im BZgA-Länder-
Kooperationskreis Suchtprävention

**Ministerium für Umwelt,
Gesundheit u. Verbraucherschutz
des Landes Brandenburg**
Suchtbeauftragte des Landes Brandenburg,
Frau Ines Weigelt
14473 Potsdam, Heinrich-Mann-Allee 103
14411 Potsdam, Postfach 60 11 50
Tel.: +49 331 866-5464
Fax: +49 331 866-5409
eMail: ines.weigelt@mugv.brandenburg.de
Internet: www.brandenburg.de/land/mugv

*Weitere Anschriften finden Sie unter www.neuland.com

6.2.5 Bremen*

**Bremische Landesstelle
für Suchtfragen (BreLs) e.V.**
28209 Bremen, Georg-Gröning-Str. 55
28065 Bremen, Postfach 10 65 03
Tel.: +49 421 33573-114
Fax: +49 421 33573-180
eMail: j.dieckmann@caritas-bremen.de
Johannes Dieckmann

Landesinstitut für Schule
Gesundheit und Suchtprävention
28195 Bremen, Große Weidestr. 4-16
Tel.: +49 421 361-8196
Fax: +49 421 361-8914
eMail: rguenther@lis.bremen.de
www.suchtpraevention-bremen.de
Rolf Günther
Mitglied im BZgA-Länder-
Kooperationskreis Suchtprävention

**Bremer Fachstelle
Glücksspielsucht**
28359 Bremen, Grazer Str. 4
Tel.: +49 421 218-68701
Fax: +49 421 218-68719
eMail: gerhard.meyer@uni-bremen.de
www.gluecksspielsucht-bremen.de
Prof. Dr. Gerhard Meyer

**Die Senatorin für Arbeit, Frauen,
Gesundheit, Jugend und Soziales**
Abt. Gesundheit/Ref. Gesundheitsplanung,
Psychiatrie und Suchtkrankenhilfe
28195 Bremen, Bahnhofsplatz 29
Tel.: +49 421 361-10775
Fax: +49 421 496-16481
anton.bartling@gesundheit.bremen.de
Internet: www.gesundheit-in-bremen.de
Anton Bartling

6.2.6 Hamburg*

**Hamburgische Landesstelle
für Suchtfragen e.V.**
20097 Hamburg, Repsoldstr. 4
Tel.: +49 40 2849918-0
Fax: +49 40 2849918-19
eMail: hls@suchthh.de
Internet: www.sucht-hamburg.de
Christiane Lieb

Büro für Suchtprävention
der Hamb. Landesstelle f. Suchtfragen e.V.
20097 Hamburg, Repsoldstr. 4
Tel.: +49 40 2849918-0
Fax: +49 40 2849918-19
eMail: bfs@suchthh.de
Internet: www.sucht-hamburg.de
Theo Baumgärtner
Mitglied im BZgA-Länder-Kooperations-
kreis Suchtprävention

**Behörde für Soziales, Familie,
Gesundheit u. Verbraucherschutz**
Fachabteilung Drogen und Sucht
20539 Hamburg, Billstr. 80
Tel.: +49 40 42837-2136
Fax: +49 40 42837-2086
sigrun.bever@bsg.hamburg.de
www.hamburg.de/startseite-drogen-sucht
Dr. Sigrun Bever

*Weitere Anschriften finden Sie unter www.neuland.com

6.2.7 Hessen*

**Hessische Landesstelle
für Suchtfragen (HLS) e.V.**
60325 Frankfurt, Zimmerweg 10
Tel.: +49 69 71376777
Fax: +49 69 71376778
eMail: hls@hls-online.org
Internet: www.hls-online.org
Wolfgang Schmidt

Koordinationsstelle Suchtprävention
d. Hess. Landesstelle f. Suchtfragen (KSH)
60325 Frankfurt, Zimmerweg 10
Tel.: +49 69 71376777
Fax: +49 69 71376778
eMail: hls@hls-online.org
Internet: www.hls-online.org
Regina Sahl
Mitglied im BZgA-Länder-
Kooperationskreis Suchtprävention

Hessisches Sozialministerium
Abteilung Gesundheit, Referat V 4
65187 Wiesbaden, Dostojewskistr. 4
65021 Wiesbaden, Postfach 31 40
Tel.: +49 611 817-3609
Fax: +49 611 817-3651
rosamaria.winheim@hsm.hessen.de
Internet: www.hsm.hessen.de
Rosa M. Winheim

6.2.8 Mecklenburg-Vorpommern*

**Landesstelle für Suchtfragen
Mecklenburg-Vorpommern e.V.**
19055 Schwerin, August-Bebel-Str. 3
Tel.: +49 385 712953 und 7589196
Fax: +49 385 7589195
eMail: info@lsmv.de
Internet: www.lsmv.de
Claudia Diekneite

**Ministerium für Soziales und
Gesundheit Meckl.-Vorpommern**
Abt. 3 Gesundheit, Ref.320 Psychiatrie
und Maßregelvollzug
19055 Schwerin, Werderstr. 124
19048 Schwerin
Tel.: +49 385 588-9323
Fax: +49 385 588-9035
michael.koepke@sm.mv-regierung.de
Internet: www.sozial-mv.de
Michael Köpke

**Landeskoordinierungsstelle
für Suchtvorbeugung (LAKOST)
Mecklenburg-Vorpommern**
19053 Schwerin, Voßstr. 15 A
Tel.: +49 385 7851560
Fax: +49 385 7589490
eMail: info@lakost-mv.de
Internet: www.lakost-mv.de
Rainer Siedelberg
Mitglied im BZgA-Länder-
Kooperationskreis Suchtprävention

Standort Demmin
17109 Demmin, Meisengrund 13
Tel.: +49 3998 253919
Fax: +49 3998 258438
eMail: sprenger@lakost-mv.de
Internet: www.lakost-mv.de
Heiko Sprenger

*Weitere Anschriften finden Sie unter www.neuland.com

6.2.9 Niedersachsen*

Niedersächsische Landesstelle für Suchtfragen
Fach-Landesarbeitsgemeinschaft der
Freien Wohlfahrtspflege in Niedersachsen
30177 Hannover, Podbielskistr. 162
Tel.: +49 511 626266-0
Fax: +49 511 626266-22
eMail: info@nls-online.de
Internet: www.nls-online.de
Dr. Manfred Rabes
Ingeborg Holterhoff-Schulte, Mitglied im
BZgA-Länder-Koop.kreis Suchtprävention

Nds. Ministerium für Soz., Frauen, Familie, Gesundheit u. Integration
Landesdrogenbeauftragte, Abt. 4, Ref. 403
30519 Hannover,
Hinrich-Wilhelm-Kopf-Platz 2
30001 Hannover, Postfach 1 41
Tel.: +49 511 120-3022
Fax: +49 511 120-2999
eMail: sabine.braegelmann-tan@ms.niedersachsen.de
Internet: www.ms.niedersachsen.de
Sabine Brägelmann-Tan

6.2.10 Nordrhein-Westfalen*

Arbeitsausschuss Drogen u. Sucht der AG der Spitzenverbände der Freien Wohlfahrt in NW
48147 Münster, Friesenring 32-34
48011 Münster, Postfach 24 04
Tel.: +49 251 2709-330
Fax: +49 251 2709-573
eMail: r.seiler@diakonie-rwl.de
Internet: www.inforum-sucht.de
Ralph Seiler

Landeskoordinierungsstelle Suchtvorbeugung NRW
ginko Stiftung für Prävention
45468 Mülheim, Kaiserstr. 90
Tel.: +49 208 30069-41
Fax: +49 208 30069-49
eMail: j.hallmann@ginko-stiftung.de
Internet: www.ginko-stiftung.de
Dr. Hans-Jürgen Hallmann
Mitglied im BZgA-Länder-Kooperationskreis Suchtprävention

Landesfachstelle Glücksspielsucht NRW
c/o Diakonisches Werk Herford
32052 Herford, Arndtstr. 10
Tel.: +49 5221 10226-60
Fax: +49 5221 10226-80
eMail: kontakt@landesfachstelle-gluecksspielsucht-nrw.de
Internet: www.landesfachstelle-gluecksspielsucht-nrw.de
Ilona Füchtenschnieder-Petry

Ministerium für Gesundheit, Emazipation, Pflege und Alter des Landes NRW
Abteilung 2, Referat 214
40213 Düsseldorf, Horionplatz 1
Tel.: +49 211 8618-3573
Fax: +49 211 86185-3577
eMail: dirk.lesser@mgepa.nrw.de
Internet: www.mgepa.nrw.de
MR Dirk Lesser

* Weitere Anschriften finden Sie unter www.neuland.com

6.2.11 Rheinland-Pfalz*

**Landesstelle für Suchtfragen
Rheinland-Pfalz**
67322 Speyer, Karmeliterstr. 20
67322 Speyer, Postfach 12 60
Tel.: +49 6232 664-254
Fax: +49 6232 664-130/-2422
eMail: achim.hoffmann@diakonie-pfalz.de
Internet: www.sucht-rlp.de
Achim Hoffmann

Büro für Suchtprävention
der LZG in Rheinland-Pfalz e.V.
55131 Mainz, Hölderlinstr. 8
Tel.: +49 6131 2069-24
Fax: +49 6131 2069-69
eMail: nroth@lzg-rlp.de
Internet: www.lzg-rlp.de
Nina Roth, Mitglied im BZgA-Länder-
Kooperationskreis Suchtprävention

**Ministerium für Arbeit, Soziales,
Gesundheit, Familie und Frauen**
Abt. 64, Ref. 642 Drogenbeauftragter
55116 Mainz, Bauhofstr. 9
55021 Mainz, Postfach 31 80
Tel.: +49 6131 16-4655
Fax: +49 6131 1617-4655
eMail: Ingo.Brennberger@masgff.rlp.de
Internet: www.masgff.rlp.de
Ingo Brennberger

6.2.12 Saarland*

**Saarländische Landesstelle
für Suchtfragen**
c/o Diak. Werk an der Saar gGmbH
66540 Neunkirchen, Rembrandtstr. 17-19
Tel.: +49 6821 956-204
Fax: +49 6821 956-205
eMail: wolfgang-biehl@dwsaar.de
www.landesstelle-sucht-saarland.de
Wolfgang Biehl

**Landesinstitut für
Präventives Handeln**
Fachbereich Gesundheitsförderung,
Landesbeauftragter für Sucht und Drogen
66386 St. Ingbert,
Hanspeter-Hellenthal-Str. 68
Tel.: +49 681 501-3850
Fax +49 681 501-3859
eMail: m.zimmermann@lph.saarland.de
Internet: www.lph.saarland.de
Markus Zimmermann

**Landesfachstelle
Glücksspielsucht Saarland**
c/o Haus der Caritas
66111 Saarbrücken, Johannisstr. 2
Tel.: +49 681 30906-90
Fax: +49 681 30906-18
eMail: info@gluecksspielsucht-saar.de
Internet: www.gluecksspielsucht-saar.de
Hartmut Görgen

**Ministerium für Gesundheit
und Verbraucherschutz**
Abt. B Gesundheit, Ref. B 1 Drogenpolitik
66111 Saarbrücken, Ursulinenstr. 8-16
Tel.: +49 681 501-3327
Fax +49 681 501-3645
eMail: referat-b1@gesundheit.saarland.de
Internet: www.gesundheit.saarland.de
MR'in Dr. Klein

*Weitere Anschriften finden Sie unter www.neuland.com

6.2.13 Sachsen*

**Sächsische Landesstelle
gegen die Suchtgefahren e.V.**
01099 Dresden, Glacisstr. 26
Tel.: +49 351 8045506
Fax: +49 351 8045506
eMail: slsev@t-online.de
Internet: www.slsev.de
Dr. Olaf Rilke

**Sächsisches Staatsministerium für
Soziales und Verbraucherschutz**
Referat 33
01097 Dresden, Albertstr. 10
Tel.: +49 351 564-5670
Fax: +49 351 564-5538
eMail: poststelle@sms.sachsen.de
Internet: www.sms.sachsen.de
Steffi Michel
Mitglied im BZgA-Länder-
Kooperationskreis Suchtprävention

6.2.14 Sachsen-Anhalt*

**Landesstelle für Suchtfragen
im Land Sachsen-Anhalt (LS-LSA)**
Koordinationsstelle für Suchtprävention
39112 Magdeburg, Halberstädter Str. 98
Tel.: +49 391 5433818
Fax: +49 391 5620256
eMail: info@ls-suchtfragen-lsa.de
Internet: www.ls-suchtfragen-lsa.de
Helga Meeßen-Hühne

**Ministerium für
Gesundheit und Soziales**
Referat 21
39114 Magdeburg, Turmschanzenstr. 25
Tel.: +49 391 567-6934
Fax: +49 391 567-6962
berina.kiefer@ms.sachsen-anhalt.de
Internet: www.ms.sachsen-anhalt.de
Berina Kiefer

*Weitere Anschriften finden Sie unter www.neuland.com

6.2.15 Schleswig-Holstein*

**Landesstelle für Suchtfragen
Schleswig-Holstein e.V.**
24105 Kiel, Schauenburgerstr. 36
Tel.: +49 431 564770
Fax: +49 431 564780
eMail: sucht@lssh.de
Internet: www.lssh.de
Dr. Regina Kostrzewa

**KOSS – Koordinationsstelle
Schulische Suchtvorbeugung**
24105 Kiel, Schauenburgerstr. 36
Tel.: +49 431 2606873
Fax: +49 431 56470
eMail: koss@lssh.de
Internet: www.koss.lernnetz.de
Hinnerk Frahm

**Landeskoordinator für
Glücksspielsuchthilfe und -Präv.**
LSSH e.V.
24105 Kiel, Schauenburgerstr. 36
Tel.: +49 431 2606872
eMail: sperber@lssh.de
Internet: gluecksspiel-sh.de
Patrick Sperber

**Ministerium für Arbeit,
Gesundheit und Soziales**
24143 Kiel, Adolf-Westphal-Str. 4
24170 Kiel, Postfach 70 61
Tel.: +49 431 988-5483
Fax: +49 431 988-5416
eMail: wolfgang.kroehn@sozmi.landsh.de
landesregierung.schleswig-holstein.de
Dr. Wolfgang Kröhn

6.2.16 Thüringen*

**Thüringer Landesstelle
für Suchtfragen e.V.**
99096 Erfurt, Arnstädter Str. 50
Tel.: +49 361 7464585
Fax: +49 361 7464587
eMail: info@tls-suchtfragen.de
Internet: www.tls-suchtfragen.de
Claudia Plöttner

Fachstelle GlücksSpielSucht
99091 Erfurt, Dubliner Str. 12
Tel.: +49 361 3461746
Fax: +49 361 3462023
eMail: gluecksspiel@fdr-online.info
Internet: www.gluecksspielsucht.info
Claudia Kirschner

**Thüringer Ministerium für
Soziales, Familie und Gesundheit**
Ref. 44: Öffentlicher Gesundheitsdienst,
Gesundheitsförderung, Suchthilfe
99096 Erfurt, Werner-Seelenbinder-Str. 6
99106 Erfurt, Postfach 90 03 54
Tel.: +49 361 3798680
Fax: +49 361 3798840
eMail: winfried.funk@tmsfg.thueringen.de
Internet: www.thueringen.de/de/tmsfg/
gesundheit/gesundheitsdienst/
Winfried Funk

*Weitere Anschriften finden Sie unter www.neuland.com

6.3 Fachverlage

Blaukreuz-Verlag Lüdenscheid
und Versandbuchhandlung
58513 Lüdenscheid, Sonderfelder Weg 15
Tel.: +49 2351 4324943
Fax: +49 2351 4324945
eMail: bkv@blaukreuz.de
Internet: www.blaukreuz-verlag.de
Siegmar Lahme

Lambertus-Verlag GmbH
Sozial - Recht - Caritas
79108 Freiburg, Mitscherlichstr. 8
79010 Freiburg, Postfach 10 26
Tel.: +49 761 36825-0
Fax: +49 761 36825-33
eMail: info@lambertus.de
Internet: www.lambertus.de
Dr. Thomas Becker

NEULAND Verlagsgese. mbH
Fachverlag und Versandbuchhandlung
21502 Geesthacht, Markt 24-26
21496 Geesthacht, Postfach 14 22
Tel.: +49 4152 81342
Fax: +49 4152 81343
eMail: vertrieb@neuland.com
Internet: www.neuland.com

6.4 Europäisches Ausland

6.4.1 Mitglieder des Europäischen Informationsnetzes REITOX

Europäische Beobachtungsstelle f. Drogen und Drogensucht (EBDD)
1249-289 Lisboa, Cais do Sodré
Tel.: +351 21 1210200
Fax: +351 21 8131711
eMail: info@emcdda.europa.eu
Internet: www.emcdda.europa.eu
Wolfgang Götz

European Commission
DG Justice, Freedom and Security
Unit C2, Drugs Policy Coordination
1049 Brüssel, Rue du Luxembourg 46
Tel.: +32 2 2986049
Fax: +32 2 2967631
eMail: maurice.galla@ec.europa.eu
Internet: ec.europa.eu/justice_home/fsj/
drugs/fsj_drugs_intro_en.htm
Maurice Gallà

Scientific Institute of Public Health
1050 Brussels, Julius Wytsmanstraat 14
Tel.: +32 2 6425034
Fax: +32 2 6425749
eMail: birn@wiv-isp.be
Internet: www.wiv-isp.be
Dr. Johan van Bussel

National Center for Addictions
1303 Sofia, 117, ul. Pirotska
Tel.: +359 2 8326136
Fax: +359 2 8321047
eMail: mvassilev@mbox.infotel.bg
Internet: www.nfp-drugs.bg/en/
Momtchil Vassilev

Sundhedsstyrelsen
2300 København S, Islands Brygge 67
2300 København S, Postfach 18 81
Tel.: +45 72227760
Fax: +45 72227411
eMail: esm@sst.dk
Internet: www.sst.dk
Else Smith

Deutsche Beobachtungsstelle für Drogen und Drogensucht (DBDD)
80804 München, Parzivalstr. 25
Tel.: +49 89 360804-41
Fax: +49 89 360804-49
eMail: gruebl@ift.de
Internet: www.dbdd.de
Dr. Tim Pfeiffer-Gerschel
Weitere Partner: Deutsche Hauptstelle für
Suchtfragen (DHS), Bundeszentrale für
gesundheitliche Aufklärung (BZgA)

National Institute for Health Development (NIHD)
Estonian Drug Monitoring Centre
11619 Tallinn, Hiiu 42
Tel.: +372 6593-997
Fax: +372 6593-998
eMail: ave.talu@tai.ee
Internet: eusk.tai.ee
Ave Talu

Terveyden ja Hyvinvoinnen Laitos (THL)
National Institute for Health and Welfare
00530 Helsinki, Lintulahdenkuja 4
00271 Helsinki, Postfach 30
Tel.: +358 206107369
Fax: +358 206107497
eMail: sanna.ronka@thl.fi
Internet: info.stakes.fi
Sanna Rönkä

Observatoire Français des Drogues et des Toxicomanies
93218 Saint Denis La Plaine Cedex,
3 avenue du Stade de France
Tel.: +33 1 41627716
Fax: +33 1 41627700
eMail: jean-michel.costes@ofdt.fr
Internet: www.ofdt.fr
Jean-Michel Costes

University of Mental Health Research Institute (UMHRI)
15601 Athen, Soranou tou Efesiou, 2
15601 Athen, Postfach 66 517
Tel.: +30 210 6536-902
Fax: +30 210 6537-273
eMail: ektepn@ektepn.gr
Internet: www.ektepn.gr
Manina Terzidou

Department of Health
UK focal point on drugs
6th floor, Wellington House
London SE1 8UG, 133-155 Waterloo Road
Tel.: +44 20 79723032
Fax: +44 20 79724266
eMail: alan.lodwick@dh.gsi.gov.uk
Internet: www.nwph.net/ukfocalpoint
Alan Lodwick

Health Research Board
Drug Misuse Research Division
Dublin 2, 42-47 Lower Mount Street
Tel.: +353 12345168
Fax: +353 16611856
eMail: bgalvin@hrb.ie
Internet: www.hrb.ie
Brian Galvin

Presidency of the Council of Ministers
Drug Policy Department
EMCDDA Focal Point
00187 Rome, Via della Vite 13
Tel.: +39 06 67796350
Fax: +39 06 67796843
eMail: s.zanone@governo.it
Internet: www.governo.it
Silvia Zanone

Government of the Republic of Croatia
Office f. Combating Narcotic Drugs Abuse
10 000 Zagreb, Preobra•enska 4/II
Tel.: +385 14878128
Fax: +385 14878120
eMail: lidija.vugrinec@uredzadroge.hr
Internet: www.nijid.uredzadroge.hr
Lidija Vugrinec

The Centre of Health Economics
Ministry of Health
Reitox Latvian National Focal Point
1005 Riga, Duntes iela 12/22
Tel.: +371 67387664
Fax: +371 67501591
eMail: ieva.pugule@vec.gov.lv
Internet: www.vec.gov.lv
Ieva Pugule

Drug Control Department under the Gov. of the Rep. of Lithuania
03210 Vilnius, Sv. Stepono g. 27
Tel.: +370 5 266-8060
Fax: +370 5 266-8095
eMail: ernestas.jasaitis@nkd.lt
Internet: www.nkd.lt
Ernestas Jasaitis

Direction de la Santé
Point Focal OEDT
2120 Luxembourg,
Villa Louvigny, Allée Marconi
Tel.: +352 24785625
Fax: +352 467965
eMail: alain.origer@ms.etat.lu
Internet: www.relis.lu
Alain Origer

Ministry of Social Policy
Palazzo Ferreria
Valletta CMR 02, 310 Republic Street
Tel.: +356 2590-3386
Fax: +356 2590-3111
eMail: nfp.msoc@gov.mt
Internet: www.msp.gov.mt/services/
subpages/content.asp?id=108

Trimbos Instituut
Netherlands Institute of
Mental Health and Addiction
3521 VS Utrecht, Da Costakade 45
3500 AS Utrecht, Postfach 725
Tel.: +31 30 2971186
Fax: +31 30 2971187
eMail: ftrautmann@trimbos.nl
Internet: www.trimbos.nl
Dr. Franz Trautmann

**Statens Institutt for
Rusmiddelforskning SIRUS**
0157 Oslo, Øvre Slottsgt. 2 B
0105 Oslo, Postfach 565 Sentrum.
Tel.: +47 22340428
Fax: +47 22340401
eMail: oho@sirus.no
Internet: www.sirus.no
Odd Hordvin

Gesundheit Österreich GmbH (GÖG)
1010 Wien, Stubenring 6
Tel.: +43 1 5156160
Fax: +43 1 5138472
eMail: marion.weigl@goeg.at
Internet: www.goeg.org
Marion Weigl

Ministry of Health
National Bureau for Drug Prevention
02-776 Warschau, ul. Dereniowa 52/54
Tel.: +48 22 6411501
Fax: +48 22 6411565
eMail: artur.malczewski@kbpn.gov.pl
Internet: www.cinn.gov.pl
Artur Malczewski

**Instituto da Droga e da
Toxicodependência (IDT)**
1700-036 Lisboa,
Praça de Alvalade, nº. 7, 6º
Tel.: +351 211112700
Fax: +351 211112790
eMail: joao.goulao@idt.min-saude.pt
Internet: www.idt.pt
João Goulão

National Anti-drug Agency
Bukarest, 37th Unirii Boulevard,
Bl. A4, 3rd District
Tel.: +40 21 3164797
Fax: +40 21 3164797
eMail: ruxanda.iliescu@ana.gov.ro
Internet: www.politiaromana.ro
Ruxanda Iliescu

National Institute of Public Health
Statens Folkhälsoinstitut
831 40 Östersund, Forskarens väg 3
Tel.: +46 63199708
Fax: +46 63199602
eMail: joakim.strandberg@fhi.se
Internet: www.fhi.se
Joakim Strandberg

**Národné monitorovacie
centrum pre drogy**
Úrad vlády SR
81370 Bratislava, Námestie slobody 1
Tel.: +421 257295732
Fax: +421 257295819
eMail: imrich.steliar@vlada.gov.sk
Internet: www.infodrogy.sk
Imrich Steliar

Institute of Public Health
1000 Ljubljana, Trubarjeva 2
Tel.: +386 15205776
Fax: +386 15205778
eMail: milan.krek@zzv-kp.si
Internet: www.ivz.si
Milan Krek

**Delegación del Gobierno
Plan Nacional sobre Drogas**
Ministerio de Sanidad y Política Social
28001 Madrid, C/ Recoletos 22
Tel.: +34 91 8226124
Fax: +34 91 8226095
eMail: relinstipnd@msps.es
Internet: www.pnsd.msc.es
Nuria Espí

**National Monitoring Centre
for Drugs and Drug Addiction**
Office of the Gov. of the Czech Republic
118 01 Praha 1, Nábre•í Edvarda Beneše 4
Tel.: +42 02 96153222
Fax: +42 02 96153264
eMail: mravcik.viktor@vlada.cz
Internet: www.focalpoint.cz
Dr. Viktor Mravcík

**Turkish Monitoring Centre for
Drugs and Drug Addiction**
06580 Anittepe / Ankara,
Necatibey Cd. No 108
Tel.: +90 3124127530
Fax: +90 3124127505
eMail: mpinarci@kom.gov.tr
Internet: www.tubim.gov.tr
Mustafa Pinarci

Ministry of Health
National Centre for Epidemiology
Drog Fókuszpont
1097 Budapest, Gyáli út 2-6.
1966 Budapest, Postfach 64
Tel.: +36 1 4761100
Fax: +36 1 4761223
eMail: nyiradya@oek.antsz.hu
Internet: www.drogfokuszpont.hu
Adrienn Nyírády

**Cyprus National Monitoring
Center for Drugs and Drug
Addiction**
Magnolia Center Offices 11-12
Nicosia 2018, 32, Strovolos Avenue
Tel.: +357 22442973
Fax: +357 22305022
eMail: neoklis@ektepn.org.cy
Internet: www.ektepn.org.cy
Neoklis Georgiades

6.4.2   Sonstige Organisationen

**Active –
sobriety, friendship and peace**
S–112 64 Stockholm, Gammelgårdsv. 38
S–112 97 Stockholm, Postfach 12825
Tel.: +46 86726692
Fax: +46 86726691
eMail: office@activeeurope.org
Internet: www.activeeurope.org
Kriština Šperková

**AMOC/DHV Stichting Amsterdams
Oecumenisch Centrum / Stichting
Deutscher Hilfsverein**
1074 BC Amsterdam,
Stadhouderskade 159
Tel.: +31 20 6721192
Fax: +31 20 6719694
eMail: amoc@amoc.demon.nl
Internet: www.amoc-dhv.org

**EuroCare – European
Alcohol Policy Alliance**
1000 Brussels, Rue des Confédérés 96-98
Tel.: +32 2 7363976
Fax: +32 2 7367351
eMail: info@eurocare.org
Internet: www.eurocare.org
Mariann Skar

**euro net – Europäisches Netzwerk
für praxisorient. Suchtprävention**
c/o Pädagogische Hochschule Zürich
CH–8090 Zürich, Rämistr. 59
Tel.: +41 43 3055898
Fax: +41 43 3055253
eMail: walter.kern@phzh.ch
www.euronetprev.org
Prof. Walter Kern-Scheffeldt

**European Mutual-Help Network
on Alcohol-Related Problems**
20097 Hamburg, Adenauerallee 45
Tel.: +49 40 245880
Fax: +49 40 241430
eMail: schneider@guttempler.de
Internet: www.emna.org
Wiebke Schneider

**European Network for Children
Affected by Risky Environments
within the Family (ENCARE)**
Deutsches ENCARE-Netzwerk
50669 Köln, Wörthstr. 10
Tel.: +49 221 7757-169
Fax: +49 221 7757-180
eMail: mikle@kfhnw.de
Internet: www.encare.de
Prof. Dr. Michael Klein

EURO-TC European Treatment Centers for Drug Addiction e.V.
1030 Wien, Beatrixgasse 6/20
Tel.: +43 1 715 35 15
eMail: info@euro-tc.org
Internet: www.euro-tc.org
Dr. Thomas Legl

GGZ Nederland
3812 GV Amersfoort,
Piet Mondriaanlaan 50-52
3800 AV Amersfoort, Postfach 8 30
Tel.: +31 33 460-8900
Fax: +31 33 460-8999
eMail: info@ggznederland.nl
Internet: www.ggznederland.nl
Liesbeth Pieterse

Global Alcohol Policy Alliance
London, SW1H 0QS, 12 Caxton Street
Tel.: +44 20 72224001
Fax: +44 20 77992510
eMail: gapa@ias.org.uk
Internet: www.globalgapa.org

Institute of Alcohol Studies
PE27 5AR St Ives, Cambs., Elmgren
House, 1 The Quay
Tel.: +44 1480 466766
Fax: +44 1480 497583
eMail: aowen@ias.org.uk
Internet: www.ias.org.uk
Aneurin Owen

Mission Interministérielle de la Lutte contre la Drogue et la Toxicomanie (MILDT)
75007 Paris, 7 rue Saint Dominique
Tel.: +33 1 44632050
Fax: +33 1 44632103
eMail: etienne.apaire@pm.gouv.fr
Internet: www.drogues.gouv.fr
Etienne Apaire

Nordiskt Center för Alkohol- och Drogforskning
00100 Helsinki, Annankatu 29 A 23
Tel.: +358 9 6948082/6949572
Fax: +358 9 6949081
eMail: nads@nad.fi
Internet: www.nad.fi
Pia Rosenqvist

Pompidou Group
Council of Europe/Conseil de l'Europe
67075 Straßburg Cedex,
Avenue de l'Europe
Tel.: +33 3 88412987
Fax: +33 3 88412785
eMail: pompidou.group@coe.int
Internet: www.coe.int/t/dg3/pompidou
Thomas Kattau

Sucht Info Schweiz
1003 Lausanne, Ave. Louis-Ruchonnet 14
1001 Lausanne, Postfach 870
Tel.: +41 21 3212911
Fax: +41 21 3212940
eMail: info@sucht-info.ch
Internet: www.sucht-info.ch
Michel Graf